全国现代家政服务岗位培训专用教材

养老护理员
培训教材

全国现代家政服务岗位培训专用教材编写组◎编

中国工人出版社

图书在版编目（CIP）数据

养老护理员培训教材／全国现代家政服务岗位培训专用教材编写组编.
—北京：中国工人出版社，2020.2
ISBN 978-7-5008-7355-6

Ⅰ.①养… Ⅱ.①全… Ⅲ.①老年人—护理学—职业培训—教材　Ⅳ.①R473.59

中国版本图书馆CIP数据核字（2020）第030542号

养老护理员培训教材

出　版　人	王娇萍	
责 任 编 辑	李素素	
责 任 印 制	栾征宇	
出 版 发 行	中国工人出版社	
地　　　址	北京市东城区鼓楼外大街45号　邮编：100120	
网　　　址	http://www.wp-china.com	
电　　　话	（010）62005043（总编室）	
	（010）62005039（印制管理中心）	
	（010）62382916（职工教育分社）	
发 行 热 线	（010）62005996　　（010）62005042（传真）	
经　　　销	各地书店	
印　　　刷	北京市密东印刷有限公司	
开　　　本	710毫米×1000毫米　1/16	
印　　　张	22	
字　　　数	350千字	
版　　　次	2020年4月第1版　2020年4月第1次印刷	
定　　　价	59.00元	

前　言

党的十八大以来，因为加快发展养老服务业、全面放开养老服务市场等政策措施的出台，养老服务体系建设取得显著成效。但总体上，养老服务市场活力尚未充分激发，发展不平衡不充分、有效供给不足、服务质量不高等问题依然存在，人民群众养老服务需求尚未有效满足。2019年4月，《国务院办公厅关于推进养老服务发展的意见》出台，从六个方面提出了发展养老服务业的一系列指导意见。

为规范养老护理员职业行为，提升养老护理员职业技能，提高养老服务职业化、专业化、规范化水平，更好满足养老服务需求，根据《劳动法》《老年人权益保障法》，人力资源和社会保障部联合民政部组织制定了《养老护理员国家职业技能标准（2019年版）》，即养老护理员国家职业标准。

按照养老护理员国家职业标准，依据全国职工素质建设工程教材开发与规划总体要求，在全总职工素质建设工程领导小组的指导下，北京华夏中青家政连锁总部、北京社会管理职业学院有关专家，根据国家职业标准，共同编写了《养老护理员培训教材》，也是"全国现代家政服务岗位培训专用教材"之一。

本教材从目前我国老年人的养老现状和社会对养老服务人员技能素质的要求出发，以养老护理员职业标准和技能要求为编制单元，从养老护理工作概述、老年人日常起居护理、老年人营养护理、障碍老年人日常护理、疾病老年人日常护理、老年人经络保健、常备药物管理与老年人急救常识、老年人临终关怀等方面分层次介绍，条理清楚、体系完善、内容清晰、实操性强、文字通俗、贴合实际。

在技能实操训练方面，本教材以国家职业标准为依据，以达标上岗为培训目标，严格按照国家职业技能标准，将现代家政服务业的实际需求与国家职业标准规定的技能相结合，从理论到实操详细编制了养老护理员在不同情况下的护理方法和要点，使操作步骤和方法更具有科学性、标准化和现实性。

本书执行主编为杨琳、杨杨，副主编为高丛丽、王丽。

编者

2020 年 3 月

目　录

第一章

老年护理工作概述

第一节　养老服务业概述

一、养老服务业的产生

中华民族素有敬老、尊老的传统，随着社会经济的发展，人民生活水平的提高，社会生活方式的转变，老年群体在日常生活照顾、精神慰藉、心理支持、康复、护理、临终关怀、紧急救助等方面的需求日益增长。

（一）养老服务业的催生背景

1. 群体背景：老年人的身体及心理护理的需要

老年人是需要特别关怀照顾的群体，伴随着身体不可避免地老化，身体、心理健康问题突出。慢性病患病率高、生活自理障碍和认知功能减退是老年人群体最普遍的三种现象。慢性病是老年人群体面临的主要问题，不仅使老年人身心健康受损，亦是导致老年人死亡的主因。老年人常多病共存，一病多症或一症多病，临床表现复杂且不典型，容易发生并发症或多脏器衰竭，药物治疗往往效果并不理想。

除了身体因素外，心理问题亦是影响老年人健康的重要因素。有相当一部分老年人缺乏社会支持，存在不同程度的抑郁症状。如何满足老年人身心、社会各方面的需要，是值得关注的社会问题。

此外，老年人护理需求的日常性和持续性，也是养老服务业产生的重要因素。老年人，尤其是老年慢性病人需要照顾护理，它是一个日常性、连续性的工作过程。另外，根据老年人的心理特点，老年人除了需要医疗照护外，还希望得到亲情和友情之乐。

2. 文化背景：老年护理概念的更新

（1）老年护理观念的转变

传统观念认为老年护理就是尽善尽美地服侍老年人。随着老年医学的发展，老年护理发展为帮助老年人重新燃起对生活的热爱，最大限度地激发老年人的独立性、培养老年人独立生活的信心和能力，促进老年人有尊严地生活。

由此，老年护理是以老年人为主体，从老年人身心的社会文化需求出发，来考虑他们的健康问题及护理措施，解决老年人的实际需要。发展老年护理就是为老年人创造一个良好的生活环境，提高老年人的生活质量，为老年人提供全面、系统、规范的护理服务。

因此，社会对老年护理工作的专业性和规范性等都提出了更高的要求。就疾病来说，不仅需要对疾病进行护理，更需要对疾病进行预防及促进健康，提高老年人自我照顾能力。同时，这也拓宽了老年护理工作的空间。

（2）老年护理人员专业技能的提高

老年护理人员是具有一定的任职资格和基本素质与技能，通过专业理论知识学习和操作技能训练，能独立对老年人进行生活照料和服务的人员。从事该工作岗位的人员要了解有关老年人的生理、心理特征，对老年人的生理变化及常见状况有一定认知，了解营养与健康的一般知识，能对老年人进行合理的饮食安排，了解保健、消毒、隔离基础知识并能进行一定的实际操作。

3. 家庭背景：家庭养老的社会功能逐渐削弱

计划生育国策的长期实行，引起我国特别是城市家庭结构与模式的深刻变化。"四二一结构"（双方都是独生子女的夫妇，将供养四位老人和一个子女）家庭逐步成为城市社会的主流。

大家庭向核心小家庭转化。核心家庭（由父母及其未婚子女组成的家庭）逐渐取代了主干家庭（由一对已婚子女同其父母、未婚子女或未婚兄弟姐妹构成的家庭），并且成为现代社会的主要家庭类型。另外，随着物质生活水平的提高，工作节奏的加快，人们对更高精神生活品质的追求，老少两代人都希望拥有独立的生活空间，传统大家庭式的居住方式越来越为小家庭所取代。

家庭人口在减少，而家庭中老年人口的比重在增加。这意味着家庭赡养老人的工作日益加重，再加上居住地点的分离，更加大了子女对老年父母照料的难度。传统的家庭养老功能随着家庭结构的核心化和小型化正在削弱，迫切需要社会服务事业的支持，以弥补家庭养老功能的不足。

4. 社会背景：老龄化进程加速，空巢化问题严重

据国家统计局 2019 年发布的报告显示，新中国成立 70 年来，我国人口再生产类型发生了两次转变。2000 年，我国 65 岁及以上人口比重达到 7%，0～14 岁人口比重为 22.9%，老年型年龄结构初步形成，中国开始步入老龄化社会。2018 年，我国 65 岁及以上人口比重达到 11.9%，0～14 岁人口占比降至 16.9%，人口老龄化程度持续加深。2018 年我国人口出生率为 10.94‰，为自 1952 年该数据存在以来最低。同时，人口死亡率为 7.13‰，人口自然增长率为 3.81‰，同样为 1961 年以来最低。

我国人口年龄结构从成年型进入老年型仅用了 18 年的时间。人口老龄化的加速将加大社会保障和公共服务压力，减弱人口红利，持续影响社会活力、创新动力和经济潜在增长率，是进入新时代人口发展面临的重要风险和挑战。随着中国逐步进入老龄化社会以及城镇化建设的加快，空巢老人将越来越多，空巢期也会明显延长，老年人面临的问题将更趋严峻。

（二）养老服务业的发展趋势

老年护理服务的社会化和市场化是社会发展的必然趋势。越来越多的劳动力资源将被此行业吸收并消化，且这个市场的需求还在持续、快速地增长中。

1. 养老服务业的现实需求

（1）千万就业岗位亟待挖掘——就业机会

当前，我国养老护理员非常缺乏。截至 2018 年年底，我国失能和半失能老年人口达 4400 万，至少需要 1000 万个专、兼职护理员。而目前全国专业护士只有 400 万人，养老护理员更是不足，养老服务行业人才缺口很大。

养老服务业涉及面广，可吸纳的就业岗位多种多样，包括护理员、理疗师、营养师、心理治疗师、社会工作者等。这些岗位如果能够得到充分挖掘，将有效缓解当前社会面临的就业压力。特别是大学生面临就业难，若每年有 10 万名大学生进入养老产业，不仅能够解决他们的就业问题，而且有利于提高整个社会的养老服务水平。

（2）万亿元的消费规模亟待激活——养老产业

老龄化社会虽然给中国带来了新的问题和挑战，但是从某些方面来看，人口老龄化也会给社会的发展带来新的机遇，其中最大的机遇就是老年人群消费所带来的产业发展机遇。老有所养、老有所乐、老有所终，这涉及很多服务项目，除了要从社会公益的角度考虑以外，有些完全可以市场化。

在一些发达国家，老年人成为市场关注的焦点，"银发产业"（以老年人为目标客户的产业）也成为市场的宠儿，有人认为"人类在18世纪发现了儿童，19世纪发现了妇女，20世纪发现了老人"。我国的"银发产业"也具有广阔的发展前景，有专家甚至指出，"银发产业"将与汽车、房地产等产业共同成为21世纪"最赚钱的十大行业"。

目前我国养老产业尚处于"沉睡"阶段，亟待激活。截至2018年年底，我国60岁及以上老年人口约为2.49亿，这就意味着背后存在万亿元的消费规模。随着2018年我国人均GDP接近1万美元，居民消费能力进一步提升，养老产业市场潜力巨大。

（3）产业亟待拓展——产业链

养老产业是个龙头产业，不仅包含老年用品、餐饮、医疗、房地产等产业，而且对上下游产业，如建筑、钢材、水泥、机械、电子产品等行业具有显著的经济带动效应。

养老产业的良性发展所产生的商业价值，不仅能为政府减压，有利于经济的发展，也是营造和谐社会的基础。从短期来看，养老产业的发展对于拉动内需、促进就业具有重要意义。从长远来看，促进我国第三产业特别是老年服务业的现代化，还将有助于推动我国"绿色GDP"的增长。

2. 养老服务业的未来发展趋势

养老服务业的社会化、专业化、产业化、规范化是行业社会功能发展的必然趋势。

（1）社会化趋势

养老服务业社会化指的是养老服务工作由封闭到开放，服务对象由特殊到普遍，服务内容由单一到复杂，服务方式由单渠道到多渠道，事务处理由个人到社会专业机构、社区机构或家政服务公司来承担并整体性运作的发展过程。社会化是以社会效益为目标并兼顾经济效益，其结果就是更多的社会成员能够享受到健康服务，而养老服务这一工作也在服务领域的发展中不断发展壮大。

（2）专业化要求

养老服务业的专业化要求，就是养老服务工作专业方法和知识在日常护理工作中的具体运用。因此，这里的专业化包含两层意思：一是对养老服务从业人员进行岗位培训，提高健康服务的专业水平。二是养老服务内容专业化。目前养老服务项目中知识含量低，实际上形成一定规模和影响的只是一些专业性不强的工作，高层次的专业知识要求较专业的健康服务水平，如老年慢性病、老年心理保健开展得还较少。这在一定程度上成为制约养老服务业发展的"瓶颈"。

养老服务专业化有利于养老服务职业共同体和共同价值观的形成，有利于提高养老服务业的服务水平，有利于确立和巩固养老服务业的专业地位，使养老服务业具有旺盛的生命力。

（3）产业化方向

养老服务业产业化是指服务工作从行政性、福利性向市场化、企业化发展，从非经济实体到经济实体，从社区财政维持到自负盈亏的过程。产业化是在保证社会效益的前提下追求经济利益的最大化。实现了养老服务产业化，才能有效地整合社会资源，动员和吸引先进的人才、管理以及一定资本的参与，达到资源的优化配置。

（4）规范化管理

服务的社会化、专业化、产业化都需要管理的规范化，而规范化管理又将促使社会化、专业化、产业化进一步提升。

（三）养老服务业发展的三道门槛及对策

近年来我国养老服务产业有所发展，但与老龄化进程加速、社会养老需求不断增长的形势不相适应，养老资源紧缺、服务水平低下、体制机制滞后已经成为制约我国养老服务产业发展的"三道门槛"。

1. 养老资源供求失衡

养老资源的供求矛盾非常突出。能接纳老年人的养老机构和设施非常有限，根据国家统计局的数据显示，2018 年全国各类养老床位合计 746.3 万张，平均每千名老人占有床位 30.9 张，与实际需求存在较大差距。

此外，养老服务机构的公办民办结构失衡。我国养老机构仍以公办为主，民办养老机构发展滞缓。

2. 养老机构硬件设施差

很多养老机构存在环境差、设施陈旧简陋、设置布局不合理的问题，其中以民办养老院为重。例如，有的机构靠租用民房仓库、对闲置房屋进行改建来解决养老居所问题，建筑设计不符合老年人生活习惯，如楼梯过陡、过窄或者只有单面扶手等。此外，养老机构还存在地区发展不平衡、经营运作模式陈旧等问题。

除了大力加强养老机构建设以外，我国目前大力提倡和推进的"新型居家养老模式"，由于其具有投资少、资源利用率高等特点，可在很大程度上解决这一问题。

3. 养老服务业水平不高

当前，我国养老护理工作尚处在探索和发展阶段，因条件不同，各地发展尚不平衡，各种服务和技术操作质量标准不一致，参与养老护理工作的人员素质不尽相同。养老服务大多停留在基本的生活照料上，服务水平不高，服务方式单一，缺乏特色，难以满足不同文化层次、不同经济状况老年人的服务需求。

老年医学经过多年的发展已形成一个专门的学科，取得了丰硕成果，而老年护理学教育刚刚起步，绝大多数护理人员未经过正规培训，对老年人的生理、心理等特点和需求认识不足，了解甚少，无法满足社会对老年护理人员工作技能的要求。

加强人才队伍建设和教育培训，逐步建立一支专业化、职业化、多层次的养老服务人才队伍，才能解决养老服务从业人员少、素质偏低、专业人才匮乏的问题。高等院校和中等职业学校多增设了养老服务相关专业和课程，以加快培养老年医学、管理学、护理学、营养学以及心理学等方面的专业人才。养老机构也逐步加强岗位培训，提高养老服务从业人员职业道德、服务意识和业务技术水平，从而不断提高养老服务业规范化、标准化水平，促进养老服务业健康有序发展。

二、政策支持

国家统计局数据显示，到 2018 年年底我国 60 岁及以上人口为 2.49 亿人，占总人口的 17.9%，而我国养老服务机构与设施共 16.38 万个，床位总数 746.3 万张。养老机构"住不上""住不起""住不好"的问题仍十分突出。在我国老龄化趋势日益凸显的情况下，养老服务需求日渐增多。实现"老有所养"，成为当前及今后迫切需要解决的社会问题。

国务院办公厅于 2019 年 4 月 16 日印发《关于推进养老服务发展的意见》

（后文简称《意见》），针对老年人反映"住不起""住不上""住不好"的问题，养老服务举办主体反映的"盈利难""融资难""用地难"等一系列养老服务中的"堵点""痛点"，提出了28条具体举措，旨在打通"堵点"，消除"痛点"，让老年人及其子女提高获得感、幸福感和安全感。

该《意见》从破除发展障碍、健全市场机制、完善养老服务体系、扩大养老服务投资、优化养老服务供给、提供基本服务、满足多元需求、提升支付能力、支持社会参与、释放养老的消费潜力等方面分析了养老服务领域监管与发展的趋势，并列出解决养老服务"入住难"等一系列问题的政策举措。

（一）重点关爱困难人群，兼顾养老个性需求

《意见》中指出，充分发挥公办养老机构及公建民营养老机构兜底保障作用，在满足当前和今后一个时期特困人员集中供养需求的前提下，重点为经济困难失能失智老年人、计划生育特殊家庭老年人提供无偿或低收费托养服务；明确从老年产品用品、康复辅具配置、营养均衡配餐、信息技术应用、家庭适老化改造等方面满足老年人个性化多样化需求；同时建立健全长期照护服务体系，提出推动形成符合国情的长期护理保险制度框架，鼓励发展商业性长期护理保险产品；提出组织开展对老年人产品和服务消费领域侵权行为的专项整治行动等一系列有利于养老服务发展的建议；在提升支付能力方面，要全面建立对经济困难的高龄、失能老年人补贴制度，并鼓励发展商业性长期护理保险产品；在保护合法权益方面，要加强老年人消费权益保护和养老服务领域非法集资整治工作等。

针对养老服务供给紧缺、"一床难求"的现象，国家发改委联合民政部、国家卫健委推进"城企联动普惠养老专项行动"，充分发挥家庭、企业和社会等多主体的积极性，引导社会资源积极参与养老服务供给，最终实现让普通工薪收入家庭能够"买得到、买得起、买得放心"的目标，按照"政府支持、社会运营、合理定价"的基本思路，通过中央预算内投资支持，吸引城市政府和企业自愿参与，扩大普惠性养老的服务供给。

（二）破清机制体制障碍，鼓励社会力量参与

党的十八大以来，我国养老服务各项工作取得明显成效，针对目前社会力

量参与养老服务方面仍存在政策落实难、准入审批难、融资贷款难等机制体制障碍，《意见》提出了5个方面的政策措施，进一步扩大养老服务投融资渠道，实施敬老院改造提升工程和老年人居家适老化改造工程：

（1）进一步放宽行业准入。如简化医养结合机构设立流程，实行"一个窗口"办理；养老机构内设诊所、卫生所（室）等取消行政审批，实行备案管理等。

（2）进一步扩大投融资渠道。如大力支持符合条件的市场化、规范化程度高的养老服务企业上市融资；支持商业保险机构举办养老服务机构或参与养老服务机构的建设和运营等。

（3）完善养老服务设施供地政策。如举办非营利性养老服务机构，可凭登记机关发放的社会服务机构登记证书和其他法定材料申请划拨供地；鼓励各地探索利用集体建设用地发展养老服务设施等。

（4）推动居家、社区和机构养老融合发展。如支持养老机构运营社区养老服务设施，上门为居家老年人提供服务；支持物业服务企业开展老年供餐、定期巡访等形式多样的养老服务等。

（5）持续优化营商环境。建立养老服务监测分析与发展评价机制，加强统计监测工作。截至2019年7月，各省级人民政府均已公布本行政区域现行养老服务扶持政策措施清单、养老服务供需信息或投资指南等。民政部本级和地方各级政府用于社会福利事业的彩票公益金，到2022年要将不低于55%的资金用于支持发展养老服务。同时扩大养老专项企业债券发行规模，支持符合条件的养老服务企业上市融资等。

此外，在落实土地税费政策方面给养老服务业发展提供支持，包括将养老用地纳入土地利用总体规划、城乡规划和年度用地计划，有序适度扩大用地供给等，对社区养老服务机构给予税费减免、资金支持、水电气热优惠等扶持政策。

（三）完善体制、加强监管，构建养老信用体系

针对养老服务行业统筹不够、质量不高、监管薄弱等问题，有关部门正在抓紧建立各司其职、各尽其责的跨部门协同监管机制，完善事中事后监管制度，加快推进养老服务领域社会信用体系建设，建立健全失信联合惩戒机制，对存在严重失信行为的养老服务机构及人员实施联合惩戒，"坚持最严谨的标准、最严格的监管、最严厉的处罚、最严肃的问责"。

《意见》从完善体制机制、提高质量等角度提出了三个方面的政策措施：一是完善工作机制，如将养老服务政策落实情况纳入政府年度绩效考核范围；二是建立综合监管，如推进养老服务领域社会信用体系建设，采取商业银行第三方存管方式确保资金管理使用安全，健全养老机构食品安全监管机制等；三是完善标准体系，制定确保养老机构基本服务质量安全的国家强制性标准，推行全国统一的养老服务等级评定与认证制度以及养老服务评价体系。

通过第三方认证、合格认定和等级评定等标准化管理的方式，对养老机构实施分类分级管理。

（四）推行消防安全标准化管理，促进民办养老机构消防达标

《意见》从解决养老机构消防审验问题、推行养老服务行业消防安全标准化管理和实施民办养老机构消防安全达标工程等三方面关注养老机构安全问题。针对民办养老机构大多消防安全条件较差的现状，有关部门联合行动，按照分类施策、清单治理的办法来实施，包括制定达标工程具体实施方案；对民办养老机构进行全面摸排，建立底数台账；分类汇总民办养老机构消防安全隐患问题，进行集中整治；推动地方加大资金支持力度，重点支持民办养老机构重大隐患整改和消防设施器材配置；对受客观条件限制，难以设置自动消防系统的民办养老机构，推广安装点式报警、简易喷淋等消防设施。

（五）提升养老人才素质，提高岗位经济待遇，增强职业社会认同

一直以来，养老服务行业存在着人才供需悖论：一方面，从业人员紧缺，尤其是高素质专业化人才紧缺；另一方面，从业人员待遇不高、社会认同度低、获得感不强。《意见》针对性地提出三条措施，包括建立完善养老护理员职业技能等级认定和教育培训制度、大力推进养老服务业吸纳就业、建立养老服务褒扬机制。

近年来，经过正规院校培养的养老服务人才达到了 5 万人左右，但在养老服务业人才极度短缺的形势仍十分严峻，针对这些问题，国家有关部门正采取系列措施破解养老服务人才短缺难题：（1）把养老服务、养老护理相关的人才

培养作为职业技能培训的一个重点内容。引导和支持技工院校开设相关的养老护理服务专业，推动教学改革，提高人才培养质量。（2）把养老护理相关的专门人才培养列入急需紧缺人才培养目录，落实养老护理人才培养及就业创业补贴政策。（3）推动用人单位和有关培训评价组织开展养老护理人才职业技能等级评价工作。（4）加大养老服务方面就业创业扶持政策的落实力度。（5）促进提高养老护理专业人才的经济待遇和社会地位等。

三、养老模式

（一）基本养老模式

人类社会的养老模式延续到今天，可大致分为两大主体模式：一种是以中国为代表的东方模式，一种是以欧洲为代表的西方模式。东方养老模式是指以三代同堂为主要方式的家庭养老制度，西方养老模式则指以高福利为主要特征的社会养老模式。

"居家养老"和"社会养老"是两种最基本的养老模式，其他养老模式一般都是从这两种基本养老模式衍生出来的。

（二）主要养老模式

1. 传统家庭养老

传统家庭养老是指老年人按照我国民族生活习惯，选择居住在家庭中，而不是在养老机构安度晚年生活的传统养老方式，主要由具有血缘关系的家庭成员对老年人提供赡养服务的养老模式。由于欧美等西方发达国家具有较好的社会保障制度，同时家庭成员的独立意识比较强，老年人大多不采用家庭养老方式，而是采用社会机构养老的方式。但是，以东方文化为底蕴的中国、日本、新加坡等国家，更多的老年人还是选择在家颐养天年，家庭养老仍占主体地位。

家庭养老适合不愿意脱离熟悉环境，且子女有经济能力、闲暇时间、照顾精力和照顾意愿的老年人，特别是高龄老年人和对到养老院养老存在一定偏见或顾虑的老年人。

2. 居家社区养老

居家社区养老是指老年人居住在家中，由社会来提供养老服务的一种养老方式。它与传统家庭养老的区别是：居家社区养老服务的提供主体是依托社区建立的社会化养老服务体系，而家庭养老服务的提供主体是家庭成员。居家社区养老模式将居家和社会化服务有机结合起来，使老年人既能继续留在熟悉的环境中，又能得到适当的生活和精神照顾，免除后顾之忧。这种模式可以确保老人、子女、养老服务人员、政府各取所需，促使资源得到充分利用。居家社区养老弥补了传统家庭养老的不足，是政府大力倡导的一种新型养老模式。目前欧美等发达国家接受居家社区养老服务的老年人比例在 80% 左右。

居家社区养老服务的主要内容包括基本生活照料、休闲娱乐设施支持等。居家社区养老服务的提供者主要有：居家养老服务机构、老年社区、老年公寓、托老所、志愿者。其中，老年公寓、托老所等是与其他养老模式相结合的产物。

该种模式适合子女无暇照顾，有一定自理能力且不愿意离开原有熟悉环境的老年人。

3. 机构养老

机构养老即将老年人集中在专门的养老机构中养老的模式，包括养老院、养老公寓、医养结合机构等多种模式。将喜欢过群体生活的老年人，尤其是孤寡老年人集中于养老院居住，或组建大型的老年社区，组织大量的老年人自愿前来入住，社区内为老年人提供所需要的专门化服务。机构养老将是未来养老的一大主体方式。

目前，西方发达国家大多对入住养老机构的老年人实行分级管理。根据身体健康状况、生活自理程度及社会交往能力，老年人可分为自理型、半自理型和完全不能自理型三级，从半自理到完全不能自理再分级。不同级别的老年人入住不同类型的养老机构，主要分为养老院、护理院、临终关怀机构几类。

（三）其他养老模式

1. 互助养老

互助养老是指老年人与家庭之外的其他人或同龄人，在自愿的基础上结合起来，相互扶持、相互照顾的养老模式。它具体包括老年人结伴而居的拼家养老、社区内成员相互照顾的社区互助养老等形式。在德国，有很多老年人共同购买一栋别墅，分户而居，由相对年轻的老年人照顾高龄老年人。还有的地方安排了一些大学生和独居老年人合住，由大学生照顾老年人。瑞士也建立了很多"结伴而居"的"室友之家"。

2. 以房养老

以房养老是指将自己的产权房出售、抵押或者出租出去，以获取一定数额养老金或养老服务的养老模式。它通过一定的金融机制或非金融机制，将房产蕴含的价值提前变现，从而为老年人提供养老资金来源。

3. 旅游养老

国外很多老年人退休后，喜欢到各地去欣赏秀美景色，体会不同的风土民情，从而在旅游过程中实现养老。旅游机构也乐于为老年人服务，并通过与各地的养老机构合作，为老年人提供医、食、住、行、玩等一系列周到服务，使老年人免除游玩中的后顾之忧。

4. 候鸟式养老

候鸟式养老是指老年人像候鸟一样随着季节和时令的变化而变换生活地点的养老方式。这种养老方式总能使老年人享受到最好的气候条件和最优美的生活环境。美国的佛罗里达、日本的北海道和韩国的济州岛都是老年人相对集中的"迁徙"目的地。

5. 异地养老

异地养老是遵循比较优势原理，利用移入地和移出地不同地域的房价、生活费用标准等差异，或利用环境、气候等条件的差别，以移居并适度集中的方式养老。如美国就建立了大量的"退休新镇""退休新村"，吸引老年人移居养老。

6. 乡村田园养老

乡村的空气新鲜、生态环境优越、生活成本低廉。国外一些喜欢大自然的老年人退休后会选择在乡村的田园、牧场、小镇等地养老，每日养花弄草、游山嬉水、颐养天年。

老年人口问题在世界范围内受到了越来越广泛的关注，我国进入老龄化社会以来，如何有效地解决数以亿计老年人口的养老问题已经成为不可回避的重大问题。保持我国悠久的敬老、助老、养老的传统美德，结合以上介绍的养老模式的特点，从而探索出一套适合中国国情的养老模式，让千千万万老年人在一个安全、温暖、健康、和谐的环境中度过迟暮之年，重要而迫切。

（四）我国目前大力提倡的养老新模式——"新型居家养老模式"

"新型居家养老模式"是指以家庭为核心，以社区为依托，以专业化的服务队伍为依靠，以上门服务和社区日托为主要形式，为老年人提供生活照料、卫生保健、法律援助、精神慰藉等综合服务的养老模式。

有专家认为，从我国国情出发，大力推进立足家庭、依托社区的新型居家养老模式可以"四两拨千斤"，是当前我国综合解决老龄化问题最现实、最有效的途径之一。这种养老服务模式是一种世界趋势，也是中国式的养老服务之路。

这一模式不仅投入少、资源利用率高、覆盖面大，而且与我国传统文化相吻合，适合中国国情。传统家庭养老只是子女们的事，现在将其升华为社会化服务，减轻了子女们的压力，在很大程度上可以弥补家庭照料功能的不足或缺失；又可以充分利用老年人的住房、家具等生活设施，让老年人既不离开自己的家又能安然养老，符合老年人的心愿；还满足了老年人生活服务及精神文化需求，有利于老年人的身心健康。

四、智慧养老

（一）什么是智慧养老

智慧养老是面向居家老人、社区及养老机构的传感网系统与信息平台，并在此基础上提供实时、快捷、高效、低成本的，物联化、互联化、智能化的养老服务。随着科技进步，这种养老方式日趋流行，社会上也涌现出一系列高科技产品，用于提升老年人的生活质量，最大限度地解决空巢老人寂寞的问题，让老年人充分享受物联网带来的便捷和舒适，为人口老龄化提供切实有效的解决方案，也是中国式养老的新形式。

（二）智慧养老的发展背景

1. 政策背景

2012 年，全国老龄办首先提出"智能化养老"的理念，鼓励支持开展智慧养老的实践探索。2015 年，国务院印发《关于积极推进"互联网+"行动的指导意见》，明确提出要"促进智慧健康养老产业发展"。2017 年 2 月，工业和信息化部、民政部、国家卫生计生委印发《智慧健康养老产业发展行动计划（2017—2020 年）》，计划在 5 年内建设 500 个智慧健康养老示范社区，这意味着智慧养老驶入发展快车道。在党的十九大报告中，明确提出要"构建养老、孝老、敬老政策体系和社会环境"。

2. 高科技迅猛发展

目前"互联网 +"已处于成熟期，物联网和人工智能技术也在迅速发展，这些都可以为智慧养老提供强有力的支撑。例如：远程诊疗的推广应用、智能家居里的人脸识别和长距离高清晰度无卡顿的实时在线视频；AI 机器人的智能语音交互等；居家、机构等环境安全监测及智能调节、生命体征探测器、跌倒报警装置、智能医疗检测设备等；远程高精度 GPS 定位设备、智能轮椅，甚至外骨骼和其他功能设备等，这些都是物联网和人工智能的切入点。

3. 5G 互联网全面商用

2019 年下半年中国已实现 5G 商用，5G 是物联网的重要赋能者，届时物联网的应用将不再仅仅局限于智能设备，而是真正实现万物互联、即时互联，老人们也将真正享受到智能养老带来的幸福。目前，已形成的智慧健康养老发展模式主要包括基于互联网平台的智慧健康养老综合服务模式、智能居家养老模式、社区街道医养护一体化模式，打造"呼得通、管得着、用得起、找得到、看得见、服务好"的智慧养老信息化平台。针对居家养老的需求，一些企业也借助数据库将健康档案建立与动态管理有机整合，以云端作为支撑服务的基础，除了满足老年人日常照料和健康方面的基本需求外，还辅以远程救助、紧急预警、精准匹配服务人员等服务。随着智慧养老体系在家庭陪伴、老年人陪护、社区居家养老、老年公寓及远程健康医疗等领域的推广和应用，一系列基于老年人信息数据库打造的包含"生活照料、紧急救援、家政服务、精神关怀以及附带增值服务"的智能养老体系正逐步完善，适老化智能产品正在逐渐被老年人接受。

（三）智慧养老的挑战

2017 年 2 月发布的《智慧养老产业发展行动计划（2017—2020 年）》中指出，到 2020 年，要基本形成覆盖全生命周期的智慧健康养老产业体系，建立100 个以上智慧健康养老应用示范基地，培育 100 家以上具有示范引领作用的行业领军企业，打造一批智慧健康养老服务品牌。但作为新兴业态，智慧养老尚处于初级阶段，其培育发展仍然面临着诸多挑战。

1. 产业发展初期，老年人消费保守

市场上大部分智能化产品都依托互联网环境，许多老年人家里缺乏相应的网络条件，老年人更缺乏操纵复杂智能系统的知识和能力，产品体验差、代入感差，导致有需求的老年人享受不到好的智慧养老服务。此外，部分老年人消费观念保守，加之智慧养老产品处于试水期，研发成本高昂，售价较贵，使得部分智慧养老产品难以在市场中普及。值得注意的是，一些智慧养老科技产品脱离老年人实际需求，功能繁杂、操作烦琐，也是部分适老高科技产品无法推广起来的原因之一。

2. 产业整合困境，缺乏良好机制

目前，整个智慧养老产业还处在试水阶段，很多企业都在探索清晰的商业模式或盈利模式。由于智慧养老跨行业，跨领域，涉及信息技术产业领域、医疗领域、健康领域以及养老领域等多个行业，难以建立类似其他行业的可持续、可推广的成熟商业模式，资本运作方式、资源分配比例尚处于摸索阶段，各行业领域之间未能形成良好的联动。

（四）智慧养老的服务形式

1. 机构式看护

提供老年人全天候照顾服务，面向无法以小区或居家形式照料的老年人，这类机构包括老年公寓、老年住宅、养护中心、护理之家和赡养中心等。

2. 小区式看护

老年人白天集中到机构接受照顾，晚上回家过夜，包括日间托老中心、日间看护中心、临托服务中心、失智老年人日托中心等。

3. 居家式看护

由家人或雇佣看护在家中进行照顾，让老年人无须离开家就能享受到护理服务。

（五）智慧养老的应用

智慧养老需要提供的服务主要分为两类。

一类是为老年人及其家属提供的服务，相关内容为对老年人健康状况的实时查询，满足老年人在精神上的交流及娱乐需求等，这一类服务应当给予老年人充分的自主权。

另一类是为系统检测且分析情景后自动提供的服务，主要包括：远程医疗服务，在必要时自动呼叫附近的医疗机构实施上门服务或联系家属；实时位置监控，老年人走失时向家属发送位置信息；日常生活管理，包括智能管理屋内设施以减少安全隐患。主要分为以下四个板块：

1. 远程监控，智能分析处理

无论是小区日照中心、赡养机构还是家庭皆要监控老年人在中心内的活动状况。通过分析智能图像，提供安防监控，并对老年人行为偏好、行进轨迹的可视化数据进行分析，使老年人的日常生活处于远程监控状态，一旦发生问题，便利用物联网技术，通过各类传感器告知家人或是照护人员。比如，老年人因意外摔倒或滑倒时，地面的传感器就会立即通知相应的医护人员和老年人亲属。如果老年人忘了关燃气灶开关，那么，装在厨房里的传感器便会发出警报，提醒老年人注意，如果报警一段时间还是无人响应的话，这时煤气便会自动关闭。

2. 监测健康，实时健康管理

"智能设备"不仅能时刻保护老年人的安全，还能全方位监测老年人的健康状况。比如，借助健康监护设备、网络远程技术实现实时健康管理，配合智能居家系统（老年人生命体征监测，随时掌控健康数据；视频联动监护，及时了解现场情况；危急时刻一键报警，及时保障老年人安危）能随时随地监测老年人的身体状况，出现意外状况时更能第一时间进行应急处理，充分满足了子女对老年人的呵护需要与监护；利用手表式 GPS 定位仪，能知晓他们的活动轨迹，发挥"隐形伴侣"的作用，提醒老年人定时吃饭、吃药等一些生活起居事宜，老年人外出时也不必害怕出现迷路或走失等状况。医疗和健康指导是老年人看护过程中最为重要的一项，主要可分为日常健康管理和紧急时刻救援。通过在线咨询和指导功能为老年人提供良好的生活习惯及康复建议，并可利用强大的统计决策功能，结合传感器数据和查询信息，向老年人推送个性化护理常识，还可以在需要紧急医疗救助时自动求助最近的医疗机构。

3. 智能腕表，随时监测同步

智能腕表，可随时监测佩戴人的血压、血氧、心率等基本健康数据，设有一键呼救、亲情拨号等简易操作功能，为老年人提供安全保障。智能腕表还可通过移动互联网实现监测数据与老年人亲属、照护人员、社区卫生服务中心等物联网终端"云同步"。

4. 智能家居，康复评估复健

智能设备还可服务于老年人的日常起居生活，主要负责日常生活管理和照料功能。主要由智能光照明控制、智能家用电器、智能安全防范、智能监控、访问控制五个子系统组成，依靠分布式传感器组成无线网络，如果老年人想休闲，系统会告知老年人当天的电视节目、社区开展的活动等内容，甚至是到了时间自动播放老年人喜欢的节目。智能设备不断获取室内的众多环境参数，协调并优化各子系统，从而实现对老年人的智能化照料；并利用强大的数据记录和分析能力主动提供智能服务。例如家中的智能设备还可以根据不同时间、温度，甚至是老年人的心理状态适时调节室内暖气和灯光，对老年人进行全方位的服务。居家复健系统可包含静态脚踏车、交互式太极拳训练等设备，配合体感监测，完成老年人康复评估和功能复健。

5. 万物互联，促进社交互动

物联网可协助沟通老年人与家人、照护人员或是志愿服务者，帮助志愿服务者和福利机构精准对接需要帮助的老年人，并根据数据分析的结果在精神和物质上提供切实的帮助。通过信息互动和交流功能，物联网还可组建虚拟社区以促进老年人的社交活动，提升精神体验。

五、养老服务人才发展现状

（一）养老服务人才缺口巨大

养老护理人才一直存在着"不愿做、留不住、素质不高"的难题。专家预测，我国养老专业护理人员未来"缺口"达上千万。一线企业：招不来、留不住、没专业，企业缺人才，服务没品质，运营遇瓶颈，效益跟不上；护理人员：收入低、工作累、没地位，工资没保障，养家糊口难，专业没人报，院校生存难。据报道：截至 2018 年年底，我国 60 岁及以上老年人近 2.5 亿，其中失能老年人超过 4000 万。失能老人大多瘫痪在床无法自理、需要 24 小时照护，对于家庭和社会都是难以承受之重，这既是社会的痛点，更是养老服务的难点，叠加专业老年医疗护理大量的人才缺口，可见我国老年人照护形势十分严峻。

上海是我国最早进入人口老龄化的城市之一，截至2018年年底上海已经设立了370家医疗性质的养老服务机构，医疗机构内老年医疗护理床位近3.5万张，新建家庭病床5.4万张。虽然近年来政府持续增加老年护理资源供给，基于需求和问题导向推行探索"准入—培训—考核—使用"四位一体的老年专业护士培养模式，并通过集中授课、情景模拟、病房实训等方式加大培训力度，但一线养老护理人才仍极度缺乏。

（二）1+X 证书制度体系构建

目前，职业资格和职业技能标准体系缺失，职业水平评价制度尚未建立，专业人员在养老服务机构难以晋级，能力水平无法评价，工资收入和地位难以提升，是我国养老服务人员面临的尴尬处境，直接导致养老服务专业人才严重流失。我国在养老服务领域开展首批老年照护职业技能等级证书试点，旨在促进行业组织、专业院校、培训实施机构、考核评价机构有效融合，共同建立养老服务职业技能人才培养合作模式，提升养老服务与管理能力建设，促进养老服务业科学发展。

（三）养老护理员新国标出台

为贯彻落实《意见》要求，人力资源和社会保障部联合民政部颁布《养老护理员国家职业技能标准（2019年版）》（以下简称2019年版《标准》）。养老护理员国家职业技能标准是指导养老护理员培养、开展职业技能等级认定和规范养老护理职业行为的基本依据。

养老护理员是从事老年人生活照料、护理服务的人员，是养老服务的主要提供者，是养老服务体系的重要支撑保障，是解决家庭难题、缓解社会问题、促进社会和谐的重要力量。根据养老护理员发展的新情况、新特点，围绕增加职业技能要求、放宽入职条件、拓宽职业空间、缩短晋级时间等方面，2019年版《标准》较2011年版《标准》做了重大修改：

一是增加了对养老护理员的技能要求。为适应养老服务发展的新形势、新特点及其对养老护理工作提出的新要求、新任务，2019年版《标准》做了如下修改：顺应居家和社区养老需要，在各职业等级中新增养老护理员在居家、社区养老服务中应具备的技能要求；强化消防知识在养老安全中的重要作用，在"基础知识"中新增"消防安全"内容；关注失智老年人照护需求，将"失智照护"分层次纳入各职业等级的工作内容和技能要求；根据地方积极探索"养老顾问"服务等实践，新增"能力评估"和"质量管理"两项职业技能。

二是放宽了养老护理员入职条件。为吸纳更多人从事养老护理工作，缓解人才短缺困境，2019 年版《标准》做了如下修改：将从业人员的"普通受教育程度"由"初中毕业"调整为"无学历要求"；将五级 / 初级工申报条件由"在本职业连续见习工作 2 年以上"调整为"累计从事本职业或相关职业工作 1 年（含）以上"；明确未取得小学毕业证书的考生，理论知识考试可采用口试的方式，主要考核从业人员从事本职业应掌握的基本技能要求和相关知识要求。

三是拓宽了养老护理员职业发展空间。为打通养老护理员职业晋升通道，加快培养高技能人才，2019 年版《标准》做了如下修改：将养老护理员的职业技能等级由四个增至五个，新增"一级 / 高级"等级，明确了康复服务、照护评估、质量管理、培训指导等职业技能；对申报条件进行了较大调整，增加了技工学校、高级技工学校、技师学院、大专及以上毕业生的申报条件，规定中职中专毕业生可直接申报四级 / 中级工。

四是缩短了职业技能等级的晋升时间。为加快提升养老护理人才层次，2019 年版《标准》调整了各职业技能等级的"申报条件"，缩短了从业年限要求。申报五级 / 初级工的从业时间由原来的 2 年缩短为 1 年；取得五级 / 初级工职业资格证书（或职业技能等级证书）后，申报四级 / 中级工的，由 5 年调整为 4 年；取得四级 / 中级工职业资格证书（或职业技能等级证书）后，申报三级 / 高级工的，由 4 年缩减为 2 年；取得三级 / 高级工职业资格证书（或职业技能等级证书）后，申报二级 / 技师的，由 5 年减少为 4 年。

六、老年照护服务等级评估

只有经过恰当、专业、规范的评估，才能为失能老年人提供更加精准的服务；只有确定了老年人需要照护的标准，才可以根据老年人照护需求提供上门服务。从 2018 年开始，我国在部分省市开展了失能老人的评估和健康服务的试点工作。以上海为例，老年人照护服务等级的评估工作是由具备合法资质、有评估能力的相关医院、护理院等医疗机构承担，一般情况下将老年病人护理需求分为 6 个等级，正常的是照护 0 级，最高的是照护 6 级，也就是老年人失能情况越差，护理等级要求越高。而评估的维度主要包括老年人自理能力和疾病轻重两个方面。如果有老年人的评估结果比照护 6 级更高就不单单是需要照护服务了，而应建议病人到二级以上医院就诊。

七、失能老人费用支付体系

我国失能老人的长期照护体系并未建立，适合我国现阶段的失能老人照护费用支付机制并没有完全打通。虽然老年人对专业医疗护理服务的需求庞大且呈刚性，但服务由谁买单？如何买单？这些问题尚未解决。老年人长期照护体系的费用支付体系尚处于探索阶段。在《关于开展老年护理需求评估和规范服务工作的通知》中明确提出："鼓励并支持商业保险机构开发护理商业保险，以及与老年护理服务相关的商业健康保险产品，为老年护理服务支付保障提供有力支撑"和"各地要积极协调有关部门探索建立老年护理服务收费和保障制度"。

截至 2018 年年底，商业保险公司参与长期护理保险试点项目约 35 项，覆盖人数约 4600 多万，长期护理保险基金规模约 47 亿元。中国银保监会相关负责人表示目前正在研究制定关于保险公司经办长期护理保险业务的规范要求，并计划对保险行业商业长期护理保险发展的现状问题开展调研和分析，初步形成推动我国商业长期护理保险发展的总体思路和实施意见。无论是从政策支持的角度，还是从监管的角度，在养老服务支付逐步完善的大背景下，老年人商业长期护理保险制度正在逐步建立。

第二节　养老护理员职业操守

职业操守是人们在职业活动中所遵守的行为规范的总和。它既是对从业人员在职业活动中的行为要求，又是对社会所承担的道德、责任和义务的规范。一个人不管从事何种职业，都必须具备良好的职业操守。人力资源和社会保障部批准并实施的《养老护理员国家职业标准》中确定的养老护理员的职业操守包括：

1. 尊老敬老，以人为本。
2. 服务第一，爱岗敬业。
3. 遵章守法，自律奉献。

一、尊老敬老，以人为本

敬老爱老是养老护理员最重要的职业守则之一。我国是一个具有爱老敬老优良传统的国家。两千多年前，孔子就说过："今之孝者，谓之养也，至于犬马皆能有养，不孝，何以别乎？"孔子教育后代不但要养护老人，而且要尊敬和孝敬老人。而后孟子也说过："老吾老以及人之老"，说明中国人自古就有敬老爱老的传统美德。近代林语堂先生也说过："中国人对老人是最尊敬的。"他还说："要养老就到中国来。"时代虽然不同了，但这些优良传统还在代代相传。

养老护理员是直接从事养老护理工作的，肩负着养护老年人的社会重任。一方面有着党和人民以及广大老年人儿女的嘱托，另一方面肩负着上亿老年人的期望。养老护理员要像老年人的子女一样，将护理老年人的工作做好、做细。这是社会的分工，并不是对老年人的一种恩赐。

养老护理人员应明确养老护理的意义和重要性，树立一切为了老年人的服务理念，尊老爱老、全身心地投入到养老护理工作中，满足老年人心理上及生活上的各种需求，为老年人营造温馨的生活氛围，创造安全、舒适的居住环境，提供优质的服务，让老年人拥有幸福的晚年生活。

养老护理员所从事的是面对"人"的工作。人是有生命、有思想、有感情的，尤其是老年人。他们经历了社会的动荡、经历了人生的风雨，他们是坚强的。同时由于生理、心理的衰老变化，他们也是脆弱的，他们的适应能力可能又回到了幼年，这就需要养老护理员的细心呵护。因此，尊老敬老，以人为本，养老护理员必须做到文明礼貌、助人为乐。

（一）文明礼貌

文明礼貌是养老护理员职业的基本要求。什么叫文明？文明是我们在平时的言谈举止中表现出来的高尚品德。什么叫礼貌？礼貌是对人表现出来的尊敬。

养老护理员面对的是高龄老年人，这些老年人一生为社会作贡献，将手中的接力棒交给了下一代，他们应当受到社会的尊敬。我们能为他们做些工作，替社会、替他们的儿女照料他们是一项很光荣、很高尚的事业。

护理人员对待老年人态度应和蔼、诚恳，交谈时语气应温和、亲切，措辞得当、称呼有礼貌，服饰得体，端庄大方，凡事用商量的口气与老年人沟通，切忌态度冷漠、言语生硬。要做到以下几点：

1. 文明的语言

文明礼貌首先表现在语言上。初到养老护理岗位上的人，特别是刚从农村来到城市做养老护理工作的人，对城市的语言一般不习惯或不知道怎么说话，这需要学习。首先要认真地去听，将老年人的话听清楚，然后分情况采取不同的处理措施。尽量用普通话和老年人交流，如果双方都是讲地方话，也可以迁就老年人的习惯，用地方话进行交流。其次是讲话速度要慢，一般老年人听力下降，对你表达的意思不一定一次就能听懂，如果老年人表示有疑问，就要重复说一次，或加大一点音量，使老年人能真正明白你的意思，防止因交流不当引起误解。

良好的语言还表现在我们对老年人的心理状况、身体状况的熟悉和了解上。对老年人心理状况和身体状况掌握和了解得越多，交谈时可能会更贴切，更容易赢得老年人的信任。这就需要我们平时多接近老年人，多和他们聊聊天。对他们的家庭、社会背景以及身体状况都要有详细的了解，做到心中有数。防止因为不了解情况，说错了话，给老年人带来伤害。比如说，对于一位丧偶的老年人，你不知道他的情况，逢节过节时，别的老年人有人看望，你说："你老伴怎么不来看你啊？"这会引起老年人的不快。而对这些"情况"的掌握有赖于平时细心的观察和深入的了解。

2. 端庄的衣着服饰

文明礼貌还表现在衣着服饰上。衣服的三大功能是遮体、保暖、展示。服装的遮体、保暖功能是无可争议的，服装的展示功能也大有讲究。不同的人群、不同的职业、不同的文化层次和不同的经济实力，可通过服装展示出来。养老护理员的服务对象情况比较复杂，而主要工作又是生活服务，这就要求服装、服饰要符合职业的要求，也就是说服装要朴素大方，饰品不可太多。如戴项链不利于工作，低头时项链容易被钩住。戴戒指做护理时，容易损伤老年人的皮肤。在工作时间应穿工作服、工作鞋，戴工作帽，帽子应将自己的头发罩上，防止工作时头发沾染老年人的物品，也防止自己受到污染。工作服、工作帽和工作鞋应保持清洁，有污渍时应立即清洗干净或更换，缺扣子时应立即缝上，禁止用胶布等粘贴衣扣或开线处。得体的服装服饰能给人以舒适感。

3. 得体的举止

文明礼貌还表现在举止上。过去人们对得体举止的要求是"坐如钟，立如松，行如风，卧如弓"。良好的体态，也是一个人修养的体现。养老护理员的精神面貌也可以通过良好的体态表现出来。走路要轻快，身体要保持平直，切勿在上班时间打哈欠、伸懒腰、在椅子上东倒西歪、似睡非睡，这都会给人一种懈怠的感觉。

4. 良好的态度

文明礼貌还表现在态度上。其中，微笑服务是最重要的体现。养老护理员的微笑就像晴朗的天空、和煦的阳光，可以给老年人带来温暖舒适的感觉，给予老年人自信和力量，鼓励他们愉快地生活。

（二）助人为乐

任何人都不能脱离他人、脱离社会而存在。人活在世上，总是需要与别人交往，需要别人的帮助。当我们生病时，当我们遇到困难时，当我们不能料理自己的生活时，都需要别人的帮助。而当我们处在优势时，要能够设身处地，将心比心，给这些渴望帮助的老年人以帮助和关怀，这就是助人为乐。

养老护理工作是一个真正"助人"的专业，我们要帮助老年人树立信心，帮助他们重新建立生活的希望，解决他们生活中的困难，解除他们心灵的孤独和身体的伤痛，使他们生活得舒适、安全、快乐。这是一个崇高的专业，崇高的专业需要崇高的人来做，从事这样的工作，何乐而不为？我们每个人从小处着手，做好本职工作，就是对社会的奉献。

二、服务第一，爱岗敬业

要做好养老护理员的工作，前提是热爱和忠于这个岗位。养老护理员应把养老护理看成一项高尚的工作，并为能够从事这项工作而感到自豪，做到服务第一，爱岗敬业。

（一）自信自重

要做到服务第一，爱岗敬业，首先应建立工作的自信心。从事养老护理工作，是社会的需要，也是一项高尚的工作。从事这项工作的人没有理由自卑自轻，而应充满自信和自重，对自己从事的工作给予充分的尊重，那么就会赢得别人的尊重。如果连自己都不尊重自己的工作，那么如何能获得别人的尊重？只有自己尊重自己才能使别人尊重自己。

（二）诚信可靠

服务第一，爱岗敬业，在具体工作中要做到诚信可靠。讲真话，办实事，这是诚信可靠的具体体现。在服过程中一定要实心实意地帮助老年人解除困难，给他们切实的帮助，不能敷衍老年人，更不能欺骗老年人，时刻牢记对老年人的服务承诺，多做实事，少喊空话，以实际行动取得老年人的信任，做一个被老年人信任的养老护理员。

诚信的基础是"爱心"和"与人为善"。没有爱心和与人为善就不可能做到真诚。只有真诚地和老年人交往，才能取得老年人的信任，使老年人敞开心扉，乐意交谈，工作也才可以顺利展开。

诚信可靠的另一个要求是，除遵守一般社会公德外，不要见利忘义，不允许利用职务之便，收受和索要老年人的财物，更不能见小利而忘大义，非法占有老年人的东西。

（三）耐心倾听

爱唠叨是老年人的共性，当护理人员取得老年人的信任后，老年人就会把护理人员当成知心朋友，无论是喜事还是烦心事，都愿意告诉护理人员。护理人员不应把老年人的唠叨当成负担，更不能表现出丝毫的不耐烦。当涉及老年人隐私或不利于老年人之间团结的话题时，护理人员一定要注意保密，在老年人需要心理支持的时候，应及时给予安慰和鼓励，让老年人切身体会到护理人员的关怀与体贴。

（四）一视同仁

在养老服务机构居住的老年人非常看重护理人员对自己的态度，他们害怕受到冷落，攀比心理重，往往会因为很小的事情感到委屈。护理人员应重视工作细节，对老年人一视同仁，不划分等级，不厚此薄彼，每做一件事都要考虑老年人的感受，不要让任何一位老年人因工作人员的疏忽而受到心理伤害。尤其是在调解老年人之间的纠纷时，更应该把握好尺度，尽量使每位老年人都能接受。

（五）服务意识

老年人在性格、脾气方面都与年轻人有差异，心理脆弱、敏感，难免会为一句不爱听的话或一个不满意的动作大发脾气。也有些老年人因记忆力减退，经常否认护理人员为其所做的工作，埋怨对自己照顾不周等。面对这些问题，护理人员要有很强的服务意识，应首先从自身找原因，及时改进工作方式，然后再慢慢安抚老年人，用爱心感化老年人，切忌和老年人斤斤计较，更不可顶撞老年人，要用博大的胸怀宽容、体谅老年人。

（六）精益求精

养老护理是一项艰苦而细致的工作，必须为之付出爱心与耐心。老年人生理机能减退，其反应能力及表达能力都会有不同程度的减弱，在心理、生活等各个方面对护理人员的依赖性很强，护理工作量大而烦琐，护理人员应具有认真负责、吃苦耐劳的精神，根据老年人的不同需求，认真做好各项护理工作，养成严谨细致的工作作风，以达到老年人满意为标准。

精益求精在工作中主要表现为：仔细研究不同老年人的心理；努力寻求更适合老年人的护理方法，如方便老年人进餐、洗浴、如厕、翻身、活动的方法和便捷工具；想方设法、全心全意帮助老年人解决实际问题，使老年人生活得更愉快；努力为老年人创造安静、舒适、无障碍的环境，增强老年人自理的能力，提高他们的生活自信心和生活质量。

（七）学习知识

养老护理员不仅要服务第一，爱岗敬业，还要努力学习职业所需的各种基本知识。随着人民生活水平的提高、人类寿命的延长、社会的老龄化，整个社会需要更多的养老护理人员，这是一个大有发展前景、需要不断提高的行业。因此，这个行业的从业人员要不断地学习各种知识，来适应不断发展的社会需要。在养老护理中要坚持以科学理论指导实际工作，切忌把一些陈规陋习带到工作中，要尊重科学、崇尚文明，一切工作以科学为依据，实事求是。

现在的老年人大多是知识型的老年人，他们见多识广，追求丰富多彩的晚年生活，对护理质量的要求越来越高，需要的护理范围越来越广，包括心理上、生活上及医疗保健、文化娱乐等各个方面。护理人员应根据老年人的需求，努力学习专业知识，熟练掌握基本技能，时刻严格要求自己，坚持不懈与时俱进，只有这样，才能满足老年人的需求，适应社会的发展，做一名合格的养老护理工作者。

三、遵章守法，自律奉献

道德和纪律是法律的"底线"，违反道德原则，违反纪律，做出损害别人利益的行为，就违反了法律规定。

（一）遵守社会公德

遵章守法，首先要遵守社会公德。社会公德是社会实践中最简单、最起码的公共生活准则，也可以称为道德的"底线"。如果大家不遵守这些最基本的道德标准，将导致社会人际关系的紧张、不和谐，使社会道德水平下降，因此，"社会公德水平的高低，可以衡量出一个社会基本的文明程度"。

（二）履行社会责任

每一种职业代表着一种社会责任，它既是我们生活的来源又是我们每个人价值的体现，我们奉献得越多，价值体现得也就越充分。现代社会竞争十分激烈，这种竞争不止体现在技术上，也体现在一个人、一个集体的竞争状态和奉献精神，体现在我们的职业道德水平上。

（三）遵守规章制度

养老护理员应严格遵守工作纪律及有关规章制度，尽职尽责护理好老年人。既然选择了养老护理这一行业，就必须具有奉献精神，不能对老年人有额外奢求，更不能利用工作之便为自己牟取私利。既要在生活中做老年人的贴心人，又要在经济上与老年人分清楚，管理老年人财物时应详细登记，并有两人以上签字。对老年人及其家属馈赠的礼物，应婉言谢绝，妥善处理。

第三节　养老护理员礼仪规范

礼仪是指人们在社会交往活动中共同遵循的、最简单、最起码的道德行为规范。它属于社会公德的范畴。礼仪是一个人文化修养、精神面貌的外在表现。一个人在社会生活中要与他人接触，其礼仪表现将会使他人产生很强的知觉反应，给人留下深刻的印象。良好的礼仪修养能强化人际间的沟通，有利于建立良好的人际关系，反之则不但会损害自己的形象，而且会影响人际关系。养老护理员应具备以下几方面的礼仪要求：

一、基本规范

养老护理员的服务对象大部分年岁已高，经历了人生种种坎坷，具有丰富的社会经验和阅历。他们见多识广，一般都有良好的审美观，所以养老护理员必须具备整洁文明的仪表、得体大方的着装，使自己的形象符合现代职业的要求。

（一）整洁文明的仪表

1. 卫生方面

头发：经常梳洗头发，保持整齐光洁。发型要朴实大方。不使用带有浓烈气味的发乳，不留披肩发。长发的养老护理员工作时应把头发梳成发辫或戴上发套。

面部：保持面部清洁卫生。可化淡妆，不要浓妆艳抹，不可使用带有浓烈气味的化妆品。

口腔：保持口腔清洁，无异味，饭后漱口。忌吃大蒜、韭菜等会产生较重气味的食物。

手部：随时洗手。尤其是去过洗手间后，切记洗手。

指甲：手指甲和脚指甲应保持短而洁。要经常修剪，不留长指甲、不染重彩指甲。过长的指甲会藏匿细菌，甚至在工作中刮伤老年人的皮肤，应注意修剪。色彩鲜艳的指甲会刺激老年人的眼睛，应注意避免。

服装：衣服要经常替换，尤其要经常更换内衣。

身体：经常洗澡。

配饰：不戴耳环、戒指。

鞋子：鞋要保持光亮整洁。应该选择透气性良好、干净、弹性、柔软、舒适的鞋。最好是无鞋带、一脚套、无响钉的平跟鞋、低坡鞋或船鞋。

2. 行为方面

有些举止和行为是不文雅、不礼貌的，养老护理员应引以为戒，注意规范自己的行为。切忌在他人或食物前打喷嚏、咳嗽，打喷嚏、咳嗽时可适当用面纸巾或卫生纸遮挡，勿用手帕；不得在工作岗位或他人面前整理自己的衣物，如穿衣服、脱衣服、整理内衣、提裤子、放鞋垫；不得在工作岗位或他人面前梳妆打扮，如梳头、抖头皮屑、描眉、抹眼、涂口红；不得在工作岗位或他人面前摸脸、搔头、抠鼻孔、剔牙、挖耳朵、搓泥垢、抠脚、修指甲等。

3. 态度方面

经常保持微笑，表情要和蔼可亲。真诚的服务能使客户产生亲切感、温暖感、诚实感、留恋感。养老护理对态度的基本要求是：主动、热情、耐心、周到。主动即主动问候，主动服务，主动征求意见；热情即笑口常开，语言亲切，处处关心；耐心即要有"忍耐性"和"忍让性"，在繁忙时，不急躁、不厌烦，遇到老年人不礼貌时，不争辩、不吵架，保持冷静，婉转解释，得理让人；周到即服务工作面面俱到，完善体贴，细致入微，想老年人所想，急老年人所急，千方百计帮助老年人排忧解难。

（二）得体大方的着装

穿着得体，不仅能赢得他人的信赖，给人留下良好的印象，而且还能够提高与人交往的能力。反之，穿着不当，举止不雅，往往会降低自己的身份，损害自己的形象。养老护理员要穿戴得体，努力做到整齐、清洁、大方、美观。

1. 着装要求

制服：上岗前应按规定穿着干净、整洁的制服。

工号牌：自觉佩戴好胸牌或工号牌，工号牌应端正地佩戴在左胸上方。

辅助衣物：由于养老护理员的工作比较杂，可根据情况准备些辅助衣物，如防尘衫、围裙、袖套、护理病人的专用服装。

2. 着装禁忌

根据服务礼仪的基本规定，养老护理员在服务时要显示出自己的文明礼仪，着装要防止触犯五个方面的禁忌，分别为：过分裸露、过分透薄、过分瘦小、过分艳丽和鞋袜不配。

3. 着装整洁

养老护理员的着装首先必须外观整洁。一个人平日所穿的衣着，即便款式、面料、做工都很平常，但只要它干净、爽洁、平整，同样也会为服务对象所接受。反之，即使某人衣着的款式、面料、做工俱佳，却不够整洁，甚至折痕遍布、肮脏不堪，也必会贻笑于人。养老护理员的着装不够整洁的情况主要表现为：布满褶皱、出现残破、遍布污渍、沾染脏物和散发异味。

二、语言规范

（一）日常口头语言

1. 规范要求

说话诚实：不虚假、不浮夸、不随意乱说。

语义准确：语义要表达得准确明了，切忌啰唆重复。

音量适中：使对方能听清即可，切忌大声说话，语惊四座。

语速适中：语速要适中，避免连珠炮式讲话。

表情自然：表情要自然、亲切，面带微笑，目视对方眼鼻三角区，以示尊重。

称呼得体：对客人的称呼要得体，要符合自己的身份。

2. 文明礼貌用语

（1）日常礼貌用语

①问候语。用于见面时的问候。如"您好""早上好""欢迎您""好久不见，您好吗"等，这种问候语要亲切自然、和蔼微笑。

②告别语。用于分别时的告辞。如"再见""一路平安""您走好""欢迎您再来"等，这种告别语要恭敬真诚、笑容可掬。

③答谢语。用于向对方表示感谢。如"非常感谢""劳您费心""感谢您的好意"等，这种答谢语要诚恳热情，目视对方。如表示向对方的应答，可以说"不必客气""这是我应该做的""感谢您的提醒"等。如表示拒绝时，如对方为你布菜你不想吃时可说"不，谢谢"，而不能说"我不要""我不爱吃"。

④请托语。用于向别人请教时。如"请问""拜托您""帮个忙""麻烦您关照一下""请等会儿"等，这种请托语要委婉谦恭，不要强求命令。

⑤道歉语。用于自己做错事向对方道歉。如"对不起""实在抱歉""请原谅""失礼了""真过意不去""对不起，完全是我的错"等，这种道歉语态度要真诚，不能虚伪。

⑥征询语。用于向别人询问时。如"需要我帮忙吗""我能为您做些什么""您有什么事吗""这样会打扰您吗""您需要什么"等，这种征询语要让对方感到关心体贴。

⑦慰问语。用于表示对别人的关心。如"您辛苦了""让您受累了""您快歇会吧"等，给人一种善良热心的好感。

⑧祝贺语。用于表示对别人成功或喜事的祝贺。如"恭喜""祝您节日快乐""祝您生日快乐"等，以表示真诚的祝福、深厚的友谊。

（2）忌用不礼貌用语

一忌无称呼用语，如"那个穿红大衣的"；二忌用"嗨""喂"等称呼人，如"嗨，靠边点""喂，帮个忙"；三忌不用善称叫人，如"老头儿""老太太"；四忌蔑视语、烦躁语、斗气语，如"别挡道""你找谁""不行就算了"，可改用"先生请您让一下""您找哪一位""如果觉得有困难就不麻烦了"等。

具体一点，养老护理员要知道语言交流中的"四有四避"，即"有分寸、有礼节、有教养、有学识",要"避隐私、避浅薄、避粗鄙、避忌讳"。

以下是一些重要避讳语的类型:

首先是对表示恐惧事物用语的避讳。人们尤其是老年人,对于"死"字相当避讳,不仅对"死"字避讳,对与"死"相关的事物也比较避讳。作为养老护理员,应该掌握一些关于"死"的避讳语,如"逝世""走了",把"棺材"说成"寿材""长生板"等。

其次是对谈话对方及有关人员生理缺陷或功能障碍的避讳。比如现在人们通常把各种有严重生理缺陷者称为"残疾人",就是比较文雅的避讳语。

最后是对道德、习俗不可公开的事物行为用语的避讳。比如把去厕所叫"去洗手间"等。

（3）常用的文明用语

与人相见说"您好",问人姓氏说"贵姓",问人住址说"府上";

仰慕已久说"久仰",长期未见说"久违",求人帮忙说"劳驾";

向人询问说"请问",请人协助说"费心",请人解答说"请教";

求人办事说"拜托",麻烦别人说"打扰",求人方便说"借光";

请改文章说"斧正",接受好意说"领情",求人指点说"赐教";

得人帮助说"谢谢",祝人健康说"保重",向人祝贺说"恭喜";

老人年龄说"高寿",身体不适说"欠安",看望别人说"拜访";

请人接受说"笑纳",送人照片说"惠存",欢迎购买说"惠顾";

希望照顾说"关照",赞人见解说"高见",归还物品说"奉还";

请人赴约说"赏光",对方来信说"惠书",自己住家说"寒舍";

需要考虑说"斟酌",无法满足说"抱歉",请人谅解说"包涵";

言行不妥"对不起",慰问他人说"辛苦",迎接客人说"欢迎";

宾客来到说"光临",等候别人说"恭候",没能迎接说"失迎";

客人入座说"请坐",陪伴朋友说"奉陪",临分别时说"再见";

中途先走说"失陪",请人勿送说"留步",送人远行说"平安"。

（二）日常体态语言

日常体态语言主要分为手势语言、面部语言、头部语言和眼睛语言,养老护理员应学会正确使用。

1. 手势语言

手势是体态语言中最常用的，它千变万化，表达的意思极其丰富。手是最灵活的器官，又是最容易表现一个人素质和修养的部位，因此，养老护理员应该特别注意手势及其所代表的意义，在工作中，养老护理员应该禁止的手势有：指指点点、随意摆手、端起双臂、双手抱头、摆弄手指、手插口袋、搔首弄姿和抚摸身体。

2. 面部语言

面部表情也是体态语言中最常用的一种，它的变化多端和丰富的表达含义完全可以与手势媲美。人们常用的面部语言有微笑、大笑、眨眼、瞪眼、变脸色、努嘴、吐舌、咂嘴、撇嘴、咬牙、抿嘴、皮笑肉不笑等。在老年护理工作中，不同的面部语言可以显示出不同的工作态度。

3. 头部语言

头部的动作相对来说比较简单，像点头、摇头、低头、抬头、仰头等，表达的意思也比较单纯直接，一目了然。

4. 眼睛语言

在礼仪修养中，提倡用平和的目光与人交流。所谓平和就是平视，就是用温和的目光看待人。包括的含义有以下几点：一是用平等的态度和目光对待人；二是用平常的心态和目光看待人；三是指目光的位置，平视过去，一般个子的人正好是对方的脸部。忌讳斜目而视。如果是在一两米的近距离范围内，扫视别人的目光不能超过 3 秒钟，否则容易引起别人的疑心或反感。

（三）语言的综合使用

在运用过程中，口头语言和体态语言综合使用的机会和次数要比单独使用多得多，比如头部动作与面部表情经常配合使用，体态语言在运用过程中与口头语言配合使用等。这里要注意的一点是，一定要力求配合得恰当、协调，效果才会好。

总之，养老护理员在使用上述语言时要特别注意以下几点：一是精神状态要保持平和、积极、向上，能较好地体现出自己内在的气质、修养、情操和性格特征；二是身体要保持端庄、稳健、大方、自然，给人一种持重的感觉；三是表达要简洁、自然、协调、恰当，尽可能不要给人留下烦琐的感觉或有多余的举动。

三、姿势规范

优雅的举止不是天生就有的，而是靠日常生活中一点一滴地培训、积累起来的，只要有意识地锻炼和培养，任何一个人都可以做到。养老护理员的举止动作要文雅礼貌，要有优美的站姿、正确的走姿和优雅的坐姿。

（一）站立姿势

正确优美的站姿应该是：两足左右分开约 20 厘米，或者两足并立在一起，但不要太贴近，以站得稳当为好。女士们可以把两个脚后跟并在一起，收腹，挺胸，两肩平行，双臂自然下垂，头正，眼睛平视，下巴微收。

（二）走路姿势

最能体现出一个人的精神面貌的姿态就是步姿。走路大方，步子有弹力并摆动手臂，可以显示一个人的自信、快乐、友善。走路时拖着步子，步伐小或速度时快时慢则相反。

（三）入座姿势

不论坐在什么地方，头部要正；上身要微微地向前倾斜；膝盖和双腿轻轻并拢，体现出庄重、矜持的感觉；两足并在一起，两脚后跟微微提起。这样，不仅姿势好看，而且会给人一种沉稳、大方的感觉。

有一些不文明、不雅观的坐姿，一定要注意避免。如叉开两腿、跷二郎腿、抖动腿、摇腿或把裙子掀起露出大腿，这些都是不雅的坐姿。

四、基本工作礼仪

（一）手持物品的礼仪

在工作中，养老护理员经常需要帮助他人手持物品。养老护理员在持物服务时，对于稳妥、自然、到位、卫生等四方面的问题，应给予高度关注。

（二）递接物品的礼仪

在工作中，递送或接取物品，都是养老护理员必须认真练好的基本功。递送物品时，应注意的礼仪有：双手为宜、递于手中、主动上前、方便接拿和尖刃向内。接取物品时，应注意的礼仪有：目视对方，而不要只顾注视物品；要用双手或右手，绝不应单用左手；必要之时，应起身而立，并主动走近对方；等对方递过来物品后，再以手前去接取，而切勿急不可待地直接从对方手中抢取物品。

（三）见面的礼仪

见面时要表现出敬重和友好的心意，要掌握握手、鞠躬等礼节。

1. 握手礼

握手时要自然，面带微笑，目光注视对方，既要表现出热情、诚挚的态度，又要表现出自尊自信。行握手礼时，距离受礼者约一步，上身稍前倾，两足立正，伸出右手，四指并齐，拇指张开向受礼者握，并上下微动，礼毕即松开。

2. 鞠躬礼

行鞠躬礼往往用来表示内心的谦逊恭谨。此种礼节一般是下级对上级或同级之间、初次相见的朋友之间的礼节。行鞠躬礼时必须脱帽，用右手握住帽前檐中央，将帽取下，手垂下后身体对正，用立正姿势，两目注视受礼者，身体上部向前倾15度左右，而后恢复立正。行鞠躬礼必须注目，不可斜视，受礼者也同样。当然，上级、长者或尊者在还礼时，可以欠身点头或同时伸出右手以答之，不鞠躬也可以。

（四）其他基本工作礼仪

1. 接听电话

电话是现代家庭通信联系手段，养老护理员接打电话是日常之事，必须掌握一些基本礼仪。包括听到铃声快接电话、先要问好、礼貌应答、做好留言、打电话简要明了。打私人电话或长途电话（收费电话）时应先向客户说明，得到允许后再打。

2. 出行礼仪

（1）右为大，左为小。

（2）二人同行，右为尊；三人并行，中为尊；三人前后行，前者为尊。

（3）进门、上车，应让尊者（老年人）先行。

（4）上楼时，尊者（老年人）、妇女在前；下楼时则相反。

（5）上车时，尊者（老年人）由右边上，等尊者（老年人）上车后，其他人再由车后绕到车左边上车，坐在尊者（老年人）左首位。

▶**思考与练习**

1. 催生养老服务业的背景有哪些？

2. 目前主要有哪些养老模式？各有什么特点？

3. 养老护理员的职业操守有哪些？

4. 养老护理员应注意的礼仪规范有哪些？

第二章

老年人的特征及分类

第一节 生命的衰老和抗衰老机制

一、生命的衰老机制

人进入老年后，各种生理机能都进入衰退阶段。自然衰老是一种生理性的、缓慢的退行性变化，是不可抗拒的生物规律，而病理性衰老则是一种进行性的恶性循环。

生理机能的衰老必将引起一系列的身心变化，给老年人带来许多不适、烦恼和困境。如何加强保健，以使他们健康又长寿，是当前医疗保健、社会科学等方面研究的重要课题。养老护理员只有在了解老年人的特点之后，才能深入理解老年人，才会更加体贴、关心、尊敬老年人，进而做好护理工作，帮助老年人愉快地度过幸福的晚年。

（一）中医对衰老的理解

人之所以会衰老，归根到底是因为脏腑功能的衰退、经络系统的退化、气血虚衰及运行的阻滞。《黄帝内经·素问·上古天真论》提出了男女分别经历以八年、七年为一期的生、长、壮、老、已的生理过程，指出：女子五七（35～42岁），阳明脉衰，面始焦，发始堕；六七（42～49岁），三阳脉衰于上，面皆焦，发始白；七七（49岁起），任脉虚，太冲脉衰少，天癸竭，地道不通，形体衰败。男子五八（40～48岁），肾气衰，发堕齿槁；六八（48～56岁），阳气衰竭于上，面焦，发鬓斑白；七八（56～64岁），肝气衰，筋不能动；八八（64岁以后），天癸竭，精少，肾藏衰，形体皆极，则齿发去。

古人发现了人的生长、壮实、衰老的生理性自然规律，阐明了人的先天寿数，提出了一系列保持健康、长寿的生活行为指导，比如《黄帝内经·素问·上古天真论》中就提出了"食饮有节，起居有常，不妄作劳"的法则，即使放在今天，仍可作为老年人养生保健的行为准则。

（二）现代科学及现代医学对衰老机制的认识

1. 中枢神经系统衰退学说

大脑皮层中枢神经系统是人体的调节中枢和主导系统，为维持内环境平衡的中枢系统。比如长年从事紧张的脑力劳动，脑力损耗过度或是大脑皮层受过严重精神创伤的人群相较正常人群更加容易衰老，例如一些经历或目睹过伤害事件的人会出现延迟性或持续性的精神障碍，可能会突然衰老，说明中枢系统的损伤或衰退对衰老的影响是巨大的。人体约有 860 亿个神经元，从成年开始，脑细胞便逐渐退化、减少，脑细胞不会进行有丝分裂，每天却减少约一万个，神经元不可逆的损耗以及退行性变化便是衰老的重要因素。随着神经元的损耗，大脑对人体整体的调节作用减弱，进而导致身体其他器官功能紊乱，衰老过程加剧。

2. 内分泌紊乱学说

内分泌紊乱（包括内分泌减退或亢进），尤其是卵巢、甲状腺、脑垂体、肾上腺、胸腺机能的减退，往往会促使人体迅速衰老。目前，因性腺衰退，性激素分泌机能降低对胸腺缺少刺激而致胸腺萎缩，从而促使衰老加速的学说也逐渐受到重视。

3. 细胞衰老学说

持此学说者认为细胞突变是引起衰老的主要原因，其主要机制是细胞染色体畸变和细胞发生的原发性、突发性变化，导致细胞内蛋白合成功能减退。美国学者海尔弗利认为胚胎细胞分裂的次数是有规律的，在一生中只能分裂 50 次，之后细胞就会衰老死亡。在此理论的动物实验基础上，他又进行了大量的试验资料验证，推算出人的平均寿命应该是 120 岁，但如果保养不够，损耗过大，加速了细胞的分裂，即把"寿命钟"拨转得太快，实际上等于加速了衰老。人体约有 80 万亿个细胞，随着年龄的增加，细胞的不断分裂，人体内细胞的活性逐渐降低，人的生命进程也逐渐走向衰退。

4. 差误学说

主要指细胞内部在合成蛋白质的过程中，核酸的密码排列可能会出现错误，这样与之对接的核苷酸序列便会出现排列错误，装置脱位，导致模板"走样"，一错再错便逐渐促成了细胞、组织与器官的老化。具体机制为细胞内氨基酸排列顺序密码发生错误，DNA（脱氧核糖核酸）具有复制下一代细胞中核糖核酸及合成蛋白质的作用。如其模板复制"走样"，蛋白质的合成出现误差，哪怕是小到一个核苷酸序列片段的误差，或是酶的活化中心出现了氨基酸排列错误等，蛋白质的合成就会发生问题，产生错位，这些都是促使细胞老化的因素。

5. 分子钟学说

分子钟学说也被称作"程序性衰老学说"。人体各系统都存在着生物钟节律，假如局部与整体的生物钟不能同步，亦是诱发衰老的因素。因此强调时间医学也是对抗衰老的积极因素。有学者认为人的寿命是一种特定的生理周期，即所谓寿命钟的概念：人具有一定的寿命系数，当到达一定的时间或是特定事件刺激，特定的遗传系数便会激活衰老程序。

6. 细胞间隙占据学说

细胞间隙占据学说认为细胞间隙被代谢废物堆积而导致细胞老化，这些细胞代谢废物因为逐渐堆积无法正常代谢，从而侵蚀了正常细胞，妨碍了正常细胞的新陈代谢，导致自身中毒，产生脂褐素堆积、透明质酸减少、纤维细胞增多，而当毛细血管、淋巴管及细胞之间被纤维细胞过度充填时，衰老进程将会加速。

7. 细胞突变学说

细胞突变学说认为染色体畸变会诱发衰老，除寿命钟的因素外，还与电离辐射、放射线、紫外线、甲醛、香烟等物理化学因素有关。

8. 营养不良学说

长期营养不良，缺乏必需的氨基酸、脂肪酸、维生素及辅酶等，会致使细胞新陈代谢不良，从而促进衰老的发生。微量元素缺乏学说的提出对营养不良学说进行了补充：人体正常的生长发育以及生命活动维持共需 26 种微量元素，缺少任何一种或是摄取不平衡，都会导致细胞新陈代谢产生异常，这也是加速人体衰老的一个重要因素。

9. 循环障碍学说

微循环系统是生命新陈代谢的交换场所，营养物质与代谢废物的吸收与排出均在毛细血管网中完成。人体毛细血管的总长度可达 10 万公里，占全身血管总长度的 90% 以上，但平时只有 20% 左右开放，其余大部分毛细血管均为储备。举例说明，如果毛细血管容量全部打开，仅肝脏中的毛细血管即可容纳全身的血液。从这点我们可以看出，微循环系统的储备能力是很强的，但由于代谢废物的堆积和病理性代谢废物的黏附破坏了很多微血管床，导致其管腔狭窄，甚至封闭，从而使微循环发生障碍，进而导致维持生命基本活动的最重要的物质能量交换受到限制，最终导致了细胞的衰老。

10. 胸腺学说

部分学者认为胸腺与衰老密切相关，一旦胸腺激素分泌量减少，或者是由于性腺衰退，性激素对胸腺的刺激减少，胸腺便提早衰退。但胸腺的衰退只是诱发衰老的原因，而非衰老的根本原因。

11. 自体中毒学说

人体是一个不断新陈代谢的有机生物体，如代谢产物不能由体内正常排出，代谢废物产生的毒素极易导致人体细胞慢性中毒。人体的肠道系统就是一个自体毒素产生的主要场所，因此保持大便通畅，防治便秘是防止自体中毒，对抗衰老的措施之一。另外，有学者提出保肝护肝在对抗衰老方面的重要性。肝是人体最重要的解毒器官，肝的解毒能力减弱会加剧衰老进程，因此，肝衰老是人体衰老进程中的一个重要方面。

以上各种学说都具有一定的科学性，在帮助人们对抗衰老、促进健康、乐享生活方面具有一定的指导作用。综合来看，衰老实际上是一个多环节的、综合的、整体性的生物学过程，虽然其进程无法逆转，但是在科学的生活方式以及健康的促进活动下，衰老是可以延缓的。

二、衰老的生理变化

世界卫生组织（WHO）对老年人年龄的划分有两个标准：在发达国家将65岁以上人群定义为老年人，而在发展中国家（特别是亚太地区）则将60岁以上人群称为老年人。我国历来称60岁为"花甲"，因古代以天干地支纪年法，60年为一循环，一循环称作一甲子，故将60岁雅称"花甲"之年。我国现阶段以60岁以上作为划分老年人的通用标准。一般认为，人的年龄在45岁至59岁为老年前期或初老期，60岁至89岁为老年期，90岁以上为长寿期。

人一旦进入老年期，从外表到内在的生理代谢、器官功能都会发生相应变化。人们常常是通过外表的变化察觉人体的老化进程，然而衰老一定是从体内开始、从细胞开始的，慢慢扩延到外表从而显露出来。内在的老化主要是从人体生命活动、生命体征、系统功能和脏腑器官功能这四个方面的变化反映出来的。

（一）人体生命活动的变化

人体生命活动的基本表现包括四个方面，即新陈代谢、兴奋性、适应性、生殖和遗传。人体的四大生命活动在不同的时期会出现相应的变化，以下以老年人生命活动变化做一些阐述。

1. 新陈代谢

人体生命活动的最基本表现就是新陈代谢。新陈代谢指的是机体与环境之间不断进行物质交换和能量交换，进而实现自我更新的过程。

（1）新陈代谢的作用

在新陈代谢过程中，既有同化作用，又有异化作用。

同化作用又叫作合成代谢，是指生物体把从外界环境中获取的营养物质转变成自身所需的组成物质，并且储存能量的变化过程。

异化作用又叫作分解代谢，是指生物体把自身的一部分组成物质加以分解，释放出其中的能量，并且把分解的最终产物排出体外的变化过程。

（2）新陈代谢的分类

新陈代谢是生物体内全部有序化学变化的总称，包括物质代谢和能量代谢。

物质代谢是指生物体与外界环境之间物质的交换和生物体内物质的转变过程，可细分为从外界摄取必需的营养物质并转变为自身物质（同化作用）和自身的部分物质被氧化分解并排出代谢废物（异化作用）。

能量代谢是指生物体与外界环境之间能量的交换和生物体内能量的转变过程，可细分为储存能量（同化作用）和释放能量（异化作用）。

（3）老年人新陈代谢的变化

年轻人新陈代谢速度较老年人要快，这是由于身体生长发育规律造成的。新陈代谢率会随着年龄的增加而减缓，平均每10年约降低2%。老年人新陈代谢功能减弱，分解代谢往往大于合成代谢，若不注意营养及合理安排膳食，易发生代谢负平衡。

①机体构成成分随衰老而发生缓慢变化

机体构成成分中代谢不活跃的部分比重增加。比如65岁与20岁时相比，体脂多出部分可达体重的 10%~20%。

　　人体主要由水、无机盐、蛋白质和脂肪等成分组成。前三项称为瘦组织，会随年龄的增长而减少，脂肪则称为胖组织，会随年龄的增长而增加。脂肪在体内的分布也会随年龄而改变，到了中老年，脂肪更多地分布在腹部及内脏器官周围。许多老年人并不一定比年轻时胖，但大多老年人都会发现自己局部胖了，即腰围、腹围、臀围增加了。人从出生后，组织耗氧与基础代谢就处于不断下降的进程。与中年人相比，老年人约降低 10%~20%。同时老年人体力活动量也相对减少，使总能量代谢明显降低。基础代谢率的下降，常需要经过一段调节控制的适应期，以维持代谢的平衡。调控的失衡会使体脂含量的比例增高，短时间内即使减少摄食也无法改变这种失衡。

　　②细胞功能下降

　　细胞内水分随年龄增长呈逐渐减少趋势，细胞含水量下降造成细胞内液量减少，并有可能会导致细胞数量减少，进而出现脏器萎缩。

　　随着年龄增长，体内代谢类型逐渐由合成代谢占优势转为分解代谢占优势，分解代谢相对增强，以致合成与分解代谢失去平衡，引发细胞功能下降，机体成分改变，体脂逐渐增加，瘦组织逐渐减少，出现肌肉萎缩而脂肪组织增多、体内水分减少、弹性降低等改变。细胞层面的一系列退行性改变，不可避免地导致人体组织、器官的改变。

　　③维持机体内环境平衡能力降低，容易发生水、电解质平衡失调

　　人体衰老对机体内环境的改变主要体现在低钾，人体内 50% 的钾离子都以化合物的形式存储在骨骼和肌肉中，而老年人群易发的肌肉萎缩、细胞数减少、脂肪含量增多等问题都会导致机体钾含量降低，而机体内的钠含量一般不受年龄的影响，从而钠离子与钾离子含量比值增高，导致老年人患病时缺钾的情况会更加严重，也更加容易发生水肿。正常人体主要通过碳酸与碳酸氢盐比值调节机能、肾产生碳酸氢盐的机能、血红蛋白缓冲机能来调节酸碱平衡，由于老年人肾功能减退，产生碳酸氢盐的能力降低；老年人造血机能减弱，容易发生贫血，血红蛋白缓冲系统功能也逐渐降低；老年人呼吸相对较缓，排泄二氧化碳功能受阻，容易引起碳酸氢盐的比值变化。所以当老年人低钾叠加以上情况时，更容易出现酸碱平衡失调。

④其他

老年人新陈代谢的变化，还表现在血清蛋白的白蛋白含量减少，导致机体容易出现药物中毒反应；球蛋白含量增高，导致机体容易出现自身免疫性疾病；加之 DNA、RNA 的复制及转录过程容易发生差错，老年人 DNA 修复系统也逐渐衰退，以上都是老年人各组织器官功能衰退及容易发生肿瘤的原因。糖代谢功能减退主要表现在细胞摄取、利用葡萄糖及糖原合成障碍三个方面，因此糖尿病发病率升高。脂肪代谢产物主要为不饱和脂肪酸代谢后产生的脂质过氧化物，老年人代谢机能缓慢且易聚积，最终导致体内自由基显著上升，促进了衰老及动脉粥样硬化进程。

2. 兴奋性

兴奋性是指生命体受到周围环境发生改变的刺激时具有发生反应的能力。

（1）刺激和反应

当机体内、外环境的变化达到某一阈值时，其功能活动也会发生相应的变化。引起机体或其组织细胞发生反应的环境变化称为刺激。

刺激引起机体或其组织细胞的代谢改变及其活动变化，称为反应。反应分为兴奋与抑制两种。当机体接受刺激后，由相对静止变为活动状态，或者生命活动由弱变强，称为兴奋。当机体接受刺激后，由活动变为相对静止状态，或者生命活动由强变弱，称为抑制。

刺激引起的反应是兴奋还是抑制，取决于刺激的质和量以及机体当时所处的机能状态。机体对环境变化做出适当的反应，是机体生存的必要条件，所以兴奋性也是生命活动的基本生理特征。

（2）老年人兴奋性变化

老年人的兴奋性普遍较年轻人弱，这种功能减低包括肌肉组织、神经系统及内分泌腺体等对刺激的反应程度低、反应时间慢等多种情况。

3. 适应性

（1）适应性和应激性的概念

适应性是指生物体与环境表征相适合的现象，表现在生物与环境之间的相互关系上。适应性是一种自然选择的过程，是经过很长时间形成的。应激性是指一切生物对外界各种刺激（如声音、光、电、温度、食物、化学物质、机械运动、地心引力等）所发生的反应，表现在生物的生命过程和功能上。

生物的形态结构与功能、环境是相互联系的。生物因为有了应激性，便能对周围的刺激发生反应，从而使生物体与外界环境协调一致，进而形成了适应性。应激性是适应性的生理基础，生物只有在应激性的基础上，调节自身的生命活动及生理行为，才能适应环境的变化。另外，适应性是其形态结构和生活习性与环境大体相适应的一种表现，不同生物对同一环境的适应表现不一样。应激性是生物体对环境中某一刺激做出的反应，不同生物对同一刺激的反应也是不一样的。与应激性不同的是，人类不仅能被动适应，还能主动适应，而对刺激只能被动接受。

（2）老年人适应性变化

老年人随着年龄增长，感知觉明显下降，再加之记忆力下降、思维进程迟缓、适应性程度逐渐降低、退休、子女离巢等因素，由社会人逐渐向自由人转变，社会角色发生变化，短期内难以适应，随之带来情绪上的不悦，主要表现为消沉、郁闷、烦躁等，进而产生一系列心理问题。

4. 生殖和遗传

（1）生殖和遗传的概念

生殖是指生物产生后代和繁衍种族的过程，是生物界普遍存在的一种生命现象。生殖分有性生殖和无性生殖两种。动物的有性生殖分为卵生、胎生和卵胎生，而无性生殖则有出芽生殖和细胞生殖两种。

遗传是指经基因的传递，使后代获得亲代的特征。任何机体的寿命都是有限的，都要通过繁殖子代来延续种系。生殖可使生物的种族得以绵延不绝；而稳定的遗传是生物体维持其稳定性的基础。生殖与遗传是一切生命体的显著特征之一。

（2）老年人生殖和遗传的变化

男性睾丸到了 50 岁左右会逐渐发生退行性变化和进行性萎缩，并随年龄的增长而加重。不过睾丸变化的个体差异很大，早的在 40 岁就开始了，晚的要到 60 岁以后才出现。届时男性睾酮水平明显下降，精子总数减少，精子活力减退，精液质量普遍下降。

女性到了一定年龄，卵巢会逐渐萎缩，其对下丘脑、垂体分泌的与性腺有关的激素敏感性也逐渐下降，卵巢本身分泌的雌激素也会相应减少，减少到一定程度时就会出现绝经现象，一旦月经停止，排卵亦告终止。绝经是女性生殖能力告终的明确信号，这一点与男子截然不同，男子生殖能力的终结并无明确标志。女性绝经一般发生在 48~52 岁。老年女性至绝经时，排卵的概率几乎下降至零，至 60 岁左右，卵巢内连最幼稚的卵泡亦告绝迹。

（二）生命体征的变化

人的生命体征包括呼吸、体温、脉搏、血压，它们是维持机体正常活动的支柱，缺一不可，不论哪项出现异常都会引起严重或致命的疾病，同时某些疾病也可导致这四大体征的变化或恶化。

因此，护理人员必须熟知四大体征，懂得判断其正常和异常的方法。经过大量实验研究和临床证实，由各种伤病因素导致心搏骤停后，呼吸也会立刻终止，脑组织随之也会发生不可逆转的损害。心跳停止 3 秒即可发生头晕；停止 10~20 秒即可发生晕厥，血压下降；停止 40 秒会出现抽搐；停止 60 秒后，会出现大小便失禁、体温下降，甚者生命终止等。

可见呼吸、脉搏、体温、血压这四大生命体征，在正常情况下，相互协调，相互配合，互为所用，共同维持人体正常生理活动；而在人体异常情况下，它们也会互相影响，互相抵触，继之人体会产生危险症候群，甚者危及生命。所以说，呼吸、体温、脉搏、血压是生命的支柱和基础。

1. 呼吸

呼吸是呼吸道和肺的活动，也是人体内外环境之间进行气体交换的必要过程。人体通过呼吸，吸进氧气，呼出二氧化碳，是重要的生命活动之一，一刻也不能停止。正常人的呼吸节律均匀，深浅适宜。

（1）呼吸正常值

平静呼吸时，成人的频率为 16~20 次／分。呼吸次数与脉搏次数的比例为 1：4。护理人员要想对呼吸进行计量，可通过观察的方法，看老年人胸腹部的起伏次数，一吸一呼为一次呼吸；可用棉絮放在昏迷病人鼻孔处观察吹动的次数，1 分钟内棉絮摆动的次数即为每分钟呼吸的次数。

（2）两种呼吸方式

人体正常呼吸有两种方式：胸式呼吸和腹式呼吸。胸式呼吸是以胸廓起伏运动为主的呼吸，常见于女性，也可见于腹膜炎病人和一些急腹症病人；腹式呼吸是以腹部运动为主的呼吸，常见于男性和儿童，也可见于胸膜炎病人。

（3）呼吸频率的改变

呼吸增快（呼吸频率 > 24次/分）：正常人见于运动、进食、情绪激动、气温增高。异常者常见于高热、肺炎、哮喘、心力衰竭、贫血等。

呼吸减慢（呼吸频率 < 10次/分）：见于颅内压增高，颅内肿瘤，麻醉剂、镇静剂使用过量，胸膜炎等。

（4）老年人呼吸机能的变化

老年人的呼吸机能随年龄的增长日趋萎缩，肋骨钙化增加，肺组织的纤维组织含量增加，弹性降低，肺泡萎缩、数量减少、弹性下降，气管及支气管弹性下降，进而导致呼吸机能下降。如肺活量和最大通气量下降，有效气体交换面积减少，静脉血在肺部氧气更新和二氧化碳排出效率下降，动脉内血氧饱和度下降。因此，老年人容易发生缺氧。由于老年人免疫功能低下，在一定的条件下容易发生肺炎等呼吸系统疾病。

2. 体温

人体体温在正常情况下是比较恒定的，但会因种种因素发生一定规律的变化。根据测试部位的不同，体温的正常值稍有差异。常用的体温包括：口腔温度、直肠温度和腋窝温度。口腔温度正常范围为 36.3～37.2℃；直肠温度正常值比口腔温度约高 0.3～0.5℃；腋窝温度正常范围为 36.1～37℃，比口腔温度约低 0.2～0.4℃。因测量方便卫生，腋窝温度是目前最常使用的测温方法，其测量方法是将体温计夹于腋窝，于 5 分钟后读取数值。

正常人的体温在 24 小时内略有波动，一般情况下不超过 1℃。生理情况下，早晨略低，下午或运动和进食后稍高。

（1）体温升高

根据发热程度的高低（口腔温度），可以区分为低热：37.4～38℃；中热：38.1～39℃；高热：39.1～41℃；超高热：41℃以上。体温升高多见于肺结核、细菌性痢疾、支气管肺炎、脑炎、疟疾、甲状腺功能亢进、中暑、流感以及外伤感染等。

（2）体温低于正常

常见于休克、大出血、慢性消耗性疾病、年老体弱、甲状腺机能低下、重度营养不良或在低温环境中暴露过久等。

（3）老年人体温的变化

老年人基础代谢率低，体温比中青年略低。

3. 脉搏

脉搏就是心脏舒缩时，动脉管壁有节奏地、周期性地起伏。检查脉搏通常采用两侧桡动脉取脉。正常脉搏次数与心跳次数相一致，节律均匀，间隔相等。白天由于进行各种活动，血液循环加快，脉搏会快些。夜间活动少，血液循环相对减缓，脉搏会慢些。

（1）脉搏的测量方法

当今最方便的是用脉搏描记仪和血压脉搏监护仪等测量（具体使用方法可参看仪器说明书）。如果没有这种仪器，则可采用传统的脉搏计数法。选用桡动脉靠近手腕搏动明显处。测试前，先让被测者安静休息 5 ~ 10 分钟，然后手平放于适当位置，坐卧均可。测量者将右手食指、中指、无名指并齐按在被测者手腕段的桡动脉处，压力大小以能感到清楚的动脉搏动为宜，数半分钟的脉搏次数，再乘以 2 即得 1 分钟脉搏次数。在桡动脉不便测脉搏时也可采用以下动脉进行测量：颈动脉——位于气管与胸锁乳突肌之间；肱动脉——位于臂内侧肱二头肌内侧沟处；股动脉——大腿上端、腹股沟中点稍下方的搏动点。

（2）老年人脉搏的变化

正常成人为 60 ~ 100 次 / 分，老年人可慢至 55 ~ 75 次 / 分。

4. 血压

推动血液在血管内流动并作用于血管壁的压力称为血压，一般指动脉血压。心室收缩时，动脉内最高的压力称为收缩压；心室舒张时，动脉内最低的压力称为舒张压。收缩压与舒张压之差为脉压或是压差。

（1）血压的正常值

正常成人的收缩压为 12 ~ 18.6 千帕（90 ~ 140 毫米汞柱），舒张压为 8 ~ 12 千帕（60 ~ 90 毫米汞柱）。

收缩压 ≥ 18.6 千帕（140 毫米汞柱）或舒张压 ≥ 12 千帕（90 毫米汞柱），称高血压。收缩压为 16 ~ 18.5 千帕（120 ~ 139 毫米汞柱）、舒张压为 12 ~ 12.6 千帕（80 ~ 89 毫米汞柱），是血压的正常高值。

收缩压 < 12 千帕（90 毫米汞柱）和舒张压 < 8 千帕（60 毫米汞柱），称低血压。

（2）血压测量法

一般选用上臂肱动脉为测量处，让被测者取坐位，暴露并伸直肘部，手掌心向上，打开血压计，平放，使被测者心脏的位置与被测量的动脉和血压计上的水银柱的零点在同一高度水平线上。测量者要放净袖带内的气体，将袖带缚于上臂，不能过紧或过松，并塞好袖带末端，戴上听诊器，在肘窝内摸到动脉搏动后，将听诊器的头放在该处，并用手按住稍加压力。打开水银槽开关，手握塑胶球，关闭气门后打气，一般使水银柱升到 24～26.7 千帕（180～200 毫米汞柱）即可。然后微开气门，慢慢放出袖带中的气体，当听到第一个微弱声音时，水银柱上的刻度就是收缩压。继续放气，当声音突然变弱时水银柱上的刻度为舒张压。如未听清，将袖带内气体放完，使水银柱降至零位，稍停片刻，再重新测量。

养老护理员需注意，以下几个因素会明显影响血压数值。①应在不同时间进行多次测量，测量部位固定于一侧肢体，通常选右上臂测量，以减少误差。②如果老年人有一侧肢体运动障碍，则选择健侧测量。③剧烈运动后应将测量时间推至休息 30 分钟以后，且吸烟、饮酒后暂不测量。④测量血压时，身体保持不动，连接袖带的橡皮管不能弯曲。

（3）老年人血压变化

在 40 岁以后，收缩压可随年龄增长而升高。一般而言，40～49 岁收缩压小于 20 千帕（150 毫米汞柱），50～59 岁小于 21 千帕（160 毫米汞柱），60 岁以上小于 22.6 千帕（170 毫米汞柱）。

（三）外表特征的变化

1. 毛发的变化

因皮下血管发生营养不良性改变，毛发髓质和角质退化可引起毛发变细及脱发，黑色素合成障碍可导致毛发及胡须变白。

2. 皮肤的变化

老年人的皮肤随着年龄的增长会发生一系列变化，包括感觉、分泌、排泄、吸收、呼吸和体温调节，进一步造成皮肤代谢的障碍。

皮肤弹性减退、皮下脂肪量减少、细胞内水分减少，可导致皮肤松弛并出现皱纹。皮肤整体变薄，感觉迟钝，汗腺功能减退，皮脂腺萎缩，可导致出现褐色斑、眼睑下垂、皮下脂肪量减少、细胞内水分减少、面部皱纹增多，额头、眼角出现抬头纹、鱼尾纹等。

人体其他器官的衰老可在皮肤上表现出来，如皮肤弹性减退、指甲钙含量减少。老年人特殊的皮肤外貌，也是由于机体在生理和病理性衰老的过程中，引起表皮、真皮以及皮肤附属器官的改变，并同时受日光辐射、化学、营养缺少等诸多因素作用的结果，个体遗传因素也具有重要的意义，随之带来较常见的老年性皮肤瘙痒症、皮肤萎缩等。

3. 骨骼的变化

随着年龄的增加，老年人骨骼中无机盐的含量增加，而钙含量减少；骨骼的弹性和韧性减低，脆性增加，故老年人易出现骨质疏松症，极易发生骨折。老年人的行动也相应缓慢，反应迟缓，步履蹒跚。

4. 五官的变化

老年人眼球晶状体弹力下降，睫状肌调节能力减退，表现为视力明显减退，多出现老花眼、近距离视物模糊。人体的舌上布满了舌乳头，在儿童时期味蕾平均数为 248 个，75 岁以上则减少至 30~40 个。舌乳头上的味蕾数目减少，造成味觉和嗅觉敏感性降低，导致食欲下降。其中大部分人会合并出现味觉、嗅觉异常等症状。60 岁以后，人的味觉、嗅觉、触觉敏感性会出现明显的下降，同时听力下降，尤以 70 岁以上的老年人更加明显。除五官之外，老年人还会出现本体感觉、触觉不灵敏的症状，对温度和痛的感觉敏感性也会逐渐下降。

（四）人体系统功能的变化

1. 内分泌功能的变化

（1）脑下垂体功能的变化

老年人脑下垂体功能的改变最明显的影响是基础代谢率降低。老年人甲状腺也可能发生萎缩，这也是降低基础代谢率的因素之一。此外糖尿病、肥胖等也与激素水平改变不无关系。老年人脑下垂体功能的减弱会对机体整个代谢过程产生影响。当机体负载过重时，就难以动员体内脂肪，不足以支持能量代谢，而使得机体需要更多的葡萄糖和糖原并生，以致蛋白质的分解代谢加强。脑下垂体分泌的雌激素减少是引起老年妇女骨质疏松的重要原因之一。

（2）垂体功能的变化

随着年龄的增长，人的垂体萎缩，下丘脑神经递质分泌减弱，多巴胺和去甲肾上腺素等生物胺减少，垂体前叶分泌功能减退，导致老年人肌肉和骨矿量减少，而脂肪增多，体力下降，所以老年人容易疲劳。泌乳素的分泌则随年龄的增长而增多，这可能与性活动减少有关。动物实验证实，甲状腺可随年龄的增长变得胶质少、密度低、间质增生，发生滤泡玻璃样变性及黏液样变性，少数伴有纤维变性。而老年人血管明显硬化，淋巴细胞浸润，加之甲状腺分泌减少，所以老年人发生甲状腺功能亢进或甲状腺功能减退时，临床症状多表现为心衰、心包积液、高血压、频发房性或室性早搏的心脏症状，这时应注意排除甲亢或甲减。

老年人垂体肾上腺皮质的功能变化不大，昼夜皮质分泌节律完整。但总的皮质醇和盐皮质激素分泌率略低。在促肾上腺皮质释放促肾上腺皮质激素时，可导致骨质疏松、肌萎缩、糖耐量减低和免疫抑制等病症。

（3）内分泌组织的变化

在胃肠道的不同部位有各种内分泌组织，释放不同的激素，胃分泌胃泌素，小肠分泌胃动素、胆囊收缩素、抑胃肽、促胰液素、神经降压素、胰高糖素等，这些胃肠激素在神经系统的作用下被释放，进入血循环组织间隙和胃肠腔，并对胃肠系统的分泌、运动、消化、吸收和免疫等功能起调节作用。这些激素的分泌多数随年龄增长而减少，所以，老年人胃肠功能减退也是必然的。

心血管系统分泌多种调节肽，主要分布在支配心脏和血管的神经中，对血管起收缩作用的肽有：内皮素、神经肽和脑啡肽；对血管起舒张作用的肽有：心钠素、降钙素基因相关肽、血管活性肠肽、神经降压素等。这些激素的分泌紊乱也严重影响心血管及其他器官功能。

老年人机体胰岛素分泌减少，对葡萄糖的耐量减低，肝细胞数目减少，纤维组织增多，机体解毒和合成蛋白的能力下降，致使血浆白蛋白减少，而球蛋白相对增加，进而影响血浆胶体渗透压，导致组织液的生成及回流发生障碍，易出现水肿。

（4）腺体功能的变化

甲状腺、肾上腺、胰腺、性腺萎缩，容易引发老年性糖尿病、膀胱炎、前列腺炎。

（5）黏膜萎缩、运动功能减退

年逾 60 岁者，其中约有 50% 可发生胃黏膜萎缩性变化，会导致胃黏膜变薄、肌纤维萎缩，胃排空时间延长，消化道运动能力降低，尤其是肠蠕动减弱，导致消化不良及便秘。

2. 消化系统功能的变化

随着年龄的增长，老年人消化功能逐渐减弱。在口腔机能方面，年龄的增长和不正确的刷牙姿势往往会导致牙齿出现过度的损耗，咀嚼肌力量减弱也会让老年人咀嚼功能下降。老年人因口腔卫生习惯不良和牙间隙变大、牙周病、龋齿等因素导致牙齿脱落、缺失，从而导致牙列不全、牙颌功能紊乱，牙周组织也发生进行性萎缩。以上诸多因素都会导致口腔机能的降低，人体对食物的咀嚼效率会大幅下降，增加胃肠消化负担。

在胃肠功能方面，主要表现在胃肠运动功能减弱、分泌功能减退方面。胃酸分泌降低的比例高达 35%。多数老年人唾液淀粉酶分泌降低，胃蛋白酶、胰淀粉酶和胰脂肪酶等消化液分泌量减少，活性也相应降低。所以，老年人会同时发生消化、吸收功能低下，加之动脉硬化使消化系统器官的供血减少，机体的消化、吸收功能也随之下降。

由于老年人消化黏膜变薄、腺体绒毛萎缩变性、平滑肌退化、弹性减低，导致消化道张力低下，易发生胃肠扩张、内脏下垂和憩室形成等多种问题。老年人肝脏明显缩小，肝细胞数量减少，纤维组织增多，血流量减少，同时组织细胞形态明显改变，细胞核变化更显著。由于以上原因，老年人的肝细胞各种酶活性降低，白蛋白合成能力下降，解毒功能变差，胆汁排泄、分泌功能也减弱，药物代谢能力也会衰减。

3. 循环系统功能的变化

随着年龄的增长，人体的循环系统也发生变化。由于冠状动脉的硬化使心肌供血明显减少，长久的心肌负荷使心肌肥厚，表现为心肌重量的增加，尤其表现在左室肥厚，心瓣膜也进一步老化。冠状动脉硬化是循环系统老化的主要原因，主要表现在硬化、狭窄，这些问题多发在冠状动脉左前降支，此时，即可认为发生了冠心病。

心脏还有一组特殊的传导纤维，由窦房结、房室束、房室结、希氏束四部组成。老年人由于冠状动脉的硬化、狭窄使传导组织供血减少，也可因病毒性心肌炎等导致该部分组织出现炎症、纤维化，脂肪组织浸润、钙化均能导致传导纤维功能减退。全身血管的老化有两种原因，随着年龄的增长血管会出现退行性变化，同时也会出现病理性粥样硬化，而合理的膳食是预防或延缓动脉硬化的主要手段，应从年轻时做起。

由于以上各种因素的改变，可导致老年人心脏功能减退、固有窦性心率下降、运动后心率恢复时间延长、心肌顺应性减低，即心脏舒张功能减退。由于全身血管，尤其是动脉血管的硬化、老化，可导致各器官供血减少，功能下降。心血管系统的变化、心肌老化、血管弹性降低、血液输出量减少、心率减慢、动脉硬化，都会加重高血压、冠心病等老年人常见病对机体的损害。

4. 血液系统功能的变化

老年人红骨髓逐渐减少，骨髓中有核细胞数降低，所以老年人贫血比较多见。老年人虽然粒细胞绝对数无明显下降，但由于 T 淋巴细胞数目减少，白细胞总数偏低。由于机体调节免疫 T 细胞的功能异常，对特异性抗原抗体反应抑制，虽然末梢血液中 B 淋巴细胞数基本正常，但免疫球蛋白水平降低。老年人纤维蛋白原含量增多和球蛋白含量的变化以及血脂增高等因素可使血沉增快，加之老年人血液黏稠度增高，凝血因子（如第 8 因子）增多，血小板聚集和黏附活性增高，纤溶系统相对活跃，因此老年人常处于高凝状态，易发生血栓。

血流速度减慢、毛细血管数量减少、组织细胞功能减退及膜通透性的改变，使细胞呼吸作用下降，对氧的利用率下降；脑血流阻力加大，氧及营养素的利用率下降，致使脑功能逐渐衰退并出现脑血管硬化。

5. 泌尿系统功能的变化

成年人年轻时单个肾重 250～270 克，老年人肾脏的重量到 80 岁时可降至 180～200 克，且肾皮质越发明显。随年龄增长会出现肾小球硬化、肾血管硬化、肾血流量明显减少、内生肌酐清除率下降等问题。有报道称，由于年龄增加，肌肉容量减少，肌酐的产生也相应减少，肌肉容量减少的速度与肾小球滤过率（GFR）下降速度相一致。所以老年人在检查血肌酐浓度时可出现不增高，因此评价老年人 GFR 下降或评价老年人肾功能应测定内生肌酐清除率。随着年龄的增长，肾脏浓缩功能也逐年下降，据统计，健康人的尿比重在 40 岁时为 1.030，而 89 岁时则降为 1.023，老年人肾浓缩功能下降的主要原因是高渗环境无法在髓质形成而损伤了其浓缩功能，另外肾髓质血流相对增加，使髓质的高渗环境降低、最大尿渗透浓度下降，且由于老年人 GFR 下降，稀释功能也下降。

肾脏萎缩变小，肾血流量减少，肾小球滤过率及肾小管重吸收能力下降，导致肾功能减退，加上膀胱萎缩、尿肌萎缩、括约肌松弛，老年人常有多尿现象。

6. 生殖系统功能的变化

（1）女性生殖系统功能的变化

女性绝经时，卵巢停止排卵，性功能减退，生殖功能衰退，不再具有生育能力。女性生殖系统的变化不一定到老年时才发生，更年期时，女性生殖器官已经产生明显退化，生殖器官逐渐萎缩。大阴唇及阴阜皮下脂肪减少，弹力纤维消失，组织松弛，阴毛逐渐稀少、灰白，小阴唇和阴蒂缩小甚至消失。阴道黏膜变薄，弹性减退，阴道变窄，阴道内 pH 值上升，易发生阴道炎，子宫及宫颈萎缩。宫颈鳞状上皮交界处是宫颈癌好发部位，所以宫颈癌好发于子宫颈管腔内。了解了以上解剖、生理学变化，就不难理解绝经期妇女和老年妇女产生一系列以卵巢功能衰竭为主的激素分泌变化，主要表现在雌激素减少，垂体功能亢进，促性腺激素大量分泌，促卵泡激素、促黄体生长激素和促肾上腺皮质激素增加，导致甲状腺、肾上腺皮质功能亢进，引发一系列内分泌失调症候群。除卵巢外，其他内分泌失调，器官逐渐萎缩，体内激素水平普遍下降，重新形成一个低水平下的平衡，女性即由更年期进入了老年期。

（2）男性生殖系统功能的变化

男性生殖系统的突出变化是睾丸组织的萎缩，50 岁以后即开始出现血清总睾酮和游离睾酮水平的下降。在体内起主要生物作用的游离睾酮每年以 1.2% 的速度下降，与白蛋白结合的同样具有生物活性的睾酮每年以 1.0% 的速度下降。睾酮最大分泌率降低，同样会导致内分泌紊乱，也会导致男性进入更年期，主要表现在前列腺增生、性功能减退、消瘦、疲乏、情绪变化、乳腺发育等症状。老年男性前列腺随年龄增大多有增生性改变，从而使前列腺肥大、增生和钙化，导致排尿困难。

7. 运动系统功能的变化

由于机体各部分机能衰退，老年人肌肉运动明显减少，肌细胞内脱水，组织间液增多，肌肉弹性减低，肌肉组织会发生不同程度的废用性萎缩。同时，动脉硬化不但会导致肌肉供血减少，还会导致肌无力。老年人骨质代谢进入退行性改变时期，表现为骨吸收和骨生成之间的不平衡，骨钙丢失明显增加，细胞膜功能下降，导致细胞内外环境的失调，同时也影响细胞酶的活性，尤其是降钙素的感受性减弱。性激素水平的下降也直接影响骨的转化，导致骨钙大量丢失，骨吸收增加，骨生成不足，骨量减少，最终导致骨质疏松。

随着年龄增长，骨、关节蛋白多糖含量下降，加上机械和外伤等的刺激，老年人易出现退行性骨关节炎。有研究表明，软骨原本是一个无血管的封闭屏障，当软骨受损后，这种屏障被打破，会在体液和细胞的媒介之间产生各种软骨抗原抗体的免疫反应。随着年龄的增长，自由基对软骨细胞的损伤也越来越引起人们的重视。以上诸多因素导致老年人群中关节炎的发病率较高。骨骼中无机盐含量增加，钙含量减少，骨骼的弹性和韧性减低，脆性增加，故老年人群易出现骨质疏松、脊柱弯曲等问题，极易发生骨折。

8. 感觉系统功能的变化

由于眼肌协调功能的衰退，老年人常出现老花眼。眼内晶体混浊的同时也可能发生硬化，进而出现白内障。由于内耳动脉硬化，供血减少，耳朵鼓膜增厚，导致听力逐步下降，年龄越大症状越明显。随着年龄的增长，鼻黏膜萎缩，嗅觉逐渐减退，甚至消失。由于感觉器官功能下降和退行性改变，老年人会出现视觉减低、听力下降、味觉迟钝等问题，这些都会给老年人的生活带来诸多不便。

9. 神经系统功能的变化

人在衰老进程中，神经细胞数量逐渐减少，脑重量逐步减轻。据估计，人的脑细胞数自 30 岁以后减少趋势逐渐扩大，60 岁以上尤其显著，到 75 岁以上时可降至年轻时的 60% 左右。随着年龄的增长，大脑皮层不断萎缩，脑膜增厚，会逐渐出现思维活动迟钝、记忆减退、注意力不集中、对外界的敏捷度显著减低等问题，易患健忘、失眠、老年痴呆、帕金森等病。

由于神经运动机能减退，老年人的行动以及各项操作技能变得缓慢、不准确、不协调，甚至笨拙，这些都会让老年人外出参加一些社会活动的积极性遭到打击。

10. 呼吸系统功能的变化

肺炎、肺支气管炎、肺气肿是老年人的常见病。随着年龄的增长，老年人会出现呼吸道黏膜萎缩、黏液分泌增加、防御功能减退、肺泡弹性减弱、肺顺应性降低、肺通气量下降、呼吸频率增加等问题。

（五）脏腑器官功能的变化

不同的脏器具有不同的功能特点，不同脏器的虚损也有不同的表现。由于年龄逐渐增大，各个脏器功能均出现不同程度的衰减。早在《黄帝内经·灵枢·天年》篇中曾明确论述了人在 40 岁以后五脏日益虚损的情况。虽不能一概而论，但毫无疑问，在从中年期迈向老年期后，人体出现了以五脏为核心的功能性的逐步衰退和虚损。

1. 心

在临床上或在日常生活中经常可以见到许多老年人容易感到心悸、胸闷、气短、乏力、不耐久劳、夜寐不安、容易惊醒、眩晕等，而做心电图、B 超等检查其结果又往往显示是正常的。其实这就是老年人的心脏功能不断老化的表现。心在人的整个生命活动中的作用最为重要，其作用就如泵一样，不停地工作，供应全身各部所需要的血液，以维持人体各系统的功能，同时其他脏器的功能也会直接或间接地影响到心脏。如心脏这个泵开始出现老化，供血的功能就会逐渐减退，出现心脏不适，如心悸、胸闷、睡眠障碍等症状，又会引起全身性的不适，如乏力、眩晕等。

2. 肺

肺主要负责人的呼吸功能以及部分免疫功能。由于老年人的肺通气功能、抵御外邪的能力减退，其耐缺氧能力较差，平时容易感冒，且一旦患病不易恢复，对气候的变化、交替适应性差，更易发生呼吸系统病变。

3. 脾

脾的虚损主要表现为食欲的减退，或饮食无味，或口味异常，常伴有腹胀、不易消化、大便不调以及肌肉弹性的下降、舌苔腻等。中医非常重视脾在人体生命活动中的作用，喻其为"后天之本"。脾是人出生以后各项功能活动所需营养物质的直接来源，直接参与人体的水液代谢。人到中年期以后，特别是进入老年期后，脾的功能出现不同程度的衰减，主要表现在两个方面：其一，脾对食物尤其是一些不易消化吸收的食物的消化吸收能力减退，气血等营养物质不足，从而影响人体的生命活动，继而导致全身性的衰退。其二，由于脾的运化功能减退，其对水湿的运化和调节能力也下降，进而聚湿为痰。

4. 肝

中医认为，肝与人体许多功能有关，如人的精神情志活动、食物的消化吸收、气血的运行、运动平衡、月经、生育以及解毒等，不仅如此，肝还与躯体的爪甲、关节、筋膜以及五官中眼的功能有关。在中老年人中普遍存在着肝脏功能的衰减和异常，主要表现在两个方面：其一是肝的物质不足，如肝血亏虚，肝阴虚损，使肝失所养，出现胁痛、目涩、入夜抽筋、爪甲无华；其二是肝的功能衰退和失常，其表现是多方面的，如发生食物的消化吸收调节障碍，则出现食欲不振、腹胀、嗳气、大便失调；如发生气血运行的调节失调，则出现胁痛胁胀、月经不调；如发生精神情志活动调节障碍，既可表现为肝气郁结引起的心情不舒、郁郁寡欢、抑郁焦虑等情绪问题，又可表现为肝火上炎的烦躁易怒、失眠等精神症状；如发生气机的调节障碍，则可表现为眩晕、头胀等症状。

5. 肾

中医的肾与人体的许多功能和生命活动有关，影响人的生长发育、生殖能力、水液代谢、呼吸功能以及寿命的长短、衰老进程的早晚等生命活动。在中老年人中肾亏的现象十分普遍，而且亏空会随年龄增长加大。据统计，肾虚的概率在30~40岁为40%，40~49岁为60%，以后每增长10岁，肾虚比例递增10%，80岁以上则为90%以上。人在进入中老年以后，普遍会出现精力不济、体力下降、发疏发白、牙齿松动脱落、记忆力下降、性欲减退、生殖力下降乃至丧失、腰膝酸软、听力减退、耳鸣、夜尿频多等症，这些表现都与肾亏有关。

三、衰老的心理变化

（一）记忆力减退

老年人的记忆力随着年龄的增长而趋于下降，但下降的幅度并不大。人的记忆力随年老而有所衰退的一般趋势是：40岁以后有一个较为明显的衰退阶段，然后维持在一个相对稳定的水平，直到70岁以后又出现一个较为明显的衰退阶段。研究表明：假定18~30岁人的记忆力平均为100%，那么，30~60岁人的记忆力平均为95%，60~85岁人的记忆力平均为80%~85%。

老年人记忆衰退的特点是：理解记忆保持较好，机械记忆明显衰退；回忆能力衰退明显，再认能力衰退不明显；记忆速度明显减慢，短时记忆能力明显下降；远事记忆良好，近事记忆衰退。

由于感知觉、记忆、动作与反应速度随年龄增长而出现速度不同的减退，因而老年人智力出现衰退，其特点是液态智力（指获得新观念、洞察复杂关系的能力，主要与人的神经系统的生理结构和功能有关）衰退较早、较快，而晶态智力（与后天的知识、文化及经验的积累有关的能力）衰退较慢、较晚（70岁或80岁以后才出现减退）。

（二）思维衰退

年老过程中思维的衰退出现较晚，特别是与自己熟悉的专业有关的思维能力在年老时仍能保持。但由于老年人感知和记忆力方面的衰退，在概念、逻辑推理和问题解决方面的能力有所减退，尤其是思维的敏捷性、流畅性、灵活性、独特性以及创造性比中青年时期要差，不容易集中注意力思考问题。对学习新事物感到吃力，甚至对学习新事物、新知识感到畏惧。抽象概括能力差，思维散漫，说话抓不住重点。

据某抽样调查结果表明，中国约有一半老年人不同程度地患有"科技恐惧症"。在被调查的3万多65岁以上的老年人中，84%的人不会使用手机接发短信息，55%不会使用电脑上网，72%不会使用自助提款机提取钞票等。"科技恐惧症"给老年人的日常生活带来了很大的不便，甚至是束缚。

（三）感觉变化

1. 失落感

人到老年首先面对的是社会角色的改变。有些老年人对离退休的思想准备不够，会出现强烈的情绪波动，出现焦虑、抑郁和被社会抛弃感。离退休后生活方式的改变，会导致部分老年人出现适应不良而影响身体健康。老年人行动缓慢，反应迟缓，适应能力较差，言语重复，性情改变，或烦躁而易怒，或孤僻而寡言，如遇丧偶或家庭不和，更会对情绪产生不良影响。

2. 孤独感

老年人一旦离开了过去繁忙的工作岗位，生活中便会出现一系列的空白点，失去了工作中同他人交流的机会，很容易产生孤独感，久之会出现烦躁不安、易怒、多疑等精神问题。为了减少和消除老年人的孤独感，养老护理员应多与老年人交流自己周围发生的事，鼓励老年人走出去，多与周围人交流，深入社区活动，增加人际交往。

3. 退化感

由于体力、智力的衰退，老年人容易产生疑老心理，产生一种退化感、无助感，感到事事不从心，略有不适，就联想与衰老有关。对待这样的老年人要多加鼓励和安慰，帮助他们明白"用进废退"的道理，使他们增强信心。

4. 返童现象

有些人到了老年，会变得爱吃、爱玩，节制差，容易生气，也容易高兴；童心复萌，在有些问题上表现得很天真，像个小孩，即通常说的老小孩。在返童现象中，通常女性多于男性，文化素养低的人多于文化素养高的人。

5. 怀旧现象

人到了老年，一辈子经历的事情往往会像电影一样在脑海里出现，会十分留恋年轻时遇到的人和事。其中，有些事情在大脑中留下很深刻的印象，以至于常常会想起，并乐于与人反复谈论。有怀旧心理的老年人喜欢追忆往事，留恋朋友，寻找过去生活的足迹，向别人叙说往事。

（四）人格改变

许多研究表明，在衰老过程中绝大多数人的人格特征是稳定的，即使有变化也是缓慢和微弱的，个性的变化并非都是消极的，也有积极的。老年人的人格是中年人格的连续，每个人所处的时代不同，生活的环境不同，人格不同，变化的速度也不同。在以传统农业劳动为主的生活环境中，女性一般到了45岁以后，男性到了50岁以后其心理行为及外貌便开始出现衰老特征。在以劳动强度减轻、物质生活水平开始提高的工业化劳动为主的时代，女性一般到了55岁，男性到了60岁以后，其心理行为及外貌会逐渐显示出衰老特征。而在以脑力劳动为主、物质文化生活极为丰富的环境里，女性一般到60多岁，男性到近70岁才会出现心理衰老特征。

因老年人的价值、信念较少发生改变，故常给人一种保守的印象；老年人由于脑生理功能衰退，表现出心理能量的减少，在生活中表现出一种被动、退缩和迟缓的印象。需要注意的是，这不是消极的改变，而是一种主动的自我保护，老年人将有限的生活能量用在最有效的生存活动上，可以认为是一种适应性变化。

老年人的人格可分为以下四种基本类型：

1. 成熟型

这类老年人经受多种考验与锻炼，能以积极的态度面对现实，特别是在退休的时候，也能心安理得，毫无怨言；积极参与社会活动，发挥余热；满足自己已有的事业，不提过高奢望；积极处理人际关系，特别是家庭关系。

2. 安乐型

这类老年人的人格特点是逍遥自在。他们与世无争，无拘无束，对于退休及年老衰弱的现状都能接受，尽量享受闲暇生活的乐趣，满足于现状，对退休后再就业不感兴趣，不存奢望，对他人物质或精神上的帮助心安理得。

3. 防御型

这类老年人自我防御强。他们属于争强好胜者，为了不受老化的威胁，设置了牢固的自我防御体系。他们不能正视老化，回避衰老，企图借助不停地工作或社会活动来排除因身心机能衰退所带来的不安。由于忙碌，也无暇顾及未来；对闲暇缺乏正确的理解，对工作、对事业有着过分的要求。看不惯年轻人，甚至产生嫉妒心，和年轻人之间有着较深的代沟。

4. 易怒型

这类老年人攻击性强，自我封闭，对事物失去兴趣。他们在人生历程中可能失败较多。这类老年人千方百计回避衰老的现实，恼恨自己没有达到人生目标。他们将挫折、失败、愤怒发泄到别人身上，或充满偏见；也可能把不幸归咎于自身，责备自己，因而总是悲观失望。

（五）情绪变化

老年人的情绪变化多由外界刺激引起，情绪变化一方面表现为对一般刺激趋向冷漠，喜怒哀乐不易表露，或反应强度降低，给人以距离感；另一方面表现为遭到重大刺激，情绪的反应特别强烈，难以抑制。即便是家人也常摸不透老年人的脾气，有的老年人在共庆全家团聚时，也许会忽然伤心落泪。别人认为很平常的事，他却在唉声叹气。老年人的情绪特点主要表现为：

1. 小心和谨慎

人到老年，做一件事情时，常常会注意避免错误，为追求准确性使做事速度明显放慢。同时，在做事和处理问题时，一般小心谨慎，不愿冒险。

2. 不满和固执

老年人学习新鲜事物的机会减少，多根据经验办事，容易固执、刻板、自以为是。因墨守成规而对许多事情看不顺眼，不能控制自己的情绪，常常大发脾气。老年人由于坚持不改长期形成的行为方式，而显得刻板、固执、偏执，很难根据实际情况做出改变，且不愿承认自己的不足。因此，常常不能适应新环境。有些老年人由于以自我为中心，常常影响人际关系，乃至夫妻感情，彼此抱怨对方脾气变怪了。一些老年人常采用好谈"当年勇"的心理自我防御方式，以补偿和掩饰自己能力的不足。

3. 敏感和偏执

由于视物不清、听力下降、理解能力减退，往往会误解他人谈话的意义，容易出现敏感、猜疑，甚至心因性偏执。再加上老年人记忆功能减退，性格常常会发生变化，出现自私、多疑、好猜忌心理，对周围不信任，总觉得周围的人及自己的家人在议论、算计自己。有时可出现病理性的疑病症，表现为对自己的健康状况及身体某一部分过分关注，总是怀疑自己得了某种严重的身心疾病，变得紧张焦虑，四处求医。对于出现这种情况的老年人，采用一般性的说服解释和客观检查通常不能消除固有成见。这种成见与自私、多疑情绪、性格问题相叠加，容易产生偏见，因此老年人常常无法分清是非黑白，不能听从别人的劝说、解释。

4. 消极和悲观

进入老年期后，由于各脏器组织及功能的减退，视力、听力、记忆力减退，运动能力减退，思维反应减慢等多种原因，老年人常感觉到自己身心疲惫，衰老降临，身体状况及各种能力明显减退，容易产生消极悲观情绪，从而变得沉闷、少言、少动、忧郁，如果不能及时发现，尽早诊断，严重者会发展成病理性老年抑郁。

5. 自卑和自责

由于衰老引起外貌及身体形态的老化以及身体器官、组织功能的渐行性退化，很容易导致老年人厌恶自己，甚至产生厌世心理，这些身心等方面的改变可能会提示老年人来日无多，对生活自然就显得无信心。进入老年期后，老年人常常注意回忆自己的过去，当发现一系列目标尚未达到或既定计划未能实现时，常常把失败归罪于自己的能力不足。人在年老后视力、听力、记忆思考能力、运动能力的减退很难达到年轻时健康水平，对此已无能为力，从而更加自怨自责，显出沮丧和心灰意懒的心情，最终形成自卑、自责的心理特点。

6. 情绪时常波动

老年人由于个人遭遇、精神压力的影响以及智力和活动能力的减退，情绪波动明显，常常不能调控自己的情绪。有时急躁易怒，有时焦急不安，有时悲观忧郁，且情绪波动无规律。情绪的波动常常会影响或加重老年人现有的身心疾病。

（六）对死亡的恐惧

老年人常患有一种或多种慢性疾病，给晚年生活带来痛苦和不便。因为体弱多病，自然会想到与"死"有关的问题，虽然多数老年人表示并不怕死，但想到"死"还是会有心理阴影。

死亡是老年人不可避免要考虑和面对的问题，尤其是在配偶、朋友、同事去世后，在老年人的心中经常会想到死亡的问题，一旦想到生命面临终结，老年人会产生明显的恐惧心理。另外，现代生活节奏快，独立性强，往往以个体家庭为单位，老年人尤其是城市老年人大多数独居，加之与邻居、亲友交往减少，很容易产生孤独、悲忧情绪且很难排解，从而加速衰老或导致精神障碍的发生。

四、衰老的社会变化

对大部分老年人来说，刚从工作岗位上退下来，由原来每天忙碌的生活一下子变成拥有大把空闲时间，短时间内难以适应。老年人社会角色的改变，必然引起其社会生活特点的变化，社会支持也会发生变化。

同时，人口结构老龄化，是当代的世界性难题，就亚洲来说，日本率先进入老龄化社会，我国也面临人口老龄化带来的各种问题。人类的寿命延长，从某些方面说明医药卫生、预防保健事业发达，疾病治愈情况改善，人民的生活水平提高。但是，值得注意的是，老年人口占社会人口比重偏大，会带来诸如社会活力减退、人口红利下降、社会整体负担加重等社会经济问题，单从老年人自身来说，也会出现很多变化。

（一）社会责任的变化

大多数老年人从工作岗位退下来之后，日常的工作转为买菜、做饭、遛弯儿、带孩子……老年人活动的核心是子女和家庭，和社会的沟通相较退休之前大幅减少。有数据表明，积极参加社会活动的老年人仅占0.5%，也就是说，高达99.5%的退休老年人部分或完全脱离了社会活动。

有些老年人对离退休后社会角色改变的思想准备不够，会出现强烈的情绪波动，如焦虑、抑郁、孤独感，进而产生社会抛弃感，影响身心健康。所以，老年人离退休后，应尽量维持与社会的联系，量力而行，继续发挥余热，在与家人保持密切沟通的基础上深入社区活动。

（二）社会形象的变化

进入老年期后，人的各种生理机能都逐渐进入衰退阶段，老年人常患有一种或多种慢性疾病，给晚年生活带来痛苦和不便。因为体弱多病，老年人对健康的需求增加，由退休之前的服务于社会而转变为老龄化之后的被动接受社会服务，社会形象发生极大的转变。退休与社会职能的变化是人生历程中很大的变化。一般来说，这个阶段的老年人要经过四个时期才能安定下来。

1. 等待期

预知即将退休，思想上开始做好准备。有的人会对从事多年的工作、习惯了的工作岗位而恋恋不舍，心情十分复杂。

2. 退休期

正式离开工作岗位的这一天来到时，有的人因思想上早有准备，表现得比较平静。有的人因准备不足，则容易产生恍惚、惘然、激动或者情绪黯淡等心理问题。

3. 退休之后

许多人能较快适应新的生活，在原有的工作时间安排了新的生活内容，情绪上波动不大。有些人则对单调、枯燥、懒散的生活感到厌倦、乏味，甚至觉得生活毫无意义。另一些人赋闲在家，无所事事，产生无用感、自卑感，觉得度日如年，消极悲观。

4. 适应期

有些人适应能力较强，有的则适应能力较差。很多老年人坚持学习，或在原先的专业基础上继续深入钻研，抑或学习外语、音乐、艺术等新知识，既丰富了生活内容，又使日子过得有意义，精神也有所寄托。

（三）社会角色的变化

退休给老年人带来的工作角色丧失对老年人影响极大，工作一直是其活动、社交以及收入的主要来源，离开原来的工作岗位会使老年人感觉空闲时间增多、生活单调乏味、内心空虚等。此外，退休可能使老年人的收入减少，在家庭中的地位改变，使其从原来的生产者或决策者变成退休后的依赖者，从而导致自尊下降、沮丧、抑郁。老年人对退休的适应大多要经历一年甚至更长的时间。

（四）老年人家庭、社会生活再定位

1. 老年人参与社会发展

老年人的知识、经验和技能都是社会的宝贵财富，社会应该积极创造条件，老年人应当积极参与，发挥专长和作用，实现社会生产生活的再融入，继续参与社会发展。

《老年人权益保障法》设专章阐述了保障老年人参与社会发展的权益。我国颁布的老龄事业发展计划或规划都把鼓励老年人参与社会发展作为重要内容，并为发挥离退休高级专家和专业技术人员作用制定专项政策。在城镇，各级政府根据经济、社会和科技发展需要，引导老年人参与教育培训、技术咨询、医疗卫生、科技应用开发以及关心教育下一代等活动；在农村，鼓励低龄健康老年人从事种植、养殖和加工业。此外，老年人还可以通过多参加社团活动、社会公益活动等方式来助力社会发展，分享社会经济成果。

2. 老年文化教育

发展老年文化教育是提高老年人精神文化生活水平的要求。老年人应积极参与文化教育事业，丰富精神文化生活。

各大中城市综合性老年活动中心十分完备，很多县乡也都设立了老年文化活动中心（站）等，国家财政支持的图书馆、文化馆、美术馆、博物馆、科技馆等公共文化服务设施以及公园、园林、旅游景点等公共文化场所面向老年人

群体免费或优惠开放，老年人社会文化生活的条件不断改善，老年人可以通过
参与文化教育活动来丰富生活。此外，老年人还可以参与各种有益身心健康的
文化娱乐活动，如国家财政每年拨专款支持举办全国老年文艺演出、中国老年
合唱节等大型活动，开展国际老年文化艺术交流等。

国家也非常重视保障老年人的受教育权利，加大投入，积极扶持，推动老
年教育事业迅速发展。各级政府、有关部门和企事业单位创办了一批示范性老
年大学，一些地方充分运用现代传媒手段，开办面向老年人的电视和网络学校，
扩大老年教育覆盖面。目前已初步形成多层次、多形式、多学制、多学科的老
年教育体系。老年人可以通过学习达到增长知识、丰富生活、陶冶情操、增进
健康、服务社会的目的。

五、启动抗衰老机制

衰老虽然无法抗拒，但延缓衰老、推迟早衰的来临，尤其是截断病理性衰
老的恶性进展仍有希望。尽享天年、启动抗衰老机制可以从以下几个方面入手：

（一）阻断心理衰老

心理衰老对病理衰老起着恶性反馈作用。心理衰老可诱导和促进病理衰老，
如《黄帝内经》中就有过"怒伤肝""恐伤肾""思伤脾""喜伤心""悲伤肺"
的相关论述。病理性衰老又可加重心理衰老，二者互为因果，形成恶性循环，
加速了衰老的进展，因此截断心理衰老是阻遏病理衰老的重要环节。中医强
调"恬淡虚无""精神内守"，即是为了防止心理衰老。

防止心理衰老的关键在于"调神"，这是中医养生防老的重要措施，《黄帝
内经·灵枢·天年》曾言："失神者死，得神者生。"强调了精神情志在衰老进
程中的积极意义。调神是消除自体中毒的有效办法，有学者曾提出人在嫉妒时，
自体产生的毒素足以使一只小老鼠死亡，说明情志不畅对人体是非常不利的。
情感的恶性刺激对人体的影响是巨大的，尽管表面上似乎只起了一点涟漪，但
内体实际上已经翻江倒海，而过度的悲伤、无法排解的痛苦和长期的精神压抑
对人体更是有害的。因此，中医十分强调节制情志，以维持心理平衡，从而保
持生理平衡，使生命活动得以维持正常，这是防止衰老的重要措施。

（二）避免超负荷运转

过度劳作，包括劳心太过、劳神太过或体劳、房劳太过，都会导致机体超负荷运转。超负荷运转导致人体精神过度紧张、虚性亢奋，必然引起人体消耗过度，而形成负性平衡，是诱导早衰的重要因素之一。超负荷运转的危害性在于增加人体的消耗，这和养生是相违背的。如《黄帝内经·素问·上古天真论》提出"不妄作劳"，避免"以欲竭其精，以耗其真"。"寿命钟"在生命中是有一定极限的，如"寿命钟"拨转得太快，则寿终之日就会提早到来。尤其脑的损耗太过是早衰的重要因素之一，损耗了的不可能再生，耗费太过则加速了脑衰的来临。而脑衰则失其司令主宰，导致全身失控，于是诱导衰老的早至。故《黄帝内经》极为强调"御神"，避免"劳神""劳心"太过，实是养生防衰的重要原则。

（三）加强肾精的储备

肾精的损耗是早衰的根源，因此保护肾精是截断衰老的第一要义。肾精是五脏六腑精气的根本，肾精的耗损影响着整个人体。现代人生活节奏加快，工作压力增大，加之不注意养生，肆意熬夜耗伤肝肾精气，过食寒凉冷饮中伤脾胃，冬天暖气，夏天空调，使体表腠理开合失利。老年人应注意避免耗伤机体正气的生活方式，恬淡虚无，精神内守，以颐养天年。

此外，肾气的盛衰关系着人体内分泌系统的贮备，内分泌的损竭，如同灯油耗尽、生机将泯，因此，防止纵欲，保护肾精，是防止早衰的关键。

（四）减少人体废物的堆存

必要的营养和能量是维持生命所必需的，但贪食肥甘，使人体仓库储备量大增，则无疑加重了心肺的负荷。一方面，随着年龄的增长，消化能力减弱，恣食饱胀，导致消化不良，影响营养物质的吸收。另一方面，摄入量太多，与排出量不能平衡，过多的废物堆积，填塞了细胞空间，也是造成衰老的原因之一。因此，老年人摄入食物应有节制，每餐吃七八分饱即可，可以缓和摄入与排出之间的不平衡，以减少废物的堆积，对阻断衰老无疑是有益的。

（五）防止脑衰

防止脑衰是抗衰老的一项重要措施。大脑是人体的中枢，具有支配及主宰人体一切活动的作用，因此脑衰则必然导致人体失调失控而致形体衰老。1976年，Franks、Finon 等发现在下丘脑及脑垂体存在着"衰老控制中心"，该部位失调则会导致丘脑—脑垂体—内分泌靶腺之间的相互依存、相互制约的关系失调。这样，由于神经—内分泌的紊乱而引起全身物质代谢的障碍及各器官功能的失职，从而导致衰老，这是衰老的一个主要原因。另外，脑血管动脉粥样硬化，使血管腔变狭、血流黏滞影响大脑的供血以及大脑细胞间质被褐脂物充填，从而影响脑细胞的生化代谢等，也是脑衰的原因。脑衰以及中枢、周围神经系统功能的退化必然波及全身，因此防脑衰是抗衰老的重要环节。

1. 防脑衰的可能性

脑的潜力是惊人的，即使衰老也只是部分地进行，因此防止脑功能衰减的可能性是存在的。人的一生，只不过用了脑的 20%，还有 80% 的储备量。人脑共有约 150 亿个神经细胞，一生也只用百分之几，尤其右脑的潜意识功能还处于待开发状态，说明脑有着强大的生命力和储备能，完全具备抗衰退的条件，而关键就在于开发脑的储备。过去认为脑细胞不能再生，现在科学家们通过动物实验已经证实了脑细胞具有再生能力，如美国科学家冯利皮·戴尔门德，把老鼠关在险恶而复杂的环境里（有猫威胁的地方）会长出新的神经根，能促进脑智力细胞发育的膜质细胞大量增生，意味着抗脑衰是有物质基础的。中医也十分强调脑对全身的重要影响，如《黄帝内经》说："心者，五脏六腑之大主也，精神之所舍也……心伤则神去，神去则死矣"，表明脑是全身的总辖，只要脑不衰，全身就不会衰，说明防脑衰在抗衰老方面具有重要意义。

2. 预防脑衰的方法

"用进废退"是自然之理，美国学者所做的高龄鼠实验中，对照组的老鼠被关在一个可以高枕无忧的环境里，不需要用脑，因此其脑神经根毫无长进。正如退休以后的人，由于生活平淡而变得迟钝是一样的道理。因此，抗脑衰的关键就在于勤用脑，另外，老年人还可以配合气功、太极拳等体育运动、饮食管理、协调生活节奏，利用中医养生保健知识进行健康管理以延缓脑动脉的硬化和脑衰的发生。只要脑不衰，则全身机能退化就会延迟。

（六）与外界环境同步

中医极为强调顺应四时养生，目的就在于使人体系统和外界环境整体步调一致，即所谓生理钟养生宗旨。人体亦是一个小生物钟，必须拨转得与宇宙大生物钟相一致，生命才能协调。亦即人体的生命过程应和宇宙天体的运转节律，即年月日、阴阳、寒暑节律相顺应，包括昼夜幽明节律及月潮汐节律，也就是说，把个体的生理盛衰过程和自然界的阴阳盛衰过程相对应，才能因势利导，得天之助。反之，如个体节律与自然界生物钟相违背，则"神机不转"导致衰老早发。因此，中医非常重视养生与四时同步的原则，这也是防止早衰的重要原则。

（七）提倡适度运动

中国自古即有"流水不腐，户枢不蠹"（吕不韦《吕氏春秋·尽数》）之训言，中医强调气功、导引、运动，就是为了促进气机的升降，使清浊能正常出入。生命本身就是一个新陈代谢的过程，运动能更好地促进新陈代谢，是抗衰老的有效措施。

总之，衰老死亡是不可抗拒的自然规律，但延缓衰老，防止早衰，却是可以做到的。早衰先兆是衰老的警号，掌握早衰先兆的规律，对及早预防衰老，截断衰老的进展，有着积极的意义。

第二节 老年护理工作的对象和措施

一、老年人的健康状况分类

很多人把老年人和病人等同起来，这个观点是错误的。老年人同样也能拥有健康和幸福的生活。老年护理服务则是为了让更多老年人享有健康、幸福的晚年。老年护理经过多年的发展已形成一个行业，如何满足老年人的健康需要、提供优质的老年护理服务、提高老年人的生活质量，已成为护理领域的重要课题。

为方便护理人员掌握不同特征老年人护理的知识与要点，便于护理人员更好地进行护理，可以将老年人划分为三类：一是健康老年人，二是障碍老年人，三是老年病人。

（一）健康老年人

随着人民生活水平的提高，人的寿命也在延长，我国老年人的数量明显增加，许多城市已进入老龄化社会。老年人都希望自己健康幸福，那么，健康老年人的标准是什么呢？世界卫生组织、世界老年医学会和我国的医学组织以及老年机构都提出了评估的标准，根据健康的概念，综合各种评价指标，主要包括以下方面：

1. 躯体健康

躯体健康就是我们平时所说的身体健康。

（1）躯干无明显畸形，无明显驼背等不良体型，骨关节活动基本正常。

（2）神经系统无病变，如偏瘫、老年痴呆及其他神经系统疾病，系统检查基本正常。

（3）心脏基本正常，无高血压、冠心病（心绞痛，冠状动脉供血不足，陈旧性心肌梗死等）及其他器质性心脏病。

（4）无明显肺部疾病，无明显肺功能不全。

（5）无肝、肾疾病，无内分泌代谢疾病、恶性肿瘤及影响生活功能的严重器质性疾病。

（6）有一定的视听功能。

（7）体重适中，身体匀称，站立时头、肩、臂位置协调。

（8）眼睛明亮，反应敏捷。

（9）牙齿清洁，无龋齿，不疼痛，牙龈无出血现象。

（10）头发有光泽，无头屑。

（11）肌肉丰满，皮肤有弹性。

（12）能抵抗一般的感冒和传染病。

老年人躯体健康不佳，主要表现为多种器质性疾病和症状，如高血压、冠心病、糖尿病及肿瘤、中风等。

2. 精神健康

主要指没有精神障碍和精神症状。由于老年人的神经系统发生了生物学改变，信息加工速度减慢，认知功能会出现不同程度的衰退，容易出现焦虑、抑郁、固执、疑心、自私和偏执等心理障碍。老年人良好的心理状态表现为：

（1）对人平和、宽容，少焦虑、无疑心。

（2）有充沛精力，能从容不迫地负担日常的工作。

（3）处世乐观，态度积极，乐于承担责任。

（4）善于休息，睡眠良好。

（5）应变能力强，能适应环境的各种变化。

3. 社会健康

人际关系良好，即社区的参与程度较高，包括：

（1）能适应环境，具有一定的社会交往能力。老年人如果长期独自待在家里，不与人打交道，不进行社会参与，就不能算一个全面健康的人。

（2）保持与家人和朋友的经常联系。共同谈论感兴趣的话题，如家庭居住情况，婚姻状况，与亲属、朋友、邻里关系等。

（3）与社会组织关系良好，积极参加文化活动。能够克服年老无用的心理，积极寻找喜爱的活动和工作，如果以前有过被迫放弃的文化活动或爱好，能够重新拾起。

（4）注意仪容打扮。如果一个人放弃了对体形、仪容服饰上的讲究，则意味着自暴自弃的开始。

4. 生活自理能力

生活自理能力即日常生活的能力，包括：

（1）讲究饮食卫生，科学地选择食物。

（2）自己能照顾自己，满足日常生活活动的能力。如自行洗澡、穿衣、进食等，不需要别人监护。当然也包括老年人操持家务的能力，如打电话、自理经济、做一点家务等。

（3）能适量运动。从简单到复杂的体育运动都可以尝试，但不带有竞争心理，也不会过度疲劳。

5. 经济自足

当今的老年人，一部分靠退休金或养老金生活，也有一部分是由子女赡养。而老年人在经济上若是独立，自己会生活得更有信心。

由以上可以看出，健康老年人指的是躯体健康、精神健康、社会健康、生活自理和经济自足的老年人。而这一老年人的健康标准，既符合当前我国老年人的实际情况，又符合世界卫生组织对健康标准的具体规定，也是本教材所定义的健康老年人。

健康老年人的护理要点为日常起居护理和营养护理，护理的目的是提高他们的生活质量和品位，例如他们日常起居环境的美化，饮食上的营养平衡，等等。当然，下面将要介绍的障碍老年人和老年病人也需要日常起居护理和营养护理，这些护理知识是养老护理员应该具备的基础知识。

（二）障碍老年人

随着年龄的增加，人的机体功能会逐步弱化，老年人会出现各种不同的衰退症状，表现为一定程度的障碍。

本教材所定义的障碍老年人，是指在心理、生理、精神的某一方面或几方面存在障碍的老年人。当然，障碍严重到一定程度就是疾病。人的心理、生理和精神这三个方面是互相影响的，有些障碍与疾病比较明显，有些则不那么明显，在护理实践中也不好把握。

为使护理人员在工作中易于掌握，我们将这些障碍和疾病（较高程度的障碍）归纳为十四种功能障碍，即饮食障碍、排泄障碍、视觉障碍、听觉障碍、肢体障碍、认知障碍（老年痴呆）、触觉障碍、呼吸障碍、循环障碍、心理与情感障碍、性功能障碍、作息障碍、疼痛障碍、不适症。本书第五章将重点介绍前六种功能障碍的护理方法。

（三）老年病人

本教材所指的老年病人，是指老年慢性病病人和老年危重病人。

不少老年人在不同程度上经历着慢性病的困扰。老年慢性病的护理重在预防，要经常给老年人测量血压、血糖和体质。这就对养老护理员提出了要求，需要掌握测量方法、解读测量数据、了解指标异常的危害，并做好相关的护理工作。老年人常见的慢性病有糖尿病、皮肤病、结核病和肿瘤等。护理这些慢性病人,不但要了解他们的心理特点、生理特点、发病原因和临床表现,还要掌握如何对他们进行基础护理、营养支持和心理慰藉,从而更好地为他们服务。

当老年人的生命不可避免地走向尽头,那就需要对他们进行临终关怀。临终关怀是一种人性化的关怀理念,指通过临终关怀人员对生命、死亡及生活价值的认识,来协助濒死者,使他们在生命的最后阶段得到支持、安慰及鼓舞,能在濒死悲哀的过程中平静地度过。本书第九章对临终关怀做了系统全面的介绍。

另外,对于老年人突发病的急救,如心绞痛、心肌梗死、脑中风、休克、昏迷、晕厥、中暑、高热、肠梗阻,也是养老护理员应该掌握的内容,本教材在第八章有专节阐述。

二、老年人常见的保健护理措施

养老护理员应该如何开展老年人的保健护理工作呢?本书提出了以营养平衡、日常起居护理为基础,以医疗护理技术为辅助、中医养生保健为补充的统筹护理措施。

(一)以营养平衡、日常起居护理为基础

营养学对合理营养的定义是:由食物中摄取的各种营养素与身体对这些营养素的需要达到平衡,既不缺乏也不过多,过多或过少对健康都是有害的。

人体主要是由水、蛋白质、脂肪、糖(碳水化合物)、矿物质、维生素、纤维素等物质组成的。构成人体生命的物质元素也就是人体生命活动必需的营养元素。人体利用物质养分来维持生命活动。生命存在和健康的前提,就是这些物质养分对人体的满足供给与平衡供给。一个人的营养平衡了,这个人就健康了。合理的营养是健康的基础。

对于老年人的护理来说,毫无疑问,日常起居护理工作是基础重点工作。本书将在第三章对老年人居室环境设置、老年人睡眠、洗澡的护理等方面展开详细论述。

（二）以医疗护理技术为辅助

很多护理技术程序是只能在医院、由执业护士使用的技术，不适宜一般机构养老场所使用。所谓适当应用医疗护理技术程序，是指适合一般养老护理机构运用的技术程序，需要养老护理员加以掌握。如：

（1）生命体征的监测：如体温的观测、脉搏的观测、呼吸的观测、血压的观测等。

（2）老年病人的生活护理：如口腔护理、头发护理、皮肤护理、睡眠护理、卧位选择、褥疮护理等。

（3）常规的消毒隔离：常用消毒剂、常用消毒灭菌法、常用无菌技术、机构隔离法等。

（4）常用标本收集：痰标本、尿标本、粪便标本等。

（5）慢性病、老年性痴呆、骨折、腰椎间盘突出症的日常护理等。

（三）以中医养生保健为补充

1. 人体经络是健康长寿的奥秘

早在2500年前，中国的先哲就已经发现了健康长寿的奥秘：经络系统。《黄帝内经》明确指出经络具有"行血气、营阴阳""决死生、处百病"，调节人体一切功能、防病治病、保证健康的重要作用。也就是说人体的一切功能都是在经络系统的控制下进行的，疾病形成的根本原因是经络系统在某些环节失去控制，疾病的康复或痊愈则是经络恢复其调控能力的结果。或者说经络既是人体的总调控系统，又是防病治病的医疗保健系统。现代著名生物学家布鲁斯·立普顿在其所著的《信念的力量》一书中提出："身体是一系列繁复的能量路径，也就是经络。"并指出："医疗界过去一直傲慢地贬抑拥有3000年历史的东方医学，认为它不科学，但其实它所依据的是更深入的宇宙观。"

以现代生命死亡率最高的癌症为例，美国著名医学家托尼·史密斯在其所著《人体结构功能与疾病图解》一书中说，病因其实十分简单，就是"失去控制的局部细胞增殖"，即人体某个区域的细胞失控，变成盲流迅速扩散。而按照经络理论，只要找出细胞失控增殖的原因也就找到了解决问题的根本办法，理顺经络，使失控区域的细胞重新稳定下来，癌症就消除了，人体的健康也就恢复了。

2. 经络保健已为个人与家庭普遍接受

经络在我国几乎家喻户晓。比如：头痛了，掐掐头，腿痛了，捶捶腿……哪里疼就按哪里，这个穴位名称叫"阿是穴"（注：阿是穴——穴位分类名，指以压痛点或其他病理反应点作为针灸治疗的穴位，又名不定穴、天应穴。这类穴位一般都随病而定，没有固定的位置和名称。它的取穴方法就是以痛为腧，即人们常说的"有痛便是穴"）。

我国著名经络学专家祝总骧院士说，可以预见，如果有一天人人都认识到自己身上存在一个经络保健系统，正是这个系统在正常情况下，时时刻刻地负责调控、监督和保证自己的健康；又认识到人得了病就是由于经络系统失控；再进一步认识到只有经络恢复正常的控制作用才使疾病得到根治，从此人人开始自觉地注意自己的经络，人类健康的水平必将发生一个新的飞跃。很多疑难病和老年病将要得到预防和控制，一些常见病完全可以通过自己的经络锻炼而缓解。本书第七章将对经络保健作专题论述。

▶**思考与练习**

1. 老年人有哪些生理变化？

2. 老年人有哪些心理变化？

3. 老年人有哪些社会变化？

4. 养老护理的对象主要包括哪几类老年人？

第三章

老年人日常起居护理

第一节　日常起居环境的设置

一、日常起居环境的基本要求

老年人日常起居环境的设计，应从目的性、功效及实际设施上考虑他们的起居、日常事务、个人爱好习惯、社会接触及文娱体育活动等方面，以保证他们生活方式的连续性，最重要的目标就是尽可能长时间维持其独立生活能力。

人进入老年期后，身体机能退化，这决定了老年人相对于年轻人而言身体较虚弱，行动迟缓，体力下降，这就要求老年人的住宅设计应从方便和经济角度出发，占地宜小，室内空间紧凑，使老年人平时的生活自理和日常活动的困难最少而且省力，应使防火设计能保证最大安全。老年人一般都喜欢安静，喜欢有独立自由的空间，因此外界的环境及室内的环境都应保证安静。

老年人一般都较敏感，心理承受能力相对较差，容易产生孤独感和被抛弃的消极心理，因此建筑室内布置应宽敞明亮，富有生活气息。因此，在老年人住宅的规划与设计上，应注重老年人日常生活中的安全问题，包括空间上消除室内高差、装置上设置扶手及地面防滑装备、设备上安装紧急通报系统及安全电热源，并且保证管理员或护理人员遇到紧急情况可立即采取措施。

考虑到大多数老年人常年形成的居住习惯，应按传统形式来设计室内空间。在家具、卫生器具等生活设施的尺寸方面符合老年人的身体特征。

（一）居室的布置装饰

在布置老年人居室时，护理人员应特别注意以下几点：

1. 居室结构

居室结构是指居室内部结构的分布情况，主要包括居室朝向、居室空间、居室安排、居室布置和居室环境等。居室朝向，就我国的地理位置而言，房屋一般以坐北朝南为佳，既具有"冬暖夏凉"的优点，还有利于室内采光、通风及温度、湿度的调节。一般将位于南面的居室称为朝阳的房间，位于北面的居室称背阴的房间，而位于东西的居室分别称"东"房或"西"房。朝阳的房间有利于胃肠疾病的康复，并对防治骨质疏松症有益。背阴的房间有利于高血压病的康复，而东、西房间则是神经衰弱者较为理想的康复环境。老年人对冷热的适应能力差，更应选择朝南的房屋居住。

面积高度进深同样重要。一般来讲，居室容积以每人 16 立方米左右为宜，不可太小，为满足这个要求，假若居室高度为 3 米的话，那么每人平均居住面积至少应为 6 平方米。居室的高度应为 2.7 ~ 3.6 米，这样可满足室内采光的要求，改善室内的微小气候，冬季能将阳光更多地投向室内，增加室内温度，降低夏季居室的温度，保持室内空气清洁，使人在居室内有宽敞舒适的感觉。

2. 选用防滑地材

老年人的身体状况和协调能力降低，摔倒情况容易发生。浴室是很容易发生意外的地方，因此浴室的地板一定要选择防滑材料，对于老年人来说，小块的马赛克铺贴的浴室地面比其他材料更易防滑。此外，市面上出售的各种防滑垫也是较好的防滑材料，可将其放置在浴室门口、浴缸内外侧及洗面盆下方等处。另外，居室的地板最好也选择防滑材质的。否则光滑的地砖或木地板一旦不小心洒上了水，就极容易造成老年人滑倒。对于已铺设了一般地砖或木地板的居室，可以再选购几块装饰地毯，既能美化空间，又能保证老年人的安全。

3. 设置安全扶手和淋浴座椅

随着年事渐高，许多老年人行动开始不便，起身、坐下、弯腰都变得困难，我们需要在老年人生活、活动的场所尽可能多地设置无障碍设施和安全防护装置。比如，设置于墙壁的辅助扶手以及淋浴座椅能为老年人的生活提供便利。在浴缸边、马桶与洗面盆两侧安装防水材质的扶手装置，可令行动不便的老年人生活更自如。此外，在马桶上装置自动冲洗设备，可免除老年人回身擦拭的麻烦。另外，老年人不能久站，因此在淋浴区沿墙设置可折叠的座椅，既能节省老年人体力，又可节省空间。

4. 卫生间的安全设置

卫生间是老年人活动最为频繁的空间，也是非常容易发生意外的地方，应特别注意：卫生间应设置在与卧室相邻或相近位置；面积应比普通居住建筑卫生间大，要能空出一个人帮助老年人入浴；同时也要考虑到光线充足，并且注意卫生间的温度与起居室和卧室的温度不要相差太大，并要安装通风干燥等装置。对轮椅使用者应特殊考虑其通行宽度，卫生间的门应往外开，以便发生意外的能及时抢救。卫生间里的陈设要以方便老年人使用为原则，浴缸不要临窗布置，以免老年人开窗时滑倒。浴缸内应防滑，侧面设立拉杆。淋浴处最好设置坐凳。同样，卫生间也要安装紧急抢救装置，以便发生紧急情况时可以第一时间求救。

5. 打造方便、流畅的空间

对于老年人来说，相对宽敞的空间意味着他们行走和拿取物品更方便，这就要求，家具应尽量靠墙而立。家具的样式、高度应适宜，便于他们取放物品。而床应设置在靠近门的地方，方便老年人夜晚如厕。因可折叠、带轮子的家具在使用过程中容易对老年人造成伤害，故在家具选择上，宜选稳定的单件家具，固定式家具就是不错的选择。散乱的电线以及物品等零散物品容易绊倒老年人，可以用挂钩加以固定，合理收纳，让空间既清爽又安全。

6. 赋予振奋精神的时代特色

装潢时，大到家具的设计，小到工艺品的装饰和字画的布置等，都要体现时代感，使居室呈现出崭新的精神风貌。如在墙上挂一幅"祖国春天""万物更新"等具有时代气息的图画，可激发老年人不断追求新生活的激情。又如在窗台上摆一盆水仙、多肉、万年青之类的常青易打理植物，可使老年人有四季常春、青春永驻之感。家具的式样要贴合实际、以应用为主，线条平缓，避免凹凸不平或奇形怪状，以免让人感到不舒服。另外，居室装饰应该富有活力，整体色调避免过于深暗，深浅搭配的色泽更适用于老年人的居室内装，如床、橱柜与茶几等单件家具宜选用深胡桃木色，而寝具、装饰布及墙壁等的色泽则宜为浅色调，这样整个居室看起来既和谐雅致，又透露着长者成熟的气质。由于藤制家具给人以返璞归真的感觉，所以也深得老年人的喜爱，特别是一些藤制摇椅、藤制沙发、藤制休闲桌等，都可以为老年人配备一两件，让他们更充分地接近自然，尽享晚年生活的愉悦，特别是采用了现代高科技编制技术的藤制家具，其原料多采用天然藤，安全无污染，卫生又环保。

7. 要符合老年人的心理特点

一般老年人都喜欢安静、恬适的生活环境。因此，老年人居室的装潢色彩可以天蓝或淡青为主调，这些色彩有助于老年人保持心情舒畅。同时，装潢的线条、造型要简洁、明快，要减少老年人视觉上的累赘感，同时也要注意居室窗户的密封性，避免外界噪声的干扰。

还应增设一些有动感的摆设，如会报时的钟、有音乐的幻景壁挂等，这些设施会使老年人感受生活的热烈与节奏。居室窗帘可选用提花布、织锦布等，这样窗帘的厚重、素雅的质地和图案，以及素雅的编织手法，也会深得老年人的喜爱。

此外，厚重的窗帘带来的稳定睡眠环境对于老年人的身体大有好处。老年人的窗帘最好设置为双层，分纱帘和织锦布帘，这样部分拉启可以调节室内亮度，同时使老年人免受过烈的阳光刺激。

8. 要注重安全、实用效果

家电安装要有保护装置，以防老年人碰撞、滑倒或操作不当时发生意外。同时，老年人坐的沙发、椅子不宜太高太硬，床应靠墙而置。因老年人的视力不太好，灯具安装要少而精，并把开关放在老年人方便够碰的位置，室内和公共区域光照度要好，以适应老年人进行娱乐活动。

总之，居室的布置和装饰，应使老年人居住时有舒适、方便、温馨之感，使老年人的生活质量有明显的提高。

（二）居室的色彩设置

心理学家认为，人的第一感觉就是视觉，而对视觉影响最大的则是色彩，因为人的行为很多时候容易受情绪的支配。蓝色的天空、鲜红的血液、金色的太阳……看到这些与大自然先天的色彩一样的颜色，人们会联想到与这些自然物相关的体验，这是最原始的影响。要强调的是，颜色对人的影响也受诸多因素影响。比如与人的性格有关系，客观而理智的人往往只关注色彩是否鲜明等，不掺有情感成分，那么这类人的情绪受色彩影响就小。而情感丰富的人看见不同的颜色，常常会想到与之有关联的事情，这类人的情绪就易受到色彩的影响。

1. 老年人居室色彩的选择

老年人最大的特点是喜欢回忆过去的事情，所以在居室色彩的选择上，应偏重于古朴、平和、沉着的室内装饰色，这与老年人的经验、阅历有关。老年人室内色彩要柔和温馨、沉稳大方，契合他们的怀旧心理。人们常用安享晚年来形容老年人的生活。因此谈到老年人居室的色彩，首先想到的就是古色古香的深木色和纯净的白色。如果墙面用乳白、乳黄、藕荷等素雅的颜色，可配富有生气、不显沉闷的家具，也可选用以木本的天然色为基础、涂上不同色剂的家具，还可选用深棕色、驼色、棕黄色、珍珠白色、米黄色等家具。浅色家具显得轻巧明快，深色家具显得平稳庄重。

2. 色彩的生理作用

居室的颜色也可因人而异，尊重老年人的选择。色彩与本质颜色之所以对老年人有影响是因为它们具有各自的"频率"，不同的颜色对分泌荷尔蒙的各种腺体有不同的影响。这意味着颜色影响着人体的很多机能，比如说食欲、睡眠以及体温。颜色还能引发不同的心理反应，因为情绪往往受"颜色记忆"的影响，如果对某种颜色有不好的记忆，在下次看到这种颜色时就会很不舒服。相应地，如果某种颜色曾经带给人们美好的回忆，再看到这种颜色时就会让人心情舒畅。

了解各种颜色的生理作用，正确使用颜色，可以消除疲劳、抑制烦躁、控制情绪、调整和改善人的机体功能。如白色象征真理、光芒、纯洁、贞节、清白和快乐，给人以明快清新的感觉；红色是一种热烈的颜色，它象征着鲜血、烈火、生命和爱情，可以促进血液流通，加快呼吸并能治疗忧郁症，调节人体循环系统和神经系统；绿色是希望的象征，给人以宁静的感觉，可以降低眼内压力，减轻视觉疲劳，安定情绪，使人呼吸变缓，心脏负担减轻，血压降低；紫色代表柔和、退让和沉思，给人以宁静、镇定和幻想，可以治疗大脑疾病及精神紊乱；黄色是色谱中最令人愉快的颜色，它被认为是知识和光明的象征，可以刺激神经系统和改善大脑功能，激发人的朝气，令人思维敏捷；橙色是新思想和年轻的象征，令人感到温暖、活泼和热烈，能启发人的思维，可有效地激发人的情绪和促进消化功能；蓝色意味着平静、严肃、科学、喜悦、美丽、和谐与满足，它经常被用来放松肌肉、松弛神经及改善血液循环；黑色则代表死亡和黑暗，令人产生悲哀、暗淡、伤感和压迫的感觉。

综上所述，合理搭配和使用各种色彩来装扮老年人的居室，不仅能够使老年人感到心情舒畅，对老年人的健康也起着一定的作用。

（三）居室的照明设置

居室充足的阳光和宽敞的空间可以促进人体的新陈代谢，增强人的体质。但应适当控制采光面积，因为日照过量会使室内温度过高，给人以燥热和不舒服的感觉。一般来说，保证每天两小时日照就能起到杀菌和消毒作用。居室的进深一般不应超过地板至窗上缘高度的 2 倍，若是两面对采光，可增加到 4 倍。进深过大的居室，必须在居室的两对面开窗或设门，以使空气流通。由于老年人视力衰退，室内采光照明应充足，尤其是厨房、卫生间应更加明亮，最好有强弱两套照明设施，客厅、饭厅、书房、寝室也应有充足的光线和方便的灯具。灯光设计以满足照明为原则，亮度要柔和，照明度要充分，以内藏的灯光反射出来的照明方式比较适宜，如果装吸顶灯，可选择光源被磨砂玻璃罩住的灯具，以免灯光刺眼。

二、植物的选择

绿色是生命的象征，是生命之源，有了绿色植物，房间内顿时富有生气，同时，绿色植物还可以调节室内的温度和湿度，使室内空气保持清新。将自然的花草引入室内，不仅可以增加室内生机，还能陶冶老年人的性情。

（一）居室内植物的品种选择

1. 具有药物作用的花卉

有些花卉和绿色植物不但可以观赏，还具有药理保健作用，很适合在老年人居室种植：

人参。人参一年可观赏三季：春季，人参萌发的嫩芽向下弯曲，犹如形态可掬的象鼻从土中拉出；夏季，伞状的花序上开满了白绿色诱人的花朵；秋季，粒粒红果衬着绿叶尤其赏心悦目。人参的根、茎、花、种子皆可以入药，对增强身体、调整机能有神奇的效果，适合身虚体弱、患有慢性疾病的老年人。

五色椒。五色椒绚丽多彩，根、果、茎都具有药性，适合患有风湿、脾胃虚寒的老年人。

百合花。百合花形态高雅，鳞茎和花不仅可以食用，入药还可镇咳、平凉、润肺，适合患有肺结核的老年人。

金银花、小菊花。花朵装填香枕、冲花泡饮，有消热解毒、降压清脑、平肝明目之效，适合患有高血压、小便不利的老年人。

凤仙花。凤仙花质朴秀雅，种子煎膏外搽，取全株内服及捣烂外敷，能治蛇毒。花外搽可治鹅掌风，又能祛除狐臭，适合全身麻木酸痛的老年人。

仙人掌。仙人掌千姿百态，药性寒苦，对动脉硬化、糖尿病等有一定的药理作用，适合需要舒筋活血、滋补健胃的老年人。

茉莉花。其花香袭人，可泡香茶。茉莉的叶、花入药可治感冒、肠炎，适合跌倒受伤或患感冒、肠炎的老年人。

2. 有危害性的植物

房间里绿色植物和花卉的设置要有科学性，并不是所有的花卉都适合放在居室。居室内花卉的放置有三忌：

忌浓香。一些花草香味过于浓烈，会让人难受，甚至产生不良反应，如夜来香、郁金香、五色梅等。

忌致敏。一些花卉，会让人产生过敏反应，如月季、玉丁香、五色梅、洋绣球、天竺葵、紫荆花等，触碰它们往往会引起皮肤过敏，甚至出现红疹，奇痒难忍。

忌毒。有的观赏花草带有毒性，摆放应注意，如含羞草、一品红、夹竹桃、黄杜鹃和状元红等。

根据这三忌，以下介绍几种不适合放在居室内的花卉。

海芋。汁液有剧毒。

水仙花。全身都有毒，特别是茎叶里的白色汁液能引起人体皮肤红肿，产生过敏反应。

丁香。到了夜晚会排出二氧化碳，长期置于室内，会导致头昏、咳嗽甚至气喘失眠，对患高血压和心脏病的病人尤其不利。

夹竹桃。花香能使人昏睡，树皮和树叶有毒，食用会引起恶心和眼花。

郁金香。花朵有毒碱，人在种植了此花的室内待一两个小时后会感觉头晕，严重的会中毒，过多接触易使人毛发脱落。

洋绣球。散发的微粒会使人皮肤过敏，发生瘙痒。

夜来香。到了夜晚会消耗氧气并排出二氧化碳，对人体健康不利。人如果长期与它同处一室，会导致头昏、咳嗽，甚至气喘、失眠。

杜鹃花。各种颜色的杜鹃花都含有不同的毒素。比如，黄色杜鹃的植株和花含有较强的毒素，人接触后就会中毒。白色杜鹃的花含有四环二萜类毒素，人接触后会发生呕吐、呼吸困难、四肢麻木等中毒症状。

一品红。是一种毒性很强的花卉，茎叶里的白色汁液能引起人体皮肤红肿，产生过敏反应，人误食其茎、叶有中毒的危险。

含羞草。其所含的含羞草碱，可引起接触者眉毛稀疏、头发变黄，严重的还会导致头发脱落。

此外，马蹄莲、米兰、五色梅、万年青、紫藤、仙人掌等花草也都有毒性。在准备栽花种草之前，应尽量掌握一些有关的知识。

3. 最适宜摆放的花卉与植物

在居室内最适合放置以下几种类型的植物。

芦荟、吊兰、虎尾兰、一叶兰、龟背竹是天然的清道夫，可以在一定程度上清除空气中的有害物质，并有较好的观赏性。

常青藤、铁树、菊花、金橘、半枝莲、月季花、山茶、石榴、雏菊、蜡梅、万寿菊等能有效地清除二氧化硫、氯、乙醚、乙烯、一氧化碳、过氧化氮等有害物。

兰花、桂花、蜡梅、花叶芋、红背桂等是天然的除尘器，其纤毛能截留并吸滞空气中的飘浮微粒及烟尘。

玫瑰、桂花、紫罗兰、茉莉、柠檬、蔷薇、石竹、铃兰、紫薇等芳香花卉产生的挥发性油类具有净化室内空气的作用。

蔷薇、石竹、铃兰、紫罗兰、玫瑰、桂花等植物散发的香味对结核杆菌、肺炎球菌、葡萄球菌的生长繁殖具有明显的抑制作用。

仙人掌等原产于热带干旱地区的多肉植物，其肉质茎上的气孔白天关闭，夜间打开，在吸收二氧化碳的同时，制造氧气，使室内空气中的负离子浓度增加。

虎皮兰、虎尾兰、龙舌兰以及褐毛掌、伽蓝菜、景天、落地生根、栽培凤梨等植物也能在夜间净化空气。

在家居周围栽种爬山虎、葡萄、牵牛花、紫藤、蔷薇等攀缘植物，让它们顺墙或顺架攀附，形成一个绿色的凉棚，能够有效地减少阳光辐射，大大降低室内温度。

丁香、茉莉、玫瑰、紫罗兰、薄荷等植物可使人放松、精神愉快，有利于睡眠，还能提高工作效率。

有医学专家做过实验和测试，结果证明经常闻花香的人情绪更好，也更健康。但同时也要意识到花香能保健，也能致病伤身，空气中香味过于浓郁，氧含量相对减少反而会刺激人们过度换气，使血液中氧含量降低，引发头痛、头晕、恶心等症状，部分过敏体质的人，受到花粉的刺激容易出现过敏性哮喘、过敏性鼻炎。

（二）居室内植物的摆放位置

门前装饰：在较透光的门前两边，可各放置一些抽叶藤、仙客来等，以表示喜迎宾客之意。在较宽敞的门前可放置一两盆观音竹、西洋杜鹃等，使宾客一进门就有耳目一新的感觉。在较狭小的门前，可利用角隅和墙壁摆放一些观叶植物，以小巧玲珑为佳，或者利用天花板悬吊一些吊兰、盆垂花、鸭跖草等植物，使人一进门就有明朗、欢愉之感。

窗前装饰：窗前光线充足的，可选用不同色彩和形态的中性或阳性的观叶植物，如南洋杉、圆叶乌桕、巴西铁柱、凤梨、散尾葵、天竺葵、非洲紫罗兰、冰水花、抽叶藤等，以形成色彩和大小的对比。

沙发旁装饰：沙发两旁摆上一两盆波士顿蕨、彩叶芋、棕竹、印度橡胶树、苏铁、蒲葵等，使人坐在沙发上犹如置身大自然。

角隅装饰：在室内角落处，摆上龙血树、变叶木、蓬莱蕉、棕竹、孔雀竹芋等观叶植物，可以使室内富有生气。

台座装饰：一般中小型观叶植物，如南洋杉、绿萝、万年青、凤梨类、蕨类、椒草类，均可放置在木质、塑料或瓷质的台座上，风韵雅致，借台座的衬托，必令人赏心悦目。

几架装饰：一些小型的观叶植物可放置在同一只几架上，以形成群体美。但一些名贵的观叶植物，如龟背竹、蓬莱蕉、枷罗木则宜单独放置在质地精良、造型优美的几架上，以显其超凡脱俗之美。

（三）居室内摆放植物的注意事项

（1）夏季气候炎热，很多家庭宁愿开空调也不选择开窗通风换气，因而室内空气不够流通，因此不宜在夏季放置容易滋生蚊虫的水性植物。

（2）应选择不需要太多阳光照射的植物。

（3）植物日间排出氧气，夜间排出二氧化碳，因此，卧室内的植物到了晚上最好搬出卧室。

（4）另外还应根据室内空间大小选择不同大小类型的植物。房间的花卉摆放并不是越多越好，一般来讲每10平方米面积栽种一两种花较适宜。以此标准推算，50平方米至60平方米的居室，摆设大小不等的水培花卉十来株，既可满足观赏，又不会造成夜晚花与人争氧。

（5）居家植物最好不要摆在行走路线上，以免走动擦触影响生长或折损。尺寸不同的植物会使空间演绎出不同的感觉。

三、家具的选择

人到老年，身心会发生很大的变化，在生理方面，身体各部分的机能逐步下降，腿力、臂力不足，行动较缓慢；在心理方面，头脑对事物的反应也变得逐渐迟缓，内心倾向于寻求平衡感和稳定感。因此，为老年人配置的家具在形态、色彩、材料、装饰等方面都要考虑周全。

（一）家具的形态选择

形态一般可分为点、线、面三部分，是传达设计思想的首要手段，它在很大程度上决定了家具的造型与风格。对于老年家具的形态设计而言，应遵循安全性和舒适性的原则。

1. 安全性原则

人到老年，身体的协调能力下降。因此，在家具形态设计中应避免采用现代年轻人所偏爱的抽象理性造型，而应多运用一些无尖角、圆滑的形体，以减少磕碰、擦伤等意外情况的发生，在心理上给老年人以安全感。例如，在点的处理上，多采用圆形、椭圆形，尽量减少菱形、三角形等带有尖角的形体；在线的处理上，多采用曲线，增加整体形态的柔和感，在心理上给老年人以宁静、舒展的感觉，减少垂直线条的重复使用，避免形成僵直、生硬的家具形态；在面的处理上，尽量采用对称且具有均衡感的形体，确保家具的稳定性，从而在视觉上给老年人以安全感。另外，不论"面"的形状如何，四角及边缘部位都必须做"倒角"处理。

2. 舒适性原则

家具的舒适性主要取决于其尺寸的合理性。根据老年人身心的具体变化设置家具各部分及整体的造型尺寸，以便为老年人营造一种轻松、愉快、健康、幸福的晚年生活。在座具整体尺寸的设计上，座面宽度应该使用较大一些的尺寸，因为老年人体形一般比较胖，宽大尺寸的坐具使他们坐起来更加方便，活动起来更加自由。在高度方面，由于老年人身高相对青年、中年时偏矮，再加上臂力和腿力都有所下降，高度低一些的家具坐起来更加方便舒适。另外，根据老年人身体的变化，坐具的背倾角和坐倾角都应偏大一些，以增加其舒适性。尽量选择有扶手的家具，扶手的存在可以方便老年人起坐时抓握，增加身体平衡的支点。同时，对于带有抽屉和顶柜的柜类，不宜有低于双膝的抽屉和高过头的顶柜，以避免老年人躬身和爬高，减少不安全因素。

（二）家具的色彩选择

为老年人选择家具，在色彩上，应遵循低纯度、低明度、调和统一和自然色原则。

1. 低纯度、低明度原则

为老年人选择家具时，可选用蓝、绿、黄、紫等颜色，且纯度与明度偏低，因为老年人大都形成了一种平和、宁静、沉着的性格，多喜欢低纯度、低明度的淡雅色彩。同时，黑、白、灰等也深受老年人喜爱，三者的和谐搭配能够营造出宁静、高贵、典雅的生活氛围。

2. 调和统一原则

对于老年人，家具色彩需要协调，营造出柔和、平静、庄重、高雅的氛围，以避免强烈对比产生不舒服的效果。同时可将不同色相、不同明度、不同纯度的色彩，按照一定的秩序排列，色彩间隔既不要过分"暧昧"，又不要过于炫目。

3. 自然色原则

现代社会人们生活节奏比较快，工作压力比较大已成为一种普遍现象。人到老年，忙碌了几十年，内心更加渴望一种原始、粗犷、自由、随意的田园生活。因此，木材、竹、藤等天然材料受到老年人的普遍欢迎，其原始、朴实、柔和的色彩能够使老年人的心境更加平和、阔朗，有益于老年人的身心健康。

（三）家具的材料选择

家具材料主要分为两大类：一为木材、竹、藤等天然材料；二为玻璃、塑料、金属和人造板等人工材料。另外，还包括涂料、五金件等辅助材料。在为老年人选择家具时，在材料的选择上，应遵循轻便性、环保性的原则。

1. 轻便性原则

老年人家具的轻便性原则主要是针对其重量和方便性而言的。老年人体力大幅度下降，平衡力也相应减弱。因此，家具在整体重量上就要轻一些，以方便老年人挪动，这可以通过采用一些轻巧的外观造型和选择一些密度较小的材料来实现。此外，还应该注意材料的方便实用性，使家具用起来"得心应手"，突出其功能性。

2. 环保性原则

老年人体质和抵抗力下降，因此，在材料的选择上，要特别注意其环保性。对于家具材料而言，木材、竹、藤等天然材料比人工合成的材料具有更好的环保性，应该是老年人家具材料的首选。木材是传统的建筑与家具用材，其良好的物理性能也比较适合家具的加工制作，并且木材本身所具有的天然纹理具有非常好的装饰效果。竹、藤等材料在视觉和心理上都符合现代人的环保健康意识，所制造的家具体量一般都比较轻，体现出淳朴、休闲、清凉和典雅的造型特色。

（四）家具的装饰选择

随着生活水平的提高，许多老年人喜欢在家中摆放一些艺术品，对于老年人而言，这些装饰性的物品在选择上一定要遵循传统复古和自然淳朴的原则。因为一般老年人会有怀旧心理，典雅复古韵味的装饰品在情愫上符合老年人的心理需求。老年人通常喜爱宁静雅致的生活氛围，喜欢亲近自然，因此自然淳朴的家具会与其平和的心态不谋而合。

那么，居室中的艺术品该如何摆放呢？艺术品的摆放要从居室的大布局出发，根据住房条件来定。对于老家具来说，可选购几件造型古朴、色彩浓重的艺术品点缀。现代家具可配几件有现代特色的艺术品。摆放艺术品要力求立体与背景统一，错落与布局协调，色彩与气氛一致，量感与质感均衡。

具体到艺术品的布置摆放，结合老年人生理和心理的特征，要注意以下一些原则：

1. 注意尺度和比例

比如不宜在小茶几上摆放大装饰品，在空旷的墙面挂个小盘就会显得小气。如果墙面空旷可安装一盏壁灯，在壁灯周围悬挂一组挂盘，里面放上老年人或者家人的照片，使老年人有温馨感。盘子的高度要注意，应以高过老年人头顶为宜，而且要固定牢固。又如在空旷墙面上点缀一幅《骏马图》，会使人有一种意气风发、永远向前的感觉，增强老年人对未来生活的信心与希望。

2. 注意视觉条件

艺术品应尽量放在与人视线相平的位置上。色彩显眼的，宜放在深色家具上；美丽的卵石、古雅的钱币，可装在浅盆里，放置于低矮处，便于观其全貌。有的老年人喜欢在花前摆放一把躺椅、安乐椅或藤椅，可以将其设计在居室的一角，成为一道独特的风景。

3. 注意质地对比

大理石板上放绒制小动物玩具，竹帘上装饰国画作品，更能突出艺术性。如仿古色彩的家具，让造型或图案等富有现代气息，可使居室古中显新，从而使老年人摒弃怀旧的心理。

合适的家具可给老年人的日常起居带来方便，适当的点缀会使老年人的心里舒畅，但这些都要以安全为前提，无论是家具材质的选择，还是装饰品的摆放，在增加便利和美感的同时，都要充分考虑老年人身体不灵活可能造成的安全隐患。

第二节 睡眠的护理

一、卧室的布置

人到了老年期，由于生理、精神等因素的影响，通常会出现睡眠量减少、睡眠质量降低等现象。针对这些情况，护理人员应该注意对老年人的卧室进行合理的布置，以协助其调整睡眠，保证良好的睡眠条件。

（一）卧室的整体布置

1. 选好床的摆放位置

对老年人来说，床以对称放为佳，这样不仅可以使其从两边上下床，活动方便，还可给人一种平衡、稳重、舒适的感觉。对于喜欢晒床的老年人，床可以放在靠近窗处。人在睡眠时身体的方向和地球的南北极方向一致有益于身体健康，因此，老年人卧床的摆放宜和南北极方向一致。

2. 家具别太多

卧室陈设除了必需的床、桌、椅及茶具外，不宜存放日常生活用品。安放电视的位置，既要考虑到便于老年人坐在床上看，又可坐在沙发上看。房间小的就不要用尺寸大的电视机，以免拉不开距离。床、躺椅、沙发等一些供老年人长时间休息、坐卧的家具，不要放在正对门窗的位置，以防老年人在休息时受风寒。

3. 色彩选择暖色最适合

墙壁可涂刷成偏暖的米黄色或浅橘黄色，使老年人精神振奋。同时，卧室内的窗帘、床单、被罩以及陈设装饰的颜色，可采用蓝、绿等冷色调，使室内显得宽敞幽静。对于性格乐观外向的老年人来说，也可选用紫色、棕黄等暖色调。老年人容易怀念故人，房间内可以挂已故亲人的照片，但不要挂在躺下后容易看到的地方，以免老年人"触景生情"，影响睡眠质量。

4. 减少噪声

在减少或隔绝室内噪声方面应做到：

（1）门窗经常检修，关闭时不能留有缝隙，开启时也不能随风摆动。

（2）加装窗帘，阻挡和降低室外噪声。

（3）室内的桌、椅、床如有动摇响声应及时检修，可在椅足、凳脚上钉一层薄橡皮片，以减少搬动时的响声。

（4）墙壁不宜过于光滑，否则任何声响都能引起较大的回声，房间的墙上可贴些图片，既美观又能降低噪声。

5. 灯光要柔和

老年人的居室应有合理的采光和照明。有些老年人喜欢躺在床上看书，所以床头灯应该稍微亮点，最好使用装有调节开关的灯，看书时可以调亮点，看电视时则可以调暗点。

光线不足或照明度差，既容易导致老年人磕碰、摔跤，又会引起视疲劳。但光线过强，又会刺激眼睛，使眼肌过于紧张，易使人心神恍惚，因此不宜在房间四壁装饰玻璃镜面。

在老年人房间，光源不要太复杂，五光十色的彩灯不仅会导致老年人眼花、摔倒，还容易导致老年人突发心脑血管疾病；明暗对比强烈或颜色过于明艳的灯也不适合老年人，因为这很容易引起老年人情绪的波动，进而刺激脑神经。此外，老年人房间灯的开关设计要简单易操作。

6. 地板要软

软木产品有着极强的韧性，当人走在上面时，软木地板能将脚底轻微地吸附在表面，减少脚与地板间的摩擦，也可以延长地板的使用寿命，还能起到减轻噪声的作用。

如果条件不允许，地板上最好能铺上地毯，既能减轻噪声，脚走起来也会舒服些。在有木地板的情况下，在局部铺上地毯更为舒适和实用，也丰富了地面材料的质感和色彩。用壁布覆盖墙壁、窗户镶嵌双层玻璃或者多层化处理，都可以淡化室外的喧嚣之音，营造出一个宁静的睡眠空间。

7. 注意室内的温度和湿度

（1）室内温度以 18~20℃为宜，夏天可相对高些（22~24℃）。室内最佳湿度应该是 50%~60%。用加湿器是缓解空气干燥的好方法。也可通过在暖气上放水槽、湿毛巾等方式加湿空气。最好买一个温湿度计，以科学掌握温湿度。

（2）老年人的床应放在空气流通的地方，新鲜的空气对老年病人尤为重要。居室一般宜每天开窗通风两次，每次 20~30 分钟。

（二）床的选择

老年人床的选择以舒适和方便为主，床高一般为 30~35 厘米，床的柔软度要适中，不宜过硬，也不宜过软。太硬会缺乏舒适感，让人难以入睡；过软则容易诱发多种疾病，这是由于老年人心肺功能大大减弱，仰卧在过于柔软的床上时，胸椎陷入较深，会影响肺的扩张膨胀，导致血氧浓度下降，易造成脑供血不足。

然而，有些老年人则需要选择具有一定硬度的床，这是因为其腰椎功能退化，甚至出现腰肌劳损、腰椎间盘突出、腰腿痛等病症。当其经过一天的坐、立之后，如果在夜间睡觉时仍然不能让腰部得到休息，那么，腰部病情会更加严重。所以选择具有一定硬度的床会使其睡得比较舒服。

（三）床上用品的选择

要选择轻暖的床上用品，床单、被罩应选用以全棉、全麻等天然材料制作的，这样有助于老年人快速进入睡眠状态。

1. 被子的选择

被子可以根据老年人的健康情况以及机构的实际经济情况来选择。随着生活水平的提高，被子的种类已经从单一的棉被发展到现在的羊毛被、羽绒被、蚕丝被等。老年人在被子的选择上要以舒适、保暖、柔软为前提。羊毛被因为其使用的多是绵羊的细绒毛所以要比其他被子昂贵，羊毛被除了重量轻、体积小、弹性好、不容易板结、保暖性好等外，还有一个很重要的优点，它一般不会引起过敏反应。有些老年人或哮喘病人对羽绒被或纤维较细小的棉被会产生过敏反应。因为羊毛的主要成分是蛋白质，不易引发过敏反应，其吸湿性、弹性、透气性、阻燃性及保温性均优于棉纤维，被子内的小气候可维持皮肤周围适宜的温度和湿度，不吸尘、不产生静电，所以也适用于惧寒、体弱、多汗的老年人。

2. 枕头的选择

枕头的高度因人而异，古语里虽有"高枕无忧"的说法，但其实枕头并非越高越好。如果枕头太高，无论以什么姿势睡觉，都会影响睡眠。因为不能保持颈椎正常的前凸弧度，反而会加重颈椎负担，而且还可能使人产生落枕现象。同样，枕头过低也不好，因为枕头过低会使头部充血，容易造成眼睑和颜面浮肿，并且下颌会因此向上抬，容易出现张口呼吸、打鼾的情况。

一般来说，睡眠姿势分成仰卧、侧卧和俯卧三种。枕头最好选择无论仰睡、侧睡都能保持颈部的正常生理弧度的。单人枕的高度以压缩后与自己的拳高（握拳以虎口向上的高度为拳高）相等为宜。在枕头的表面，支撑脖子和后面

（颈曲）的部分应呈圆柱状，并有一定的硬度，以能衬托和支撑颈曲为准。而支撑后脑勺的部分应较上述部分低 3~5 厘米，使之既能支撑头部，又与颈部的高度相适应。枕头的作用是使头与腰椎保持平衡，这样才不会使颈椎受压。在仰卧睡觉时，枕头的高度在 5~8 厘米为适合。在侧卧睡眠时，根据每个人的肩膀宽度不同，女性的枕头高度宜在 7~12 厘米，男性的枕头高度宜在 11~14 厘米。但并不是所有人都会在睡眠时保持同一睡姿的，经常是仰卧和侧卧相互交替的。因此在选择枕头时，枕头高度宜为 8~10 厘米，男性枕头高度可以再增加 2 厘米。

另外，患心肺功能疾病的老年人可用两三个枕头叠成斜坡，躺下后上半身稍靠起，使回流到心脏的血液减少，可减轻心脏负担和肺部瘀血，有助于睡眠。我国唐代著名的医学家孙思邈在《千金要方》中说："冬冻脑，春秋脑足俱冻，为圣人之常法也。"现代医学也认为头部的温度低一些有助于进入梦乡。

二、促进老年人有效睡眠的方法

（一）辅助老年人养成好的睡眠习惯

医学研究表明，老年人每天至少需要 6 个小时的睡眠时间。要保证老年人的睡眠质量，护理人员要注意辅助老年人做到以下几点：

白天稍睡，增加活动。老年人退休后白天活动减少，日间睡眠时间延长而夜间睡眠时间缩短。由于白天活动不足，常常影响夜间睡眠质量，表现为睡眠变浅、易醒、早醒，而到了白天却感到昏昏欲睡。因此，老年人要尽量坚持白天清醒，以保证夜间有高质量的睡眠。当然，在下午 1~2 点有睡意时，可顺其自然稍睡片刻，15~30 分钟即可。

饮食合理，不饮酒。退休老年人活动量减少，食欲差，饮食的规律性也不如退休之前，晚饭吃得早也吃得少，因而有时到了夜间临睡前会感到饥饿，不吃点不行，吃了又影响睡眠。另外，有些老年人有饮酒习惯，又误听别人说睡前喝点酒能够睡得更好，因而在睡前喜欢喝上几口，结果反而降低了睡眠质量。

饮食和作息时间合理。护理人员应合理安排好老年人的饮食与作息时间，尽量将晚饭安排在 19 时左右，切忌在睡前吃东西或饮酒。

睡前泡脚，少看电视。老年人喜爱看电视，但在晚上不可看得太晚、睡得太迟，否则容易造成睡眠质量降低，甚至失眠。在临睡前最好用热水洗洗脚，多泡上一会儿，可促使神经放松而促进睡眠。注意，糖尿病病人泡脚时水温不宜过高，以避免烫伤。高血压病人泡脚时间不宜过长，水温也不宜过高，以免血液集中于下肢，引起胸闷、头晕等不适症状。

调整心态，谨慎用药。老年人退休后，原先的生活节奏改变了，地位也发生很大的改变，此时应尽快适应并形成新的生活模式，同时加强心态调整，否则，很容易因此而引起精神与心理方面的障碍，表现为焦躁、焦虑、忧郁、抑郁等。医学专家指出，精神与心理障碍往往与睡眠障碍相伴，轻者表现为睡眠质量下降，易早醒，重者发生持续性的失眠，严重危害健康。一旦出现失眠，不能单靠药物控制，要先从生活方式、饮食、运动与心理方面进行调理，效果不佳方才考虑药物治疗。适用于老年人的失眠药多为中长半衰期的苯二氮卓类衍生物，如硝西泮、艾司唑仑、氟西泮等。用药应在医生指导下进行，不要突然停药或大剂量用药，以防止引起不良反应。

防治疾病，促进睡眠。老年人组织器官多有不同程度的退化，使得退行性疾病与慢性疾病的患病率高。有些疾病可对睡眠构成不利影响，如前列腺肥大、糖尿病、泌尿系统疾病引起的夜尿增多。慢性肺部疾病造成的肺功能降低，通气换气不足也易致失眠。另外，因疾病引起的疼痛和瘙痒也会显著影响睡眠。

因此，护理人员要提醒老年人定期体检，及时发现和控制有关疾病，以减轻疾病导致的失眠。有些药物在治疗疾病时也能引起失眠，如老年人常用的抗高血压药、利尿剂、甲状腺药物、类固醇和中枢兴奋药等，在服用期间应提高警惕，必要时进行药物调整。

在睡眠习惯方面，老年人还要特别留意以下睡眠禁忌事项：

（1）忌睡前吃东西。人进入睡眠状态后，机体部分活动节奏放慢，进入休息状态。如果临睡前吃东西，会加重肠胃器官的负担，身体其他部分也无法得到良好休息，不但影响入睡，还有损健康。

（2）忌睡前说话。因为说话太多容易使大脑兴奋，思维活跃，从而使人难以入睡。

（3）忌睡前过度用脑。老年人晚上如有学习和创作的习惯，要把较费脑的事先做完，临睡前做些较轻松的事，使大脑放松，这样便容易入睡。否则，大脑处于兴奋状态，即使躺在床上也难以入睡，时间长了，还容易失眠。

（4）忌睡前情绪激动。人的喜怒哀乐都容易引起神经中枢的兴奋或紊乱，使人难以入睡，甚至失眠。

（5）忌睡前饮浓茶、喝咖啡。浓茶、咖啡属刺激性饮料，含有能使精神亢奋的咖啡因等物质，睡前喝易造成入睡困难。

（6）忌张口睡。张口入睡，空气中的病毒和细菌容易进入，而且也容易使肺部和胃部受到冷空气和灰尘的刺激，引起疾病。

（7）忌蒙头睡。有的老年人喜欢蒙头睡。这样会大量吸入自己呼出的二氧化碳，而又缺乏必要的氧气补充，对身体极为不利。

（8）忌仰面睡。睡觉的姿势，以右侧卧为最好，这样全身骨骼、肌肉都处于自然放松状态，容易入睡，也容易消除疲劳。仰卧时全身骨骼、肌肉仍处于紧张状态，不利于消除疲劳，而且还容易造成因手搭胸部而做噩梦，影响睡眠质量。如身体有疼痛，则以相对舒适并容易入睡的姿势为宜；如有偏瘫，则以健侧卧位为宜。

（9）忌面对灯光睡。人睡着时，眼睛虽然闭着，但仍能感觉到光亮。对着光亮睡，容易使人心神不安，难以入睡，而且即使睡着也容易惊醒。

（10）忌冲风睡。房间要保持空气流通，但不要让风直接吹到身上。因为人睡熟后，身体对外界环境的适应能力降低，如果冲风而睡，时间长了，冷空气就会侵入身体，引起感冒或中风等疾病。

（11）忌靠着火炉或暖气睡。这样睡觉会导致人体过热，容易引起疖疮等热症。另外，夜间起床大小便时，也容易因为离开温暖的环境受凉感冒。

（12）忌久卧不起。中医认为"久卧伤气"，睡眠太多会导致头昏无力，精神萎靡，食欲减退。

（二）通过食疗以及运动促进睡眠

1. 有助于促进睡眠的食物

（1）香蕉

由于香蕉中富含让人远离忧郁的维生素 B_6、对抗紧张情绪的矿物质镁，还有人体必需的氨基酸——色氨酸，这几种物质一同起作用，就成为人体制造血清素的主要原料，具有镇定、安眠的功效。

（2）菊花茶

菊花茶之所以被归为就寝时的饮品，是因为它具有适度的镇静效果，对无法放松的神经或身体来说，它是完美的天然对抗手段。

（3）温牛奶

牛奶中含有两种过去人们未知的催眠物质，其中一种是能够促进睡眠的以血清素合成的色氨酸，另外一种则是具有类似麻醉镇静作用的天然吗啡类的物质。

（4）蜂蜜

蜂蜜中的蜜糖不含脂肪，大部分由单糖（葡萄糖和果糖）组成，不需要经消化就可以被人体吸收，非常适合老年人食用，所以有人称蜂蜜为"老年人的牛奶"。其实，迄今已发现蜂蜜是含多营养素的食物，包括维生素、矿物质、氨基酸、钙、铁、镁、锌等。老年人经常吃蜂蜜，可迅速补充体力，也可以增强对疾病的抵抗力，病后恢复得也快。所以，对于消化能力较差的老年人，蜂蜜是理想的食品。世界各国很早就有关于蜂蜜治病的记载。有些学者认为，神经衰弱的病人在每天睡觉前口服一汤匙蜂蜜，可以改善失眠。蜂蜜中含有大量单糖、维生素，对肝脏有良好的保护作用。食用蜂蜜后，饮食不佳、肝病、胃肠功能障碍等症状都能得到显著改善。目前，蜂蜜已被用于多种疾病的治疗上，如利用蜂蜜滑润胃肠溃疡，可以调节胃酸分泌。

（5）马铃薯

一小片烤马铃薯不会让老年人觉得胃胀，但它能清除掉对可诱发失眠的色氨酸起干扰作用的酸，可以将烤马铃薯捣碎后掺入温牛奶中食用。

（6）燕麦片

燕麦片富含促进睡眠的物质，能诱使人体产生褪黑素。一小碗加入少许糖汁的谷类食物就能起到促进睡眠的效果，如果大量咀嚼燕麦片，效果会更佳。

（7）杏仁

只要吃一小把杏仁就能促进睡眠，因为它既含有色氨酸，又含有适量的肌肉松弛剂——镁。

（8）核桃

在临床上，核桃被证明可以改善睡眠质量，因此常被用来治疗神经衰弱、失眠、健忘、多梦等症状。具体吃法是配以黑芝麻，捣成糊状，睡前服用15克，效果非常明显。

（9）葵花子

葵花子含多种氨基酸和维生素，可调节新陈代谢，改善脑细胞抑制机能，起到镇静安神的作用。晚餐后嗑一些葵花子，还可以促进消化液分泌，有利于消食化滞，帮助睡眠。

（10）小米

在所有谷物中，小米含色氨酸最为丰富。此外，小米含有大量淀粉，吃后容易让人产生饱腹感，可以促进胰岛素的分泌，提高进入脑内的色氨酸数量。

（11）大枣

大枣中含有丰富的蛋白质、维生素 C、钙、磷、铁等营养成分，有补脾安神的作用。晚饭后用大枣煮汤喝，能加快入睡时间。

需要注意的是，有五类食物和饮料容易导致失眠，应避免在晚餐或睡前食用。很多人都知道，含咖啡因食物会刺激神经系统，还具有一定的利尿作用，是导致失眠的常见原因。其实，除此以外，辛辣食物也是影响睡眠的重要原因。辣椒、大蒜、洋葱等会造成胃中有灼烧感和消化不良，进而影响睡眠。油腻的食物吃了后会加重肠、胃、肝、胆和胰的工作负担，刺激神经中枢，也会导致失眠。还有些食物在消化过程中会产生较多的气体，从而让人产生腹胀感，妨碍正常睡眠，如豆类、大白菜、洋葱、玉米等。睡前饮酒曾经被很多人认为可以促进睡眠，但最近的研究证明，它虽然可以让人很快入睡，但是却容易让人一直停留在浅睡期，很难进入深睡期。所以，饮酒的人即使睡得时间很长，醒来后仍会有疲乏的感觉。

2. 适量的运动能促进睡眠

在睡前，老年人可以简单地做些小幅度的运动，对改善睡眠会有帮助。

第一节操：活动脖颈。头向前倾，直到感觉肌肉有些抽紧，持续 10 秒钟。前后左右各做 1 次。

第二节操：刺激、活动肩膀肌肉。慢慢抬肩，然后突然放松，回到原来的位置，如此反复 10 次。

第三节操：扩胸伸展。双手在背后相握，往后伸展扩胸，持续 10 秒钟。

第四节操：压手掌。双手平举在胸前，吸气、吐气时向中间施力，重复 10 次。

第五节操：舒展背椎。双手抓椅子的同一边，慢慢扭转上半身，持续 10 秒钟，反方向再做 1 次。

第六节操：弯曲脚趾、刺激脑部。双脚往前伸直，向上抬，脚趾向脚心方向弯曲，然后突然放松，重复 10 次。

第三节　洗澡的护理

老年人身体功能的退化总会带来生活上的诸多不便。中国老龄科学研究中心进行的一项关于中国城乡老年人口状况的调查发现，无论是在城市还是在农村，老年人在吃饭、穿衣、上厕所、上下床、洗澡、室内走动这 6 项日常生活自理能力中，受损最严重的就是洗澡。研究发现，在洗澡期间发生猝死的人中以中老年人为最多，其中年龄超过 65 岁的老年人在冬季洗澡时的死亡率最高，来自浴室的危险不容忽视。因而护理人员对老年人洗澡时的护理应注意以下事项。

一、注意温差

老年人洗澡的水温不能太高，以 35～37℃为宜。日本有一项研究发现，老年人洗澡水的温度不宜超过 41℃。人一下子进入热水中时，会反射性引起心跳骤然加快，血压在短时间内升高，随后由于全身皮肤和皮下血管扩张，血压又会逐渐下降甚至降到低于洗澡前的水平，并且大量的血液滞留在外周血管，使得大脑和心脏等重要器官的血液供应减少。这种血液分布的改变，可引起血压大幅度升降，对高血压病人或患有其他心、脑血管病的老年人来说，都是极其危险的。对于有心脏病的老年人，冬天洗澡的时候最好先洗脚，这样可以减小对心脏的冲击力。

护理人员应该注意尽量减少浴室内与洗澡水的温差、浴室内与更衣室之间的温差以及更衣室与起居室之间的温差。

二、注意浴室的通风和大小

老年人的浴室不宜过小，尤其不宜使用封闭的洗澡房，否则空气流通不畅，洗浴时间越长，室内氧气越少，二氧化碳越多，室温也越高。在这种环境下，患有高血压、冠心病的老年人极易发生脑卒中和心肌梗死，而患有肺气肿、肺心病、哮喘病的老年人容易感到呼吸困难。此外，老年人手脚不灵活，行动笨拙，在浴室洗澡时容易摔倒或晕厥，所以不要锁住浴室的门，以免发生意外时不能及时救助。

三、饭后不宜立即洗澡

进食后胃肠黏膜小血管扩张，血液集中在内脏胃肠，而脑组织血流则相对减少，老年人此时往往都有困倦欲睡感。如果此时立即洗澡，加上表皮血管扩张，使脑组织的血液减少，有可能引发晕厥。患有心脑血管疾病的老年人，还有可能发生脑血管意外或心脏病。所以老年人应在饭后 1 小时后洗澡，并应在洗澡前喝一杯温开水。

四、洗澡时间不宜过长

老年人洗澡时间一般以 30 分钟以内为宜，否则不仅容易疲劳，还可造成体表血管扩张，引起脑血流减少，使人头昏眼花，可能造成骨折或引起心脏缺血、缺氧，冠状动脉痉挛、血栓形成，甚至诱发严重的心律失常及猝死。洗完澡后，还要稍事休息，在护理人员陪伴下走动。

五、不宜空腹洗澡

用浴池时，因全身浸泡在热水中，体表血管扩张，血液循环加速，体内新陈代谢加快，老年人在空腹时洗澡，会因为出汗过多等原因，引起血糖及血压降低，出现头晕、心慌、四肢软弱无力等现象，严重者还会突然跌倒，发生意外。

六、患病老年人不宜单独洗澡

患高血压、冠心病、高血脂、高血糖症及颈椎病、糖尿病的老年人，洗澡时容易发生意外，最好由护理人员陪护。如果是盆浴，则洗澡水不宜过深，避免增加心脏负担。如果习惯淋浴，则应避免长久站立，不妨坐着洗。洗澡时动作要舒缓些。洗完澡，老年人要慢慢站起来，还应休息 30 分钟左右。

七、注意浴室防滑

在给老年人洗澡时，最好采用淋浴方式，并准备个小板凳让老年人坐，这样不但能减轻体力消耗，还可以避免老年人摔倒。浴室的地面上最好铺一层橡胶垫，以起到防滑作用。

八、注意帮老年人调节洗澡姿势

洗澡时，双手抱住老年人腋下让其坐下，喷头最好正对老年人肩背，等肩背以下的身体都被水淋湿后，再将喷头移向老年人头部，开始为老年人洗头。可以一边洗一边轻轻为老年人按摩头皮，同时还应注意不要让泡沫流进老年人的眼口。洗头的时间不宜过长，最好为两三分钟。腋下、腹股沟、会阴等部位，由于皱褶多或部位隐蔽，容易滋生细菌和污物，所以要仔细清洁。老年人皮肤干燥，因此要避免用碱性较强的洗浴用品，可使用中性或儿童浴液。

九、注意搓澡的力度和方向

有的老年人洗澡时，喜欢用毛巾等用力搓擦，这样会损伤皮肤的鳞状上皮细胞，降低皮肤这个自然"防线"的功能，招致细菌、真菌从皮肤的微小破损处侵入体，从而引起疖肿、癣类等皮肤病。同时老年人的皮脂腺有不同程度的萎缩，不宜用含碱过多的肥皂，否则会降低皮肤的酸性，对健康不利。所以帮老年人搓澡时要注意力度，以免搓伤。

静脉血管壁上有静脉瓣，可防止血液倒流，保证血液流回心脏。搓澡时由上而下使劲搓，久之会损伤静脉瓣，使血液回流发生障碍，引起静脉曲张、下肢溃疡或静脉炎。故洗澡搓四肢时要由下往上搓，以免损伤静脉瓣。

十、洗澡后不要急于喝水

老年人在洗澡后要先休息一下，因为这时候，老年人的心脏跳动快，喝水会加重心脏的负担，尤其是有心脏病的老年人。在老年人心脏跳动稍微平稳时，可以缓慢、小口、多次地喝温开水。

在高温出汗后，也不能一次性大量饮水，否则容易出现心慌、气短、出虚汗等现象。高温造成的大量出汗会使身体丢失很多盐分，如果再大量饮水，则会稀释血液中的盐分并增加出汗，进一步加重"口渴"的感觉。大量出汗时，人体胃肠的血管处于收缩状态，吸收能力差，大量的水易在胃肠道里积聚，使老年人感到闷胀，并会引起消化不良。

正确的做法是，先用温水漱漱口，润湿口腔和咽喉，再喝50~100毫升淡盐水（100毫升水加食盐2克）；休息30分钟后，再喝些常温（25℃左右）的白开水。

十一、洗澡频率不可过于频繁

皮肤是人体最大的器官，更需要好好呵护。就像适当的运动有利于健康，而过度的锻炼反而对身体有伤害一样，适当洗澡有利于皮肤清洁，但过度洗浴却可能会造成伤害。老年人的皮肤跟年轻人不一样，老化、皮肤油脂少，比较干。如清洗太多，不仅刺激皮肤，而且容易损伤鳞状上皮细胞，使皮肤的自然"防御"功能降低，招致细菌入侵，引起疖肿、癣类等皮肤病。

老年人洗澡的频率要根据皮肤的情况和具体的季节来决定，一般冬天一周一次就够了，春秋天以一周两次为宜。夏天天热出汗多，较胖、皮脂腺分泌旺盛、出汗较多的老年人，洗澡次数可适当增多。但体瘦、出汗少的老年人则最好控制次数，特别是冬天和春秋天不出汗的时候，可以用擦澡等方式来代替泡澡。

▶**思考与练习**

1. 居室的布置与装饰应该注意哪几方面？
2. 老年人居室的色彩应如何搭配？
3. 老年人喜欢养花，是不是居室里的花越多越好？
4. 简述老年人居室装饰的特点。
5. 老年人的日常饮食制作应注意哪些方面？
6. 老年人的卧室布置应该考虑哪几方面？
7. 如何改善老年人的睡眠？
8. 帮老年人洗澡时要注意什么？

第四章

老年人营养护理

第一节 水

一、水的结构与功能

（一）水的基本结构

水是生命之源。水是由氢元素和氧元素组成的化合物。一个水分子由两个氢原子和一个氧原子构成，水的分子式是 H_2O。水是一种可以在液态、气态和固态之间转化的物质。液态的水就称为水，固态的水称为冰，气态的水称为水汽或水蒸气。在正常大气压下，水的冰点为 0℃，在零下 5℃以下会结为冰晶柱和冰晶板，水的沸点为 100℃。纯净的水是无色、无味的透明液体。

（二）水在人体中的分量

成人体内的水约占体重的 60%。身形消瘦的人含水量低些，白嫩肥胖的人含水量高些，儿童的含水量约占 80%，大脑组织的含水量约为 85%。在体液总量中，细胞内液约占体重的 35%～40%，细胞外液约占体重的 15%～20%，细胞外液中，细胞间液约占 10%～15%，血浆约占 5%。

水是构成人体的主要物质，也是维持生命必不可少的物质，有水才有生命，人如果离开水，生命活动只能维持几天。

（三）水的主要生理功能

1. 化学反应与代谢

人的各种生理活动都离不开水。人体需要的各种营养物质都有赖于水解作用，才能消化、吸收、运输、排泄，实现新陈代谢，人体需要的能量也有赖于水的转化生成。

2. 物理调节与恒温

人体所有的功能都需要水来调节。比如人体能量的消耗过程产生体热，需要水的吸收调节才能维持体温的稳定正常。炎热季节，环境温度往往高于体温，人体排出汗液，通过水分蒸发带走一部分热量，来降低体温，使人免于中暑。而在天冷时，由水贮备热量，使人体体温不致因外界低温影响发生明显的波动。

3. 体内润滑与抗震

水分同时是身体的润滑剂，可以滋润皮肤，使皮肤有弹性去应对外界环境变化；可以润滑细胞组织器官关节，使它们在运动中互相之间免于摩擦受损，保证转动灵活；人体细胞靠体液悬浮承托，减压抗震保持平衡，如人体上半身约70%的重量就是靠储存于椎间盘核中的水液来承托支撑的，胎儿在子宫内是靠羊水悬浮才避免震压而得以安全生长的。

4. 物质运输与信息传播

人体中的水在细胞、血管之间川流不息，把氧气和营养物质运送到组织细胞，再把废物排出体外，实现人体的新陈代谢。其运输水道同时也是信息传递的通道，大脑细胞的产物通过水道传递给神经末梢，发出各种指令，从而使人体成为一个协调的机体。

二、水的营养平衡

（一）水是生命之源

人体需要最多的营养素是水，它是人体细胞的主要成分（占60%～70%），各项生命活动的进行都离不开水。人体的细胞组织器官系统共同参与水液代谢，其中大脑起发号施令的作用。

肺主行水。中医认为，肺为华盖，其位最高，参与调节体内水液代谢，所以说"肺为水之上源"。肺主行水的生理功能是通过肺气的宣发和肃降来实现的，对体内水液输布、运行和排泄起疏通和调节作用。肺气宣发，使水液迅速向上向外输送，散布到全身，外达皮毛，润泽各个组织器官。肺气肃降，体内代谢后的剩余水分，一部分通过呼吸、皮肤汗孔蒸发而排出体外，另一部分下行到肾，形成尿液而排出体外。

肝主疏泄。调畅三焦气机，促进各脏腑协同进行用水工作。

脾主运化。脾居中焦，为人体气机升降的枢纽，在人体水液代谢过程中起着重要作用。在人体水液代谢过程中，脾在运输水谷精微的同时，把人体所需要的水液，运送到全身各组织中去，以起到滋养濡润作用，又把各组织器官利用后的水液及时地转输给肾。

肾为水脏。脏腑组织利用后的水液从三焦下行归于肾，经肾的气化过滤分为清浊两部分。清者，再通过三焦上升，归于肺而布散于周身。浊者才变成尿液，下输膀胱，从尿道排出体外，如此循环往复，从而维持人体水液代谢的平衡。

（二）水代谢紊乱也是所有疾病的总根源

人体是由约 60% 的水和 40% 的干物质构成。

在整个系统中，水代谢过多或过少都会对人体造成伤害，水代谢紊乱是所有疾病的总根源。

当人体失水量达体重的 2%～3% 时，人便会口渴，感觉难受，甚至会出现如头痛、头晕、乏力等神经官能症；失水量达 3%～6%，脱水的体表症状明显，属中度脱水，并开始出现循环功能不全的症状；失水量达 6% 以上，前述症状加重，人体氧化还原困难，甚至可能出现休克昏迷；失水量达到 20%，则非常危险。

（三）人体对水的补充

1. 水的补充量

一般而言，人每天喝水的量至少要与体内的水分消耗量相平衡。人体每天从尿液、粪便、呼吸或从皮肤蒸发消耗的水分大约是 2～3 千克，而人体每天能从食物中补充的水分只有 1～1.5 千克，因此正常人每天需要喝水 1.5～2.5 千克。

2. 水的补充方法

健康的机体必须保持水分的平衡，补水的原则要因人而异，做到适时、适量、适度。一天中补水的最佳时间如下：

第一次，早晨起床，此时正是血液缺水状态。经过一个晚上的睡眠，人体流失的水分约有 450 毫升，早上起来需要及时补充，因此早上起床后空腹喝水有益血液循环，也能使大脑清醒。

第二次，上午 8 时至 10 时左右，这是工作时间的润滑水分。

第三次，下午 3 时左右，这是工作时间的第二次润滑水分。

第四次，睡觉时血液的浓度会增高，如睡前适量饮水会冲淡积压液，扩张血管，对身体有好处。

喝水过多会引发"水中毒"，长期喝水过量，超过肾脏排出能力，会使细胞水肿，轻则出现头昏眼花、虚弱无力、心跳加快等症状，严重时甚至会出现痉挛、意识障碍和昏迷。老年人因身体代谢机能减退，更不应该大量饮水，而是应该按照适时、适量、适度的原则补充水分。

（四）人对饮用水的质量要求

饮用水分为安全水和健康水。水首先要安全，被污染了的水肯定不能成为饮用水。安全水的更高要求是健康水，是指在满足人体生命活动和安全的基本需要基础上，还能进一步提高人体的生命质量和生理功能的水，如天然矿泉水。

1. 健康水的标准

（1）不含有害人体健康的物理性、化学性和生物性污染。

（2）含有适量的有益于人体健康，并呈离子状态的矿物质（钾、镁、钙等含量在 100 毫克 / 升）。

（3）水的分子团小，溶解力和渗透力强。

（4）应呈现弱碱性（pH 值为 7~9）。

（5）水中含有溶解氧（6 毫克 / 升左右），含有碳酸根离子。

（6）可以迅速、有效地清除体内的酸性代谢产物和各种有害物质。

（7）水的硬度适度，介于 50~200 毫克 / 升（以碳酸钙计）。

弱碱性高能量活化水完全符合以上标准，它不仅适合健康人长期饮用，而且由于它具有明显的调节肠胃功能、调节血脂、抗氧化、抗疲劳和美容作用，也非常适合胃肠病、糖尿病、高血压、冠心病、肾病、肥胖、便秘和过敏性疾病等体质酸化病人的辅助治疗。

2. 不能饮用的水（污染水）

1984 年颁布的《水污染防治法》对"水污染"的定义是：水体因某种物质的介入，而导致其化学、物理、生物等方面特征的改变，从而影响水的有效利用，危害人体健康或者破坏生态环境，造成水质恶化的现象。

水的污染有两类：一类是自然污染；另一类是人为污染。当前对水体危害较大的是人为污染。根据污染杂质的不同可以将水污染分为化学性污染、物理性污染和生物性污染三大类：

（1）化学性污染。即由于化学物品造成的水体污染，化学性污染主要有：无机污染物质，如酸、碱等；无机有毒物质，如汞、镉、铅、砷等重金属元素；有机有毒物质，如各种有机农药、多环芳烃、芳香烃等很难被生物分解的人工合成物质；生活污水和某些工业废水中所含的需氧污染物；生活与工业污水、农田排水中的含氮、磷物质；以及油类物质污染等。

（2）物理性污染。物理性污染主要有：悬浮物质污染，指水中含有的不溶性物质，包括固体物质和泡沫塑料，它们是由生活污水、垃圾和采矿、采石、建筑、食品加工、造纸等产生的废物泄入水中或农田的水土流失所引起的悬浮物等；热污染，来自各种工业过程的冷却水等；放射性污染，如原子能工业，放射性矿藏开采，核试验和核电站以及医学、工业、研究等领域应用的同位素放射性污染等。

（3）生物性污染。生物性污染主要是生活污水，特别是医院污水和某些工业废水。

3. 不宜饮用的水

老化水虽没有被污染，但也不宜饮用。老化水俗称"死水"，水静止存放超过3天，就会变成老化水，不宜饮用。如常喝这种水，对未成年人来说，会影响身体生长发育，对于中老年人来说则会加速衰老。

4. 不宜长期饮用的水

重复煮滚的水。反复煮沸的水中钙、镁等重金属成分和亚硝酸盐含量增高。经常喝这种水，会影响胃肠功能，甚至使人出现腹泻、腹胀，造成机体缺氧。

纯净水。即通过离子交换、电渗析、逆渗透、蒸馏等方法加工而成的水，水中的细菌等污染物已被除去，同时也除去了钾、钙、镁、铁、锶、锌等人体必需的矿物质，而且纯净水具有极强的溶解矿物质、微量元素的能力，人们大量饮用纯净水后，体内原有的微量元素和营养物质，就会迅速地溶解于纯净水中，然后排泄出体外，长期饮用会使人体内的营养物质失去平衡，不利于身体健康。

第二节　蛋白质

一、蛋白质的结构与功能

（一）蛋白质的基本结构

蛋白质是由多种氨基酸组成的长链状高分子化合物，是一切生命的物质基础，是机体所有组织和细胞的重要组成部分，是人体生长发育所必需的营养素。蛋白质主要由碳、氢、氧、氮四种元素构成，部分也含有硫、磷、铁等元素，其中氮元素在各种蛋白质中含量最稳定，平均含量为 16%，所以常以食物中氮的含量来测蛋白质的含量。而蛋白质占人体重量的 15%~19%，即一个体重为 60 千克的成年人体内约有蛋白质 9.8 千克。

蛋白质的基本单位为氨基酸。氨基酸是一种既含有氨基，又含有羧基的化合物。根据组成方式的不同，蛋白质可以分为简单蛋白质、结合蛋白质两大类，统称为蛋白质。简单蛋白质的分子只有氨基酸，结合蛋白质由氨基酸结合其他物质组成。

组成蛋白质的氨基酸有 20 多种。这些氨基酸分子存在于细胞质中的核糖体上，为实现不同的生理功能，满足生命的需要，以各种不同的种类、个数、排列顺序合成蛋白质，因此，每一个蛋白质都是一串氨基酸分子。

组合时，氨基酸脱水缩合形成新的化学键叫肽键，两个氨基酸缩合形成二肽，三个氨基酸形成三肽，依此类推。蛋白质中的氨基酸通过肽键连接。

由于组成每一种蛋白质分子的氨基酸种类、个数、排列顺序不同，而且一个蛋白质分子可以由一条肽链组成，也可以由多条肽链组成，加上肽链的空间结构千差万别，导致了蛋白质分子种类繁多，如卷曲形、折叠形、螺旋形等。

指导蛋白质合成的物质称为"基因"。其中对人类相貌特征、人格特征、性别差异、智力潜质等起关键作用的是基因携带的遗传信息"DNA（脱氧核糖核酸）序列"。基因通过指导蛋白质的合成来表达自己所携带的遗传信息，从而控制生物个体的性状表现。

（二）蛋白质的生理功能

人体的一切活动都靠蛋白质完成，没有蛋白质就没有生命。机体中的每一个细胞和所有重要组成部分都有蛋白质参与。蛋白质具有以下生理功能：

1. 生物催化

人体内有数千种酶，绝大多数酶的化学本质都是蛋白质，酶可参与机体代谢。酶能催化生物化学反应。在酶的作用下，人体细胞里每分钟要进行一百多次生化反应，促进食物的消化、吸收和利用。机体各个器官组织需要的相应酶的质量和数量充足，反应就会顺利，人也就会精力充沛，不易生病。否则，反应就会变慢或者被阻断。

2. 代谢调节

参与生物体代谢调节的许多激素属于蛋白质或多肽类物质。如胰岛素、生长激素等。蛋白质在体内不断进行代谢更新，修补人体组织、维持机体正常功能。例如年轻人的表皮细胞每 28 天更新一次，而胃黏膜三到五天就要全部更新。所以一个人如果蛋白质的摄入、吸收、利用都很好，那么皮肤就是光泽而有弹性的。反之，人则经常处于亚健康状态。组织受损后，得不到及时和高质量的修补，便会加速机体衰老。

3. 体内物质转运与贮存

蛋白质在体内起到运载各种物质的作用，如红细胞中的血红蛋白是运输氧气和二氧化碳的工具、脂蛋白输送脂肪、细胞膜上的载体蛋白质运输物质等。

4. 维持机体平衡

体内许多重要的激素，如胰岛素、胸腺激素、生长素等都由蛋白质构成，起着调节体内各器官生理活性的作用，同时维持机体内的渗透压的平衡及体液酸碱平衡。

5. 免疫保护作用

人体内的抗体起着清除侵入人体细菌与病毒的作用。体内免疫细胞和免疫蛋白有白细胞、淋巴细胞、巨噬细胞、抗体（免疫球蛋白）、补体、干扰素等。免疫蛋白 7 天更新一次，当蛋白质充足平衡时，免疫力就强，反之即弱。

6. 维持神经系统的正常功能

构成神经递质，维持神经系统的正常功能，如味觉、视觉和记忆。

7. 提供生命活动的能量

人体中大约有 10 万种以上的蛋白质，蛋白质分解时产生能量，供给机体，是人体的能量之一。蛋白质缺乏，成年人会肌肉消瘦、机体免疫力下降、贫血，严重者会产生水肿；未成年人会生长发育停滞、贫血、智力发育差、视觉差。蛋白质过量，会造成蛋白质代谢障碍。

8. 生长、繁殖、遗传和变异作用

生物的生长、繁殖、遗传与变异等都与核蛋白有关，而核蛋白是由核酸与蛋白质组成的结合蛋白。

二、蛋白质的营养平衡

蛋白质是人体生命的物质基础，是机体细胞的重要组成部分，是人体生长发育和维持各种新陈代谢所必需的营养素。人体的一切生命活动都需要蛋白质参与完成，没有蛋白质就没有生命。

人体内蛋白质的种类很多，性质、功能各异。蛋白质的营养作用在于它的各种氨基酸。组成食物蛋白质的氨基酸有 20 余种，其中不能在人体内合成，而必须由食物供给的氨基酸称为“必需氨基酸”，其他氨基酸因为都能在机体内合成，称为“非必需氨基酸”。

必需氨基酸有：赖氨酸、蛋氨酸、色氨酸、苏氨酸、缬氨酸、苯丙氨酸、亮氨酸、异亮氨酸和组氨酸等。

非必需氨基酸有：精氨酸、丙氨酸、4–羟脯氨酸、白氨酸、甘氨酸、胫化酶、谷酰胺、脯氨酸、天门冬氨酸、谷氨酸、天门冬酰酸等。

我们所说的人体蛋白质补充量，是指对必需氨基酸的摄入。

（一）人体蛋白质的补充量

保持健康所需的蛋白质含量因人而异。正常情况下，健康成年人每 1 千克体重每天大约需要补充 1 克蛋白质。婴幼儿、青少年、孕期妇女、伤员和运动员，由于生长发育和身体康复的需要，每日需要摄入更多的蛋白质。

（二）蛋白质不平衡的危害

人体每天摄入的氮量与排出的氮量几近维持相对平衡的状态，也称为氮平衡。人体摄入蛋白质的量等于或略大于排出的量，称为正氮平衡；摄入量超过或小于排出量，称为负氮平衡。摄入量小于排出量，会造成蛋白质缺乏；摄入量较大超过排出量，即为过量摄入，会使人体产生蛋白质中毒。

1. 蛋白质缺乏的危害

成年人蛋白质缺乏会导致肌肉萎缩、消瘦、机体免疫力下降、贫血，严重者产生水肿；未成年人蛋白质缺乏会导致生长发育停滞、贫血、观察能力差、视觉差、智力低下。

2. 蛋白质过量的危害

蛋白质在体内不能贮存，机体无法吸收多余的蛋白质，过量摄入蛋白质将可能因代谢障碍产生蛋白质中毒甚至死亡。

（三）蛋白质食物的选择

1. 蛋白质的分类

营养学上根据食物蛋白质所含氨基酸的种类和数量将食物蛋白质分为三类：

完全蛋白质：这是一类优质蛋白质。它们所含的必需氨基酸种类齐全，数量充足，比例适当。将其作为唯一的膳食蛋白质来源时，不但可以维持人体健康，还可以促进生长发育。奶、蛋、鱼、肉中的蛋白质都是完全蛋白质。

半完全蛋白质：这类蛋白质所含氨基酸，虽然种类齐全，但某些氨基酸的数量不能满足人体的需要，比例不适当。将其作为唯一的膳食蛋白质来源时，可以维持生命，但不能促进生长发育。例如小麦中的麦胶蛋白便是半完全蛋白质，含氨基酸很少。

不完全蛋白质：这类蛋白质不能提供人体所需的全部必需氨基酸，将其作为唯一的膳食蛋白质来源时，既不能促进生长发育，也不能维持生命，例如，肉皮中的胶质蛋白便是不完全蛋白质。

2. 含蛋白质多的食物

奶品类：如牛奶、羊奶、马奶等。

肉类：畜肉，如牛、羊、猪、狗肉等；禽肉，如鸡、鸭、鹅、鹌鹑等。

水产类：鱼、虾、蟹等。

蛋类：如鸡蛋、鸭蛋、鹌鹑蛋等。

豆类：包括黄豆、大青豆和黑豆等，其中以黄豆的营养价值最高，它是婴幼儿食品中优质的蛋白质来源。

干果类：如芝麻、瓜子、核桃、杏仁、松子等。

3. 多种氨基酸食物搭配

蛋白质中人体必需氨基酸共有 20 种。需多种食物搭配食用，才会尽可能地使机体需求平衡。

将多种富含蛋白质的食物混合食用，可以提高蛋白质在身体里的利用率。例如，单纯食用玉米的生物价值为 60%、小麦为 67%、黄豆为 64%，若把这三种食物按比例混合后食用，则蛋白质的利用率可达 77%。

第三节 脂肪

脂肪是人体组织细胞的重要组成成分，可以给人体供给热量。它分为类脂和中性脂肪。类脂包括磷脂和胆固醇，中性脂肪又称甘油三酯，广泛存在于皮下、腹腔、脏器周围及肌肉间隙中。脂肪约占人体体重的 13%，女性高于男性。脂肪的产热量占人体需要总能量的 16% ~ 20%。

一、脂肪的结构与功能

（一）脂肪的基本结构

脂肪是由甘油和脂肪酸组成的三酰甘油酯，化学元素主要是 C、H、O。脂肪又称甘油三酯，是由一分子甘油和三分子脂肪酸结合而成。

脂肪的性质和特点主要取决于脂肪酸，不同食物中所含脂的脂肪酸种类和含量不一样。自然界有 40 多种脂肪酸，因此可形成多种脂肪酸甘油三酯。脂肪酸一般由 4~24 个碳原子组成。

脂肪酸分三大类：饱和脂肪酸、单不饱和脂肪酸、多不饱和脂肪酸。脂肪可在多数有机溶剂中溶解，但不溶解于水。

（二）脂肪酸的主要生理功能

1. 储存和供给热能

脂肪是人体内储存并供给热能的物质，可以在体内分解成二氧化碳和水，并产生热能。1 克脂肪产生的热能，比 1 克蛋白质或 1 克糖类（碳水化合物）高一倍多，是营养素中产生热能最高的物质。正常情况下脂肪氧化提供的能量占每日摄入总能量的 20%～30%。

2. 构成人体组织和分泌活性物质

脂肪是生命的重要物质基础。磷脂、糖脂和胆固醇构成细胞膜的类脂层，是构成细胞的主要成分。脂肪也是合成胆汁酸、维生素 D_3、类固醇激素（如肾上腺皮质激素、性激素）的主要原料。研究证明，女性卵巢内脂肪只有达到 17% 以上时，脑垂体和性腺才能产生激素；女性身体脂肪只有达到 23% 以上时，才具有怀孕和哺乳的能力。

3. 提供必需脂肪酸

人体必需脂肪酸主要有 3 种，即亚油酸、亚麻酸和花生四烯酸，人体不能自己合成，必须依靠食物补充提供。不饱和脂肪酸是合成磷脂的必需物质，而磷脂又是神经发育和形成神经髓鞘的重要物质。

4. 维持体温和保护内脏

皮下脂肪可防止体温过多向外散失，减少身体热量散失，维持体温恒定，也可阻止外界热能传导到体内，有维持正常体温的作用。内脏器官周围的脂肪有减少内部器官之间摩擦，缓冲外力冲击，保护内脏的作用。

5. 促进人体维生素的吸收

脂溶性维生素主要包括维生素 A、D、E、K 等。维生素 A、D 主要来源于鱼肝油和奶油，维生素 E 来源于植物油。脂肪是维生素 A、D、E、K 等的良好溶剂，具有促进人体对这些脂溶性维生素吸收的作用。

6. 增加饱腹感，平衡膳食量

脂肪在胃肠道内消化慢，停留时间长，延迟胃排空，使人不易感到饥饿，有增加饱腹感、控制进食量的作用。

二、脂肪的营养平衡

食物中的油脂主要是油和脂肪，一般把常温下是液体的称作油，而把常温下是固体的称作脂肪。脂类可分为低密度脂蛋白脂类、极低密度脂蛋白脂类和高密度脂蛋白脂类。

（一）人体脂肪的补充量

由于不同地区经济发展水平和饮食习惯的差异，脂肪的实际摄入量有很大差异。我国营养学会建议膳食脂肪供给量不宜超过总能量的30%，其中饱和、单不饱和、多不饱和脂肪酸的比例应为1：1：1。亚油酸提供的能量能达到总能量的1%~2%即可满足人体对必需脂肪酸的需要。

（二）脂肪不平衡引起疾病

脂肪摄入过量将产生肥胖，并导致一些慢性病的发生。膳食脂肪总量的增加还会增大某些癌症的发生概率。脂肪肝就是肝脏内的脂肪含量超标的症状。近几年来，脂肪肝发病率有不断上升的趋势，已成为一种常见病。

必需脂肪酸缺乏会对人体产生危害，可引起生长迟缓、生殖障碍、皮肤受损等。另外，还可引起肝脏、肾脏、神经和视觉等多脏器疾病。

（三）脂肪的食物来源

除食用油脂含约100%的脂肪外，含脂肪丰富的食品为动物性食物和坚果类。

动物性食物以畜肉类含脂肪最丰富，且多为饱和脂肪酸；一般动物内脏除大肠外含脂肪量皆较低，但蛋白质的含量较高。禽肉一般含脂肪量较低，多数在10%以下。鱼类脂肪含量基本在10%以下，多数在5%左右，且其脂肪含不饱和脂肪酸多。蛋类以蛋黄含脂肪最高，约为30%，但全蛋仅为10%左右，其组成以单不饱和脂肪酸居多。

除动物性食物外，植物性食物中以坚果类含脂肪量最高，最高可达50%以上，不过其脂肪组成多以亚油酸为主，所以是不饱和脂肪酸的重要来源。

第四节 糖类

一、糖类的结构与功能

（一）糖类的基本结构

糖类又称碳水化合物，是由碳、氢、氧三种元素组成的一大类化合物，分子式通式为 $C_n(H_2O)_m$。糖类广泛存在于食物中，是构成人体组织的基本物质。

（二）糖类的主要生理功能

1. 供给能量

人体所需能量主要来自糖类（淀粉）的分解，主要以葡萄糖的形式被人体吸收，并迅速氧化，给机体提供能量。人体从膳食中摄取的总热量的 55%~65% 都是由糖类提供的。糖类虽然比等量脂肪所产生的热量低一些，但其来源广泛，是最经济、最安全、最主要的热量来源。食物中糖的来源含量均多于脂肪，氧化分解的产物—氧化碳和水也易于排出。糖类在体内氧化又较其他产热营养素放出热能快，能及时满足机体对热能的需要。糖原和葡萄糖是脑组织和心肌的主要能源，又是肌肉运动的有效能源物质。血液中的葡萄糖是神经系统的唯一能量来源。

2. 构成机体组织

糖类是构成机体的一种重要物质，所有神经组织、细胞和体液中都含有糖类。核糖是构成遗传物质脱氧核糖核酸（DNA）的主要成分，糖脂是细胞膜与神经组织的结构成分，对维持神经系统的机能活动有重要作用。此外，乳糖在促进婴儿生长发育中也起着重要作用。

3. 辅助脂肪氧化

体内脂肪代谢需要有足够的糖类来促进氧化，糖类量不足时，所需能量将大部分由脂肪提供，而脂肪酸在氧化过程中，不能完全氧化成二氧化碳和水，会产生酮体，酮体在体内蓄积会造成酮症酸中毒，而糖类则具有辅助脂肪氧化的抗生酮作用。糖类在体内代谢的重要性还表现在膳食中若糖量充足，蛋白质在体内不以热能形式被消耗，便可充分发挥其组成物质、调节物质的作用。

4. 护肝解毒和增强胃肠功能

当肝糖原储备充足时，肝脏对四氯化碳、酒精、砷等化学毒物有较强的解毒能力，对各种致病微生物感染所引起的毒症也有较强的解毒作用。当肝糖原不足时，肝脏的解毒作用就明显下降。能促进消化的多糖类纤维素和果胶，虽然不能被人体消化吸收，但能增进消化液的分泌和胃肠蠕动。同时，还能吸收肠腔中的水分，使大便松软，利于正常排便，从而促进消化功能和排便功能。

二、糖类的营养平衡

糖类是我们身体必不可少的营养之一。人们摄入谷物、蔬果等，经过消化系统转化为单糖（如葡萄糖等）进入血液，运送到全身细胞，作为能量的来源。如果一时消耗不了，则转化为糖原储存在肝脏和肌肉中，肝脏可储糖 70～120 克，约占肝重的 6%～10%。细胞所能储存的肝糖是有限的，如果摄入的糖分过多，多余的糖即转变为脂肪。

当食物消化完毕后，储存的肝糖即成为糖的正常来源，维持血糖的正常浓度。在剧烈运动时，或者长时间没有补充食物情况下，肝糖也会消耗完。此时细胞将分解脂肪来供应能量，脂肪的 10% 为甘油，甘油可以转化为糖。

人类的大脑和神经细胞必须要靠糖分供能来维持生存，必要时人体将分泌激素，将人体的某些部分（如肌肉、皮肤甚至脏器）中的蛋白质转化为糖，以维持生存。

（一）糖的种类与作用

糖可分为多糖、双糖、单糖。米饭、馒头、面条、面包、饼干、山芋、南瓜所含的淀粉便是多糖。而蔗糖、麦芽糖和乳糖是双糖。果糖、半乳糖与葡萄糖是单糖。

人体只能吸收单糖，而单糖之中葡萄糖是可以利用的主要形式。多糖类的淀粉虽然不甜，但在淀粉酶的作用之下会被分解为单糖，而且主要是葡萄糖。

如有足够的胰岛素，身体便能将其吸收利用。如果没有足够的胰岛素帮助它转化，血液中的血糖会升高，甚至滤出转为尿糖，便是糖尿病。

20世纪90年代有人研究了各种单糖被利用的情况，结果发现，从进入血液来说，葡萄糖最快，果糖次之，半乳糖更次。糖尿病病人血液中高出的糖主要是葡萄糖而不是果糖。所以在这个意义上说，控制淀粉类食物对预防糖尿病来说尤为重要。

（二）糖的摄入量

关于糖的合理食用量，由于人们生活习惯、饮食结构和劳动强度的不同，国内外营养学者在制定标准上有很大的差异。我国目前糖的补充量为：成年人每日每千克体重的补充量约为6克。而国外近几年比较一致的意见是：每日每千克体重控制在0.5克左右，也就是说，体重60千克的成人，每日食用的糖量以30克左右为宜。

严格控制糖类的摄入量不会影响人体对糖类的需求，因为除碳水化合物食品外，含糖的加工食品实在太多了。当你喝一杯咖啡或红茶，已摄入10~15克糖，吃一块甜点心，又获取了20克糖，再饮一瓶清凉饮料，又得到了30克糖。这些，就已足够机体一天之中对糖的需要量了。

（三）补糖不平衡的危害

在食品的调制中，糖能增甜味、风味和趣味，又是容易消化的热能来源，所以人们特别喜爱甜食。但糖和甜食不宜吃得太多，否则会对机体造成以下损害：

1. 易造成营养不足

每天若是吃糖或甜食较多，那么其他富含营养的食物摄入量就会减少。尤其是儿童，吃糖或甜食若过多，会使正餐食量减少，于是蛋白质、矿物质、维生素等反而得不到及时补充，以致营养不足。

2. 易发生龋齿

常吃糖食，会为口腔内的细菌提供生长繁殖的条件，容易被乳酸菌作用而产生酸，使牙齿脱钙，易发生龋齿。

3. 易导致肥胖病

吃糖过多时，剩余的部分会转化为脂肪，不但会导致肥胖，也可使机体营养物质代谢失衡。

4. 易发生骨折

过多的糖使体内维生素 B_1 的含量减少。因为维生素 B_1 是糖在体内转化为能量时必需的物质，维生素 B_1 不足，会大大降低神经和肌肉的活动能力，因此，偶然摔倒时易发生骨折。

5. 易发生高血糖、低血糖、糖尿病

血液中的糖称为血糖，大多数情况下都是葡萄糖。体内各组织细胞活动所需的能量大部分来自葡萄糖，所以血糖必须保持一定的水平才能维持体内各器官和组织的需要。正常人在清晨空腹血糖浓度为 80~120 毫克／分升。空腹血糖浓度超过 130 毫克／分升称为高血糖。如果血糖浓度超过 160~180 毫克／分升，就有一部分葡萄糖随尿排出，这就是糖尿。血糖浓度低于 70 毫克／分升称为低血糖，可见于饥饿时间过长、持续的剧烈体力活动、严重肝肾疾病、垂体前叶机能减退、肾上腺皮质机能减退等。人体出现低血糖时，脑组织首先出现反应，表现为头晕、心悸、出冷汗以及饥饿感等。如果血糖持续下降到低于 45 毫克／分升，就可发生低血糖昏迷。人体所有细胞所需的糖都由血液来输送，所以维持血液中糖的恰当浓度是很重要的。

6. 寿命缩短

实验研究证实，癌症与缺钙有密切联系，进食糖类可导致机体钙质吸收出现障碍，被认为是造成某些癌症的诱发因素之一。长期吃高糖食物的人，易出现营养不良，肝脏、肾脏肿大，脂肪含量增加，寿命会大大缩短。

（四）糖的食物来源

精致的白米、白面是碳水化合物含量较高的食物。100 克的精米含糖 86 克，100 克的面条含糖 90 克，100 克的白面包或馒头含糖 90 克。每日多食这样的食物易生糖尿病和衰老。所以，人们应尽量少食用精米、白面，多食用粗杂粮。

水果虽甜度感受较大但含糖量并不高，且大多是多糖，不易迅速升高血糖，而且水果中的糖在胃和小肠上段就可以直接被吸收，不会加重胰岛素的分泌负

担。所以，人们可以适当多食水果。

许多蔬菜和水果都含有一种纤维素，也是一种多糖，据研究证实其具有促进肠道蠕动、帮助排便的作用。

第五节　矿物质（无机盐）

一、人体矿物质的种类与功能

（一）人体矿物质的种类

人体是一个有机的生命体，在所有的生命活动过程中，需要有各种物质参与，这些物质的种类和数量与地球表面的元素组成基本一致。这些元素除碳、氢、氧以有机物的形式存在外，其余的统称为矿物质，又称无机盐。

矿物质是构成组织细胞和维持正常生理功能不可缺少的物质。据《生命的起源》一书中说："人类乃至所有的生命都是从海水衍生进化而来的"，海水中含有多种矿物质，所以人体也需要矿物质。

人体内矿物质含量占人体重的 3%～4%，有数十种之多，广泛分布于全身。目前尚未能证明这些元素是否都具有生理功能，被证明了具有生理功能的，称为必需元素。其中在体内的含量大于体重 0.01% 的称为常量元素，小于体重 0.01% 的称为微量元素。

必需大量元素有：碳、氧、氮。

必需常量元素有：钙、磷、镁、钾、钠、氯、硫 7 种。

必需微量元素有：铁、铜、锌、锰、钼、铬、钴、镍、钒、锡、碘、硒、硅、氟 14 种。

此外，人体内尚有非必需微量元素：锂、溴、锆、硼、钛、铌、铷、钡、铅、铝、铀、镉、铍、钨、汞、碲、锗、砷、铋、铊、锶、金、银等。

（二）矿物质的主要生理功能

构成机体组织，如钙和磷元素，是构成人体骨骼、牙齿等硬组织的主要材料，磷和硫是构成体内某些蛋白质的成分；以离子形式溶解在体液中，维持人体水分的正常分布和体液的酸碱平衡，组织液中的无机离子保持一定比例是维持神经和肌肉兴奋性、细胞膜通透性及细胞正常功能的必要条件；构成酶系统的活化剂和激活剂。

二、常见主要元素缺乏的预防

（一）钙

钙是人体骨骼的重要组成部分，能够保持身体挺拔的体态。钙补充不足会造成肌肉痉挛、神经紧张、心悸、脆指甲、湿疹、高血压、关节痛、胆固醇升高、风湿性关节炎、蛀牙、失眠、骨质软化、软骨病，以及手臂或腿部发麻等症状。钙的食物来源主要有：牛奶、奶酪等乳制品，鸡蛋、豆制品、海带、紫菜、虾皮、海参、海鱼、动物骨头、芝麻、山楂、花生、核桃、蔬菜等。

（二）锌

锌是酶的激活剂，与蛋白质、核酸合成，细胞分裂、分化、生长有关，具有促进生长发育、组织再生、伤口愈合的功能，有令人思维敏捷、提高性功能的功效。锌补充不足会造成生长迟缓、食欲减退、味觉迟钝、皮肤创伤不易愈合、容易感染、性功能减退，亦可出现牙龈炎、舌炎、结膜炎等。动物性食品中的牛肉、猪肉、羊肉、鱼类、牡蛎含锌量高。植物性食品中的蔬菜、面粉含锌量少，且难以被人体吸收。

（三）铁

铁是血红蛋白、肌红蛋白、细胞色素 A 与某些呼吸酶的重要成分，为携带氧的载体，是造血的主要物质，脸色红润有赖于铁的作用。铁补充不足会造成缺铁性贫血、工作学习能力下降、烦躁不安、抗感染力下降。

动物性食物中，如肝脏、动物血、肉类和鱼类所含的铁为血红素铁，也称亚铁，能直接被肠道吸收。植物性食品中的谷类、水果、蔬菜、豆类及动物性食品中的牛奶、鸡蛋所含的铁为非血红素铁，也称高铁，以络合物形式存在。络合物的有机部分为蛋白质、氨基酸或有机酸，此种铁需先在胃酸作用下与有机酸分开，成为亚铁离子，才能被肠道吸收。所以，动物性食品中的铁比植物性食品中的铁更容易被人体吸收。为预防铁缺乏，应该首选动物性食品。

（四）碘

碘是甲状腺素的主要成分，可以转化脂肪，减轻体重，保持身材。碘补充不足会造成甲状腺肿大、生长障碍。因海水含碘丰富，所以海产品都含有碘，以海带、紫菜含碘最最多。

（五）硒

硒有抗氧化的作用，可与维生素 E 相互作用，具有防止组织硬化、延缓衰老、活化免疫系统预防癌症的功效，也是防止皮屑的重要元素。硒摄入不足会造成骨骼疾病、关节病、克山病、未老先衰、肝脏坏死等问题。硒在谷物、肉类、海产品中的含量高，除缺硒地区外，一般膳食条件下人体不会缺硒。

（六）铜

铜是制造红细胞不可缺少的元素，铜与铁在血红蛋白合成中有协同作用，能促进铁质吸收，提高细胞活力，是人保持红润健康气色的重要元素。铜摄入不足会造成贫血、水肿、头发褪色、骨骼疾病、风湿性关节炎等疾病。

含铜最多的食品是肝脏，大多数的海产食品含铜较多，如虾、蟹。豆类、果类、乳类含铜较少。因各种食品含微量元素多少不同，为预防微量元素缺乏，应食用多种食物，不能偏食、挑食。

第六节 维生素

维生素又名维他命，是一种维持人体生命活动必需的复杂有机物。维生素在体内的含量很少，人体对维生素的需要量也很小，但其在人体生长、发育、代谢过程中却发挥着重要的作用，一旦缺乏就会引发相应的维生素缺乏症，对人体健康造成损害。

除了少数几种维生素能在体内生成外，大多数的维生素机体不能合成或合成量不足，不能满足机体的需要，必须经常通过食物获取。

维生素是个庞大的家族，目前所知的就有几十种，已发现多数维生素对一种或多种机体系统或功能具有重要作用。现在已知人体日常需要的必要维生素只有十多种。

必要维生素，根据其溶解的特性，可分为两大类：脂溶性维生素和水溶性维生素。脂溶性维生素是一类只能溶解于脂肪（油脂）的维生素，主要有：维生素 A、维生素 D、维生素 E、维生素 K 等；水溶性维生素是一类能溶于水的有机营养分子，主要有：B 族维生素、维生素 C、维生素 H、维生素 P、维生素 M 等。

一、脂溶性维生素

（一）维生素 A

维生素 A 又称视黄醇，是一种抗干眼病维生素，与人的暗视觉形成有关。

食物来源：主要存在于动物性食物中，以肝脏含量最为丰富，鱼的肝脏、蛋黄、牛奶制品和胡萝卜、西红柿、绿色蔬菜以及如橘子、李子、桃类等食物中含量较多。

每天需求量：0.8 毫克。这大约相当于 80 克鳗鱼、65 克鸡肝、75 克胡萝卜、125 克皱叶甘蓝的分量。

主要作用：维持正常的视觉，促进骨骼生长、牙齿发育，增强免疫系统，帮助细胞代谢再生，保护细胞免受自由基侵害，维持上皮细胞的生长与分化。

缺乏危害：首发症为夜盲，骨骼成长不良，生殖功能减退，上皮组织干燥、增生、过度角化、发炎，毛发脱落，会导致视觉障碍——夜盲症。

过剩危害：会引起失眠、气喘、眩晕、脱发、恶心、腹泻、食欲不振、皮肤干燥等症，严重者还会引起骨骼和关节疼痛，有导致骨质疏松的危险。

（二）维生素 D

维生素 D 与动物骨骼的钙化有关，是具有钙化醇生物活性的一类化合物，又称抗佝偻病因子。

食物来源：在动物的肝、奶及蛋黄中含量较多，尤以鱼肝油含量最丰富。天然的维生素 D 有两种形式，麦角钙化醇（D_2）和胆钙化醇（D_3）。

每天需求量：5 微克。大约相当于 35 克鲱鱼片，60 克鲑鱼片，50 克鳗鱼或 2 个鸡蛋加 150 克蘑菇的分量。

主要作用：调节人体钙、磷代谢，促进骨骼和软骨成长，维持机体的正常代谢，促进牙齿的钙化，可以预防儿童佝偻病和成人骨质软化症的发生，对神经系统也很重要，并有抑制炎症的作用。

缺乏危害：维生素 D 不足会引起骨骼变软及畸形、骨质疏松和骨质软化症。

过剩危害：会引起恶心、头痛、肾结石、肌肉萎缩、关节炎、动脉硬化、高血压、轻微中毒、腹泻、口渴、体重减轻、多尿及夜尿等症状。严重过剩中毒时则会损伤肾脏，使软组织（如心、血管、支气管、胃、肾小管等）钙化。

（三）维生素 E

维生素 E 又名生育酚，是所有具有 α - 生育酚活性的生育酚和三烯生育酚及其衍生物的总称。1922 年美国加利福尼亚大学的 Evans 和 Bishop 首次发现维生素 E，并认为是大鼠正常生育所必需的物质。20 世纪 60 年代，维生素 E 被证实为人类必需的营养素。

食物来源：主要存在于蔬菜、豆类之中，在麦胚油中含量最丰富。天然存在的维生素 E 有 8 种。

每天需求量：成人每天的维生素 E 需要量为 14 毫克，妊娠及哺乳期需要量略增。4 匙葵花油、100 毫克橄榄油、100 克花生或 30 克杏仁加 70 克核桃就含有一天所需的维生素 E。

主要作用：维生素 E 是强抗氧化剂，能清除体内的自由基并阻断其引发的链反应，维持中枢神经与血管的完整性，维持肌肉的正常代谢，预防心肌梗死，促进男性产生有活力的精子。

缺乏危害：缺乏维生素 E 时，男性可能发生肌肉萎缩、贫血、脑软化及其他神经退行性病变。早产儿出生时血浆和组织中维生素 E 水平很低，而且消化器官不成熟，多有维生素 E 吸收障碍，往往容易出现溶血性贫血，肌肉注射维生素 E 可以改善症状。

过剩危害：动物实验发现大剂量维生素 E 可抑制生长、干扰甲状腺功能及血液凝固、使肝脏中脂类增加，有时会出现恶心、肌肉萎缩、头痛和乏力、高血压、伤口愈合延缓等症状。

（四）维生素 K

维生素 K 属脂溶性维生素。由于它具有促进凝血的功能，故又称凝血维生素，常见的有维生素 K_1 和维生素 K_2。维生素 K_1 是由植物合成的，如苜蓿、菠菜等绿叶植物；维生素 K_2 则由微生物合成，人体肠道细菌也可合成维生素 K_2。现在，维生素 K 已能人工合成，如维生素 K_3。

维生素 K 有增加肠道蠕动、分泌及止血作用。人的肠中有一种细菌会为人体源源不断地制造维生素 K，加上维生素 K 在猪肝、鸡蛋、蔬菜中含量较丰，因此一般人不会缺乏。

二、水溶性维生素

（一）B 族维生素

B 族维生素是一类水溶性维生素，大部分是人体内的辅酶，存在于动物肝脏、瘦肉、禽蛋、牛奶、豆制品、谷物、胡萝卜、鱼、蔬菜等食物中。主要有维生素 B_1、B_2、B_3、B_5、B_6、B_{12}、B_{13}、B_{15}、B_{17} 等，下文将介绍常见的几种。

1. 维生素 B$_1$（硫氨基）

因分子中含有硫及氨基，故又称为硫氨基。

食物来源：广泛存在于粮食、谷物、豆类、米糠、蛋黄、牛奶、番茄等食物中，目前已能由人工合成。因其易溶于水，在食物清洗时会大量丢失。

摄入量：中国营养学会建议，我国居民膳食维生素 B$_1$ 推荐摄入量，成人每天男性 1.4 毫克、女性 1.3 毫克。

生理功能：抑制胆碱酯酶的活性、促进消化、调节肠道功能、增进食欲、保持循环消化、维持神经肌肉正常活动、构成脱羧酶的辅酶、参加糖的代谢等。

缺乏危害：维生素 B$_1$ 缺乏会使神经传导受到影响，可造成胃肠蠕动缓慢、消化道分泌减少、食欲不振、消化不良等障碍，致使人患上脚气病、神经性皮炎等。

2. 维生素 B$_2$（核黄素）

维生素 B$_2$ 又名核黄素，1879 年由大不列颠及北爱尔兰联合王国化学家布鲁斯首先从乳清中发现，1933 年美利坚合众国化学家哥尔倍格从牛奶中提取，1935 年德国化学家柯恩合成。

食物来源：大量存在于谷物、蔬菜、牛乳和鱼等食品中。在碱性或光照条件下极易分解。

摄入量：中国营养学会建议，我国居民膳食维生素 B$_2$ 推荐摄入量，成人每天男性 1.4 毫克、女性 1.2 毫克。

生理功能：促进蛋白质、糖、脂肪的代谢，为人体提供能量，促进生长发育，保护眼睛、皮肤，参与机体的抗氧化，提高机体对环境的应激适应能力。

缺乏危害：维生素 B$_2$ 缺乏易引起口角炎、唇炎、舌炎、皮炎、阴囊炎、微血管增生症等。

3. 维生素 B$_6$（吡哆醛）

维生素 B$_6$ 易溶于水和酒精，遇光和碱易被破坏，不耐高温。有吡哆醇、吡哆醛、吡哆胺三种形式，它们以磷酸盐的形式广泛存在动植物体内。

食物来源：酵母、肝、鱼、瘦肉及谷物、卷心菜等食物中均含有丰富的维生素 B$_6$。

摄入量：中国营养学会建议，我国居民膳食维生素 B$_6$ 推荐摄入量，成人每天 1.2 毫克。

生理功能：维生素 B_6 是许多种代谢酶的辅酶，在代谢中起重要作用，帮助糖原由肝脏或肌肉中释放能量，有促进发育、抑制呕吐、治疗神经衰弱、防止眩晕、预防动脉粥样硬化等功能。

缺乏危害：维生素 B_6 缺乏会引起贫血、脑功能紊乱、呕吐、抽筋等症状。但人体每日摄入的食物中含有丰富的维生素 B_6，且肠道也能合成，所以很少发生维生素 B_6 缺乏症。

过剩危害：对大脑和神经造成伤害，还可能导致神经病，即一种令感觉迟钝的神经性疾病，最极端的情况是导致皮肤失去知觉。

4. 维生素 B_{12}（钴胺素）

维生素 B_{12}，即抗恶性贫血维生素，含有金属元素钴，又称钴胺素，是唯一含有金属元素的维生素。1947 年美国女科学家肖波在牛肝浸液中发现维生素 B_{12}，后经化学家分析，它是一种含钴的有机化合物。

食物来源：肝、瘦肉、鱼、牛奶及鸡蛋是人类获得维生素 B_{12} 的主要来源。

摄入量：中国营养学会建议，我国居民膳食维生素 B_{12} 推荐摄入量，成人每天 2.4 微克。

生理功能：抗脂肪肝、促进维生素 A 在肝中的贮存、促进细胞发育成熟和机体代谢、促进蛋白质的合成、促进红细胞的发育和成熟。

缺乏危害：维生素 B_{12} 缺乏会引发巨幼红细胞性贫血。

（二）维生素 C（抗坏血酸）

维生素 C 能够治疗坏血病并且具有酸性，所以被称作抗坏血酸。

维生素 C 是最不稳定的一种维生素，由于它容易被氧化，在食物贮藏或烹调过程中，甚至切碎新鲜蔬菜时都会被破坏，遇热、碱和重金属离子容易分解，所以炒菜不可用铜锅或加热过久。

食物来源：广泛存在于水果和蔬菜中。维生素 C 含量排前十位的食物按从高到低排列为樱桃、石榴、红椒、黄椒、柿子、青花菜、草莓、橘子、芥蓝菜花、猕猴桃。

摄入量：成人每天需摄入 50~100 毫克，即半个石榴、75 克辣椒、90 克花茎甘蓝、2 个猕猴桃、150 克草莓、1 个柚子、半个番木瓜、125 克茴香、150 克菜花或 200 毫升橙汁。

中国营养学会建议，我国居民膳食维生素 C 推荐摄入量，成人每天 100 毫克。

生理功能：能够捕获自由基，促进生物的氧化还原反应，参与肝脏解毒，增强抵抗力，促进红细胞成熟，预防癌症、动脉硬化、风湿病等疾病。此外，对皮肤、牙龈和神经也有保护作用。

缺乏危害：维生素 C 缺乏会导致细胞间质生成障碍而出现出血、牙齿松动、伤口不易愈合、易骨折、坏血病等症状。

过剩危害：会使小肠蠕动加速，出现腹痛、腹泻等症状；可能引发肾结石、不育症，甚至还会引起基因缺损；会发生恶心、呕吐等现象；大量服用维生素 C，还可引起尿酸剧增，诱发痛风。

（三）维生素 H（生物素、辅酶 R）

维生素 H，又称生物素、辅酶 R，是脂肪和蛋白质正常代谢不可或缺的物质。

食物来源：存在于动物肾脏、肝、蛋黄、奶、水果、酵母等食物中。

摄入量：中国营养学会建议，我国居民膳食维生素 H 推荐摄入量每天为 100 ~ 300 毫克。

生理功能：合成维生素 C 的必要物质，促进人体的糖与脂肪代谢，促进汗腺、神经组织、骨髓、男性性腺、皮肤及毛发的正常运行和生长，减轻湿疹、皮炎症状；预防白发与脱发，保持皮肤健康，缓和肌肉疼痛，促进尿素合成与排泄、嘌呤合成和油酸的生物合成，也是某些微生物的生长因子，常被用于治疗动脉硬化、中风、脂类代谢失常、高血压、冠心病和血液循环障碍性的疾病。

缺乏危害：会出现食欲不振、消瘦、倦怠、厌食、轻度贫血、感觉过敏、肌肉痛、舌炎、皮屑性皮炎、脱毛等症状。

三、正确认识维生素

维生素对于人类的健康起着举足轻重的作用，正因为它是"维持生命必不可少的要素"，所以被称为"维生素"。如今，人类已经意识到搭配摄入多种维生素的益处。但许多人把维生素当作一种"补药"，认为维生素的摄入多多益善。这是一种错误的认知，盲目乱用维生素会危害健康。

第七节　营养平衡与合理膳食

民以食为天。人体需要的营养主要是从食物中摄取各种营养素来调节，营养平衡最终要靠合理的膳食来调节。因此，营养平衡问题实际上是合理膳食问题，即根据现有的条件，用科学的方法搭配食物及烹调，以保证有充足的营养素供应身体的需要，增进身体的健康。平衡膳食是指同时在四个方面使膳食营养供给与生理需要之间建立起平衡关系，即氨基酸平衡、能量营养素构成平衡、酸碱平衡及各种营养素摄入量之间平衡，只有这样才有利于营养素的吸收和利用。

一、营养素的平衡要求

营养素（nutrient）是指食物中可给人体提供能量、机体构成成分和组织修复以及生理调节功能的化学成分。人体健康以及生长、发育和活动所需要的各种物质称为营养素。人体所必需的营养素有蛋白质、脂肪、糖类、矿物质、维生素和水六类。

1. 蛋白质、脂肪、碳水化合物的平衡

膳食中这三种营养素的含量最大，代谢过程中相互关系最密切。碳水化合物、蛋白质、脂肪三者摄入量的合适比例为 $6.5 : 1 : 0.7$，其在人体内经过生理燃烧后，给机体提供的能量分别为：碳水化合物占 $60\% \sim 70\%$，蛋白质占 $10\% \sim 15\%$，脂肪占 $20\% \sim 25\%$，即称为能量营养素平衡，反之则可能出现不良的后果。当膳食中碳水化合物过多时，能量比例会增高，破坏三者平衡，导致肥胖，增加消化系统和肾脏负担，还会减少其他营养素的摄入机会。当膳食中脂肪能量过高时，将引起肥胖、高血脂和心脏病；蛋白质能量过高时，会影响蛋白质正常功能发挥，造成蛋白质消耗，影响体内氮平衡。反之，当碳水化合物和脂肪能量供给不足时，就会削弱蛋白质的保护作用。三者之间是互相影响的，一旦出现不平衡，将会影响身体健康。

2. 必需氨基酸的平衡

所谓的必需氨基酸是指人体所必需的，但人体内不能合成，必须从食物中摄取的氨基酸。世界卫生组织提出了人体所需 8 种氨基酸的比例，比例越与之接近，生理价值越高。生理价值接近 100 时，即 100% 被吸收，就称为全部氨基酸平衡。

3. 氮、钙、磷的平衡

膳食中的氮含量与钙、磷含量也应有适宜的比例，特别是钙、磷比例应适当，以利于吸收。在婴儿食品中，氮、钙、磷的比例应为（5~7）：（1~2）：1；在成年人食品中，其比例应为 12 : 0.66 : 1。

4. 其他营养素的平衡

蛋白质、脂肪、碳水化合物在体内代谢过程中均需有特定的维生素、微量元素（如钙、镁）参加，各种维生素、微量元素之间也应保持平衡。

二、热量的平衡要求

吃进的食物所产生的热量，与人们生存、活动所需要消耗的热量，这两者要大致相等。油脂类食物主要是指烹调用油。烹调油不仅能增加食物的香味，还能供给一部分热能和脂肪酸，并且能促进脂溶性维生素的吸收。油脂类食物应占膳食总量的 2%。

三、酸碱的平衡要求

食物有酸性和碱性之分，这当然不是指食物的滋味，而是指它们在体内进行化学反应时呈现的化学性质。长时间酸碱不平衡或短期内酸碱严重不平衡，都对健康不利，需要在饮食时加以考虑。正常情况下，人体的血清由于自身的缓冲作用，pH 值一般保持在 7.35~7.45 之间。人们食用适量的酸性食品和碱性食品，将会维持体液的酸碱平衡，但食品若搭配不当，则会引起生理上的酸碱失衡。

在营养配餐的具体操作中，酸碱平衡的调节主要依靠食物性能的相互搭配，取长补短、兴利除弊。例如，在吃较肥的肉类时，应与具有清血脂、降胆固醇作用的洋葱头、海带等食物一起食用，以减轻高脂肪带来的危害；精制米、面应与豆类、玉米面等粗粮搭配食用，可以使营养价值大为提高；鱼肉等动物性食品容易生痰上火，应与植物性食品搭配食用，既能避免这些弊病，还能起到营养互补的作用。当食品搭配不当，酸性食品在膳食中超过所需的数量时，会导致血液偏酸性、颜色加深、黏度增加，严重时会引起酸中毒，还会增加体内钙、镁、钾等分离子的消耗，从而引起缺钙。这种现象称为酸性体质，将会影响身体健康。

四、食物种类的平衡要求

在自然界，没有一种食物能含有人体所需的所有营养素。因此，为了维持人的健康，就必须把不同食物搭配起来吃。

一般平衡膳食必须包括粮食类、动物类和豆类、果蔬类食物。

1. 粮食类

粮食类是供给热能、B 族维生素和无机盐的主要来源。虽然粮食中蛋白质含量并不高，但因为食用的量大，所以也是蛋白质的主要来源。一个人一天吃多少粮食，要根据活动情况来确定，正常情况下粮食类应占膳食总量的41%。

2. 动物类和豆类

动物类和豆类食物包括各种畜肉、禽肉、蛋类、奶类、水产品、黄豆及其制品。它们的主要功能是供给优质蛋白质，以弥补粮食中蛋白质质量的不足。另外，它们还是某些脂溶性维生素和无机盐的重要来源。这一类食物应占膳食总量的16%。

3. 果蔬类

平衡的膳食中蔬菜是必不可少的，否则就不能满足身体对某些维生素和无机盐的需要，体内的酸碱平衡也不易维持。蔬菜是一部分纤维素的重要来源。蔬菜和水果应占膳食总量的41%。

4. 主食和副食的搭配

每日主食和副食的数量应根据热能和营养素的需要量来确定。一般来说，平衡膳食中的碳水化合物、脂肪和蛋白质的比例以 5 ∶ 1.5 ∶ 1 为宜。也就是说，每人每天碳水化合物的供给量应占总热能的 60% ~ 70%、脂肪占20% ~ 30%、蛋白质占 10%。

（1）主食的搭配

主食的种类很多，它们所含氨基酸、维生素、无机盐的种类和数量又互不相同。所以，只用一种粮食做主食会妨碍人体摄取足够的维生素。我们提倡粗细粮合理搭配，这样既可提高主食的营养价值，又可增添花样，促进食欲。

（2）副食的调配

副食中的肉类、蛋类、奶类、禽类、鱼类、脏腑类、海产类和蔬菜等，都能提供丰富的优质蛋白质和必需的脂肪酸、磷、脂肪、维生素、钙、镁、碘等重要营养素，对人体健康起着重要作用。副食在营养含量上各有长短，故也应搭配和变换食用。

副食调配时应注意生熟搭配，这一点对蔬菜来说更为重要。蔬菜中的 B 族维生素和维生素 C 遇热易被破坏，而生吃蔬菜既保留了这些维生素又丰富了饮食花样。副食调配时还要注意荤素搭配，这不仅可以提高营养价值，还利于一些脂溶性维生素（如胡萝卜素、维生素 A）的吸收。

五、食物的四季平衡要求

四季变化对人体产生的影响很大，最明显的是气温对人体的作用。根据四季气温和人体需求的变化，四季膳食调配应当注意如下事项：

春季：由于冬季蔬菜品种较少，人体摄取的维生素往往不足，因此，在春季膳食调配上应多食用时鲜蔬菜，尤其是各种绿色蔬菜，如春笋、菠菜、芹菜等，少吃肥肉等高脂肪的食物以及辛辣等刺激性食品。

夏季：夏天气温升高，天气炎热，人们的食欲降低，消化力也减弱。一般来说，夏天要少吃些肉类，多食一些凉拌菜和鸡蛋、鸭蛋、豆制品、芝麻酱、绿豆、西瓜等食品，还要注意食物的色、香、味，尽量引起食欲，使身体能够得到全面足够的营养。在吃凉拌食品时，要讲究食品卫生。在调味方面可适当用一些蒜和芥末，以起到杀菌、增进食欲的作用。

秋季：秋季气温逐渐凉爽、干燥，人们从暑热的困乏中解脱出来，食欲逐渐提高。同时，这个季节食品种类最丰富，蔬菜种类很多，鱼类、肉类、蛋类等食品也很丰富。因此，这个季节在膳食调配上只要注意平衡就可以了。在调味品上可适当多用些辛辣品，以去除春夏以来的暑湿。

冬季：冬季气温下降，严寒的天气使人们代谢率升高，皮肤血管收缩，散热也较少。为了防御风寒，在膳食调配上，可以多增加一些膏粱厚味，如炖肉、熬鱼、火锅等。并尽可能争取吃一些绿色蔬菜，以弥补体内某些维生素的不足。

在调味品上可以适当食用些辛辣食物。

六、推荐食物

在老年人的食谱制定上，一定要结合老年人自身的特点，不能够千篇一律、照本宣科，要在满足老年人口味喜好的同时，保证老年人基本的营养需求。老年人的食谱里应有以下几种食物：

1. 粥

从饮食习惯来看，长寿老年人无一不喜欢喝粥。《随息居饮食谱》载："粥为世间第一滋补食物。"粥易消化、吸收，能和胃、补脾、清肺、润下。清代养生家曹慈山说："老年，有竟日食粥，不计顿，亦能体强健，享大寿。"他编制了一百余种粥谱，供老年人选用，深受老年人欢迎。

2. 小米

小米是谷子去皮后的颗粒状粮食，历来就有"五谷杂粮，谷子为首"的美称。体弱有病的老年人常食用小米可滋补身体。中医学认为，小米益五脏，厚肠胃，充津液，壮筋骨，长肌肉。清代名医说："小米最养人。熬米粥时的米油胜过人参汤。"

3. 玉米

玉米，别名玉蜀黍、苞谷、珍珠玉等，它与水稻、小麦并称为世界三大农作物，是世界公认的"黄金作物"，也是长寿老年人离不开的主食。美国医学会做过普查，发现美国的土著居民印第安人没有高血压和动脉硬化。原因是长期吃老玉米。医学研究中发现，玉米含有大量的卵磷脂、亚油酸、谷物醇、维生素E，有预防高血压和动脉硬化的作用。

4. 牛奶

牛奶营养丰富又比较全面。奶中赖氨酸含量较高，胆固醇含量低，碳水化合物全部为乳糖，在肠道中可以转化为乳酸，有抑制腐败菌生长的作用。牛奶含钙很丰富，吸收率也很高，还含有较多的维生素A、维生素D、核黄素等，这些对老年人来说是必要且有益的。另外，牛奶经发酵后可制成干酪，食用干酪可以预防龋齿。喝酸奶能降低胆固醇，还能明目、固齿、防止细胞老化等，所以常喝酸奶的人不易患心血管病。

5. 鸡蛋

营养学家测定，蛋清中含大量水分、蛋白质。蛋清蛋白富含氨基酸，且组成比例非常适合人体需要，这种蛋白质在人体中利用率最高。蛋清蛋白对肝脏组织损伤有修复作用，蛋黄中的卵磷脂可促进肝细胞的再生，还可提高人体血浆蛋白量，增强机体的代谢功能和免疫能力。卵磷脂被人体消化后，可释放出胆碱，胆碱有助改善记忆力。蛋黄中含的无机盐、钙、磷、铁和维生素都比较丰富。但鸡蛋中含有大量胆固醇，脂肪属饱和脂肪酸。吃鸡蛋过多，会使胆固醇的摄入量大大增加，可能会引起动脉粥样硬化并危害心脑血管健康，并增加肝、肾负担。所以，每天食用1~2个就足够了。

6. 红薯

老年人常说："红薯是个宝，顿顿离不了。"经医学研究发现，红薯有五大功效：和血补中，营养丰富；宽肠通气，促进排便；益气生津，增强免疫；含抗癌物质，防癌抗癌；抵抗衰老，防止动脉硬化。医学家认为，红薯含有大量黏蛋白，能防止肝脏和肾脏结缔组织萎缩，使人体免疫力增强，还具有消除活性氧的作用，避免因活性氧诱发癌症。红薯中含钙、镁较多，所以能防止骨质疏松症。

7. 豆腐

老年人普遍爱吃豆腐。他们说："鱼生火，肉生痰，白菜豆腐保平安。"《随息居饮食谱》谓："处处能造，贫富攸易，询素食中广大教主也。亦可入荤馔。冬月冻透者味尤美。"豆腐的主要成分是蛋白质和异黄酮。豆腐具有益气、补虚、降低血铅浓度、保护肝脏、促进机体代谢的功效，常吃豆腐有利于健康和智力发育。老年人常吃豆腐对于血管硬化、骨质疏松等症有良好的食疗作用。

8. 大白菜

大白菜味道鲜美，荤素皆宜，是冬令佳蔬，国画大师齐白石先生有一幅大白菜图，独论白菜为"菜中之王"，并赞"百菜不如白菜"。他常说："白菜吃半年，大夫享清闲。"可见，常吃白菜有利于祛病延年。大白菜含有矿物质、维生素、蛋白质、粗纤维、胡萝卜素，还含有分解致癌物质的亚硝胺糖酶。从药用功效来说，大白菜有养胃、利肠、解酒、利便、降脂、清热、防癌七大功效。

9. 萝卜

"冬吃萝卜夏吃姜，一年四季保安康。"萝卜含有多种维生素和矿物质，不含脂肪。所含的芥子油和淀粉酶能促进新陈代谢，增进食欲，帮助消化。萝卜是地地道道的老年人保健食品。中医学认为，它能化积滞、消食积、疗痰咳失音、治吐血、衄血、消渴、止痢、祛头痛、利小便等，生吃可以止渴、清内热、化痰止喘和助消化，蒸熟吃能消食健脾，并有补益功效。

"萝卜就茶"。吃点萝卜，喝点茶水，能消除燥热，祛体内郁积毒热之气，对恢复精气神有很好作用。萝卜和肉一起炖煮，味道也很好。但不宜与人参、橘子同吃。

10. 胡萝卜

胡萝卜富含维生素 A，有极为丰富的胡萝卜素。研究表明，胡萝卜能提供抵抗心脏病、中风、高血压及动脉硬化所需的各种营养成分。胡萝卜素在高温下也很少被破坏，容易被人体吸收，然后转变成维生素 A，所以能治疗因缺乏维生素 A 而引起的夜盲症和眼干燥症。胡萝卜素只有溶解在油脂中才能被人体吸收。因此，有经验的老年人常把胡萝卜切成片或丝同油炒，这样，胡萝卜素的保存率可达 79% 以上；切片油炸，胡萝卜素保存率为 81%；切片和肉一起炖，胡萝卜素的保存率高达 95%。胡萝卜还有促进大脑物质交换、增强记忆力的作用。老年人经常食用，有利于保持记忆力。

七、合理烹调

主副食品在烹调过程中均会发生不同程度的营养素损失。因此，应合理运用烹调技法，以求尽量减少这种损失。

（一）主食的合理烹调

做米饭时，应尽量减少淘洗次数，一般不宜超过 3 次。淘米时，不宜用流水冲洗或开水烫洗，更不能用力搓洗。做米饭时应采取厚汤蒸饭或焖饭。煮粥不宜加碱，以免破坏维生素 B_1、B_2。做面食时，应尽量采用蒸、烙的方法，少油炸；不加或少加碱和小苏打，尽量用酵母发面，煮面条、水饺时应尽量把汤喝了。

（二）副食的合理烹调

烹调时要尽量减少维生素和无机盐的损失，最大限度地保护蔬菜中的维生素 C。

洗：蔬菜要先洗后切，不宜先切后洗。为了洗净附着在蔬菜表面的农药和寄生虫卵，可用自来水流水冲洗蔬菜，同时仔细地用手轻搓。不要用洗衣粉或洗洁剂洗蔬菜和水果。

切：蔬菜切好后要尽快炒，以减少胡萝卜素及维生素 C 的氧化破坏。切时应使用锋利的铁制菜刀，不要使用不锈钢制菜刀。铁制菜刀刀刃锋利，不仅能使食品切口整齐，同时还可减少对食品细胞的破坏，并保证食品的美味。有些食物如能带皮食用，最好连皮食用，如萝卜、胡萝卜、藕及薯类。

焯：对涩味很强的蔬菜，可采用焯的方法烹调。要用沸腾的开水短时间焯，不要用温水长时间焯，这样维生素 C 损失更少。在焯绿叶蔬菜时，加入少量食盐，可以使菜叶色泽鲜艳，防止色变。一般水沸后焯 2 分钟即可。另外，带皮焯可以减少营养素的损失。焯完后，不要过分挤去汁液。

煮：做法与焯相同。煮会使各种营养素溶到汤里。易溶出的营养素有 B 族维生素、维生素 C 和无机盐。萝卜中的淀粉酶，海菜中的甘露醇、碘化物等也易溶出，所以应保留煮汤。煮蔬菜时要在水沸后再将菜下锅，因为在蔬菜中与维生素 C 同时存在的还有维生素 Z 氧化酶类，此类酶在 50℃左右活性最强，会破坏维生素 C，但它比维生素 C 更不耐热，在沸水中很快会被破坏。所以做汤时要待水开后再下菜。煮排骨时应加一点醋使钙溶于汤中，这有利于钙被人体吸收和利用。

熏烤：熏烤不仅能使食物熟透、防腐，而且能在食品表面烤出适度的焦皮，增加独特的风味。但肉、鱼等经熏烤后，会产生对人体有害的物质，如三苯四丙吡等致癌物质。其中脂肪的不完全燃烧，淀粉受热后的不完全分解，都会产生三苯四丙吡。所以，在熏烤肉、鱼、肠时不应用明火直接熏烤，可用管道通热蒸汽烤。最好不用碳熏烤，一定要用碳熏烤时，温度也应控制在 200℃以下。

炒：炒菜时要急火快炒，即用高温短时间炒，这样可以大大减少维生素的损失。炒菜时不要过早放盐，否则菜不仅不容易熟，还会出现较多的菜汁，一些维生素和无机盐也会同时溶出。炒菜时可用淀粉勾芡，使汤汁浓稠，并与菜肴粘在一起。淀粉中含有谷胱甘肽，谷胱甘肽中的巯基具有保护维生素 C 的作用。绿叶蔬菜中含有大量胡萝卜素，人体对其的直接吸收率较低，但是它是脂溶性的，溶于油时就能被很好地吸收，所以也适于炒。

蒸：既能保持食品的外形，又可不破坏食品的风味。白肉、鱼及蔬菜等味道淡薄的食品宜采用蒸的方法。蒸时要等锅中水沸腾后再放食品。如果水未沸前就将食品放入，就会在食品表面结成水滴，使蒸出来的食品水分过多。

炸：挂糊油炸是保护营养素、增强滋味的一种好方法。挂糊就是炸前在原料表面裹上一层淀粉调制的糊。它使原料不与热油直接接触，从而减少了原料中蛋白质、维生素的损失，并可以使油不浸入原料内部，而原料所含的汁液、鲜味也不易外溢。原料虽经油炸，但仍很鲜嫩，外焦里嫩，别有风味。在使用面粉挂糊时，为使炸制食品酥脆，面糊要用冷水调制，搅拌次数不要过多，以免发黏，挂糊后应马上炸制。

八、科学的膳食制度

膳食制度是指把食物按一定的天数、一定的时间间隔和一定的数量、质量分配到各餐的一种制度。合理的膳食制度应根据生理规律，特别是消化器官的活动规律，并考虑到生活和劳动特点加以适当的安排。合理的膳食制度可以使膳食中的营养素得到充分的吸收和利用，发挥更大的营养效能，更适合人体生理的需求。

每日的进餐次数与时间间隔应以胃的功能恢复和胃中食物排空的时间来确定。根据人们的膳食习惯，正常成年人的一日三餐，餐餐之间一般相隔 5 小时，这是符合人体的生理状态的。因为混合膳食一般在胃里停留 4~5 小时。如果两餐间隔时间太短，易造成消化器官的负担太重，影响食欲和消化。

一日三餐的营养分配要适应生理状况和工作需要，一般提倡"早饭要吃饱，午饭要吃好，晚饭要吃少"。也就是说，早饭占全天热能的 25%，午饭占 40%，晚饭占 35%。

九、人体营养不平衡的信号

人体营养不平衡，首先可以从身体观察到一些端倪。

1. 头发信号

发丝易缠卷，常脱发，是缺乏铁质及维生素 C；头发色泽淡则是维生素 B_{12} 摄入不足，此时宜多食乳类食品、鱼、豆类或补充 B 族维生素。

2. 口部信号

若发现口角发红、长期干裂，而唇与舌头有疼痛感，极可能是因营养不良而患上了口角炎。其成因多为缺乏铁质和维生素 B_2 及 B_6，宜多吃菠菜等绿叶蔬菜，常食猪肉、牛肉、肝脏、豆类等。

3. 唇部信号

唇部开裂、唇线模糊，表明人体缺乏维生素 B_2 及维生素 C，宜多吃青菜、西红柿、瓜果，也可服用 B 族维生素及维生素 C 片。

4. 舌部信号

若发现舌头过于平滑，味蕾突起发红，舌尖两侧发黄、发白，说明缺少叶酸及铁质，应多吃肝脏、菠菜，并服用含有叶酸的 B 族维生素。

5. 鼻部信号

鼻子两翼发红，常脱皮，说明体内缺锌，此时应当改正不良生活习惯，不挑食偏食，也可服用含锌的多种维生素补剂。

6. 指甲信号

指甲上有白点，是缺锌的症状；指甲容易断裂，是缺铁的症状。两种情况有时会同时出现。

▶ **参考资料**

▷ 世界卫生组织公布的最佳食品榜

最佳水果：木瓜、草莓、橘子、柑子、猕猴桃、杜果、杏、柿子和西瓜。

最佳蔬菜：红薯既含丰富维生素，又是抗癌能手，为所有蔬菜中的最佳。其次是芦笋、卷心菜、花椰菜、芹菜、茄子、甜菜、胡萝卜、荠菜、茎蓝、金针菇、雪里蕻、大白菜。

最佳肉食：鹅肉、鸭肉的化学结构接近橄榄油，有益于心脏。鸡肉则被称为"蛋白质的最佳来源"。

最佳护脑食物：菠菜、韭菜、南瓜、葱、椰菜、菜椒、豌豆、番茄、胡萝卜、小白菜、蒜苗、芹菜等蔬菜，核桃、花生、开心果、腰果、松子、杏仁、大豆等壳类食物以及糙米饭、猪肝等。

最佳汤食：鸡汤最优，特别是母鸡汤，有防治感冒、支气管炎的作用，尤其适于冬春季饮用。

最佳食油：玉米油、米糠油、芝麻油等尤佳，植物油与动物油按1∶0.5的比例调配食用更好。

▷ 世界卫生组织评出的十大垃圾食品

油炸食品：易导致肥胖、高脂血症、冠心病、癌症。

罐头类食品：易导致胰腺负荷加重、肥胖。

腌制食品：易导致高血压、胃肠炎症、溃疡。

加工的肉类食品（火腿肠等）：易导致血压波动及肾功能损害。

肥肉和动物内脏类食物：易导致心血管疾病和恶性肿瘤。

奶油制品：易导致体重增加，使血糖和血脂升高。

方便面：带来心血管风险，影响肝脏。

烧烤类食品：含有强致癌物质三苯四丙吡。

冷冻甜点：易导致肥胖，降低食欲，刺激胃肠道。

果脯、话梅和蜜饯类食物：易致癌，损害肝脏。

▶ 思考与练习

1. 水的生理功能有哪些？如何科学补充水分？

2. 蛋白质的生理功能有哪些？如何科学补充蛋白质？

3. 脂肪的生理功能有哪些？如何科学补充脂肪？

4. 糖的生理功能有哪些？如何科学补充糖？

5. 维生素的生理功能有哪些？如何科学补充维生素？

6. 营养素平衡的要求有哪些？

7. 食物种类平衡的要求有哪些？

8. 人体营养不平衡的信号有哪些？

第五章

障碍老年人日常护理

第一节 饮食障碍老年人的护理

一、饮食障碍的基本特征

（一）参与吞咽的主要器官

人们摄食的第一步是吞咽，在对饮食障碍老年人的护理中，帮助老年人将食物吞咽下去尤为重要，首先了解一下参与吞咽的主要器官。

1. 口腔

口腔是消化道的起始部分，参与消化过程，协助发音，具有感觉功能，并能辅助呼吸，具有重要的生理意义，是人们日常生活中开展各项社会活动必不可少的器官。口腔的主要功能有：咀嚼、吸吮、吞咽、言语、感觉、表情、摄取食物、参与呼吸等。口腔以唇、颊、腭、口底为界，后上方向鼻咽部延续，后下方与口咽相通。除牙齿外，口腔有黏膜覆被，其上皮结构类似皮肤，但在湿润性、角化程度及附件构成上与皮肤不同。

口腔功能是在中枢神经的支配下，依靠牙齿、唇、颊、舌、腭等器官，通过有关肌肉的收缩和下颌运动完成的，是咀嚼系统组织器官分工合作的结果。

2. 咽

咽是呼吸道上的重要器官，分鼻咽、口咽和喉咽三部分。鼻咽部上起颅底，下至软腭平面以上，鼻咽向前经后鼻孔与鼻腔相通，下方接口咽部。口咽部在鼻咽下方，即我们平时张嘴能看见的那部分，在软腭平面以下舌根以上。在软腭中央有个"小舌头"，医学上称悬雍垂。在口咽两侧各有一个扁桃体。

当吞咽的食团接触舌根及咽峡黏膜时即引起吞咽反射。食团到咽腔时软腭上举，关闭鼻咽腔，舌根隆起，咽缩肌收缩，压迫食团向下移动，由于杓会厌肌、甲会厌肌及甲舌骨肌等收缩及舌根隆起，使会厌覆盖喉口，在呼吸发生暂停的同时，使声门紧闭，喉上提，梨状窝开放，食团越过会厌进入食管。

（二）吞咽困难的表现

吞咽困难是食物从口腔运送到胃的过程中出现障碍的一种表现。由于下颌、双唇、舌、软腭、咽喉、食管口括约肌或食管功能受损所致进食障碍，吞咽过程常延长，严重时不能咽下食物。当病人感到吞咽过程延长，并感觉有食团梗阻在食管内时，常可相当准确地感到梗阻的部位。食物从口腔进入胃是一个复杂的过程，在此过程中，任何环节出现问题，均可引起吞咽困难。

由相关器官解剖结构异常改变的，为器质性吞咽障碍；而由中枢神经系统或周围神经系统损伤、肌病等引起的运动功能异常、无器官解剖结构改变的吞咽障碍，为功能性吞咽障碍。不同病因引起的吞咽困难在临床表现上有不同的特点，比如食管癌引起的吞咽困难有一个非常典型的症状，发病初期病人常感觉进干食比较困难，如吃馒头或米饭时感觉咽不下去，随着病情的发展逐渐不能进干食，只能吃面条、粥之类的流食，进一步发展为只能喝水和牛奶，我们把这个过程称为进行性吞咽困难。由食管良性病引起的吞咽困难一般是间歇性的，发作期间无论是干食还是流食都吃不下，这种情况可以没有任何诱因突然发作，不经治疗有时也可以好转。

（三）引起吞咽困难的疾病

口咽部疾病：如口炎、咽炎、咽后壁脓肿、咽肿瘤等。

食管疾病：如食管炎、食管瘢痕性狭窄、食管癌、贲门失弛缓症等。

神经肌肉病：如各种原因引起的球麻痹、重症肌无力、多发性肌炎等。

贲门失弛缓症是指食团从食道下去以后食管壁收缩无力或者没有蠕动，食团到了贲门口以后，食道下括约肌在正常情况下应该松弛，但是贲门失弛缓症病人的下括约肌没有松弛或松弛不良，这就导致食物不能进入胃内，长时间在食道下面堆积，引发食道扩张。

二、饮食障碍老年人的饮食护理

（一）进食准备

（1）进食的环境要光线充足、整洁及轻松愉快，远离干扰，以使老年人专心进食。

（2）保持餐具清洁，使用防滑餐具并检查食具的安全。

（3）选用合适的餐具来协助老年人，例如：以叉、匙代替筷子。

（4）选用细小的匙羹，可以控制每次进食的分量，减低哽咽机会。

（5）选用饮管或特别设计的杯，可以控制每次液体的流量及速度。如有需要，可依照职业治疗师的建议选用适当的辅助器具，例如：粗手柄的匙羹或叉、改良过的筷子、高身及弯边的碗。

（6）态度要温和，向老年人解释进食的程序，使老年人明白及合作。

（7）保持个人卫生，协助老年人餐前先用肥皂及暖水洗手。协助老年人餐前洗手，保持卫生，让他们轻松舒服地进食，如有需要，可先替长者施行口腔护理以帮助其增进食欲。对于需要佩戴假牙的老年人，先协助他们戴上假牙。

（8）正确的进食姿势对于安全吞咽来说至为重要。一般采取坐位或半坐位比较安全，配合适当高度的餐桌。

（9）评估老年人的咀嚼与吞咽的能力，按需要给予合适的协助。

（10）创造和谐氛围和与其他老年人交流的机会，有条件时让老年人与大家共同进餐。

喂食前与老年人沟通可让他们知道将如何进食，对于患有老年痴呆症的老年人，可借此机会谈谈菜肴，以提高他们对食物的认知和兴趣；在协助有视觉障碍的长者时，要详细叙述他们面前的食物种类、饮食器具及其摆放位置，并帮助用手触摸以便确认，使他们增强自信心。

（二）进食选择

（1）吞咽困难的病人进食量少，必然导致营养失调，因此应保证老年人饮食的质量，并根据病情鼓励老年人进食流质或半流质食物，但应少食多餐，避免粗糙、过冷、过热和刺激性强的食物，如浓茶、咖啡、辣椒、醋酸、酒及对食管黏膜有损害的药物，同时应忌烟。对于由中晚期食管癌引起的吞咽困难，则可插胃管进行鼻饲饮食，以 14 号胃管为宜。中晚期癌性梗阻病人饮食量少，容易引起体重减轻、营养失调，甚至病情恶化。因此，可鼻饲要素饮食，以保证营养平衡，为手术、化疗和放疗创造条件。

（2）苹果、木瓜的质地比较硬，但榨汁机榨出来的水果汁，添加了水分，会使果肉的许多营养物质流失。因此，这就需要把它们先捣碎。可以将水果切小剁细，也可以用石臼或木臼将其杵碎。如果条件不允许，用勺子或水果刀将果肉刮碎也可以。最好把水果做成泥糊状，然后再放进粥里，调成蜂蜜状的细泥食用。此外，也不宜将水果煮烂后再加进粥里，因为水果在高温蒸煮后，会流失许多营养。对于一些含糖较多的高热量水果，如龙眼和荔枝等，患有糖尿病的老年人应少吃。

（3）食物的选择：容易吞咽的食物一般具有下述特征：①柔软、密度及性状均一；②有适当的黏性、不易松散；③易于咀嚼，通过咽及食道时容易变形；④不易在黏膜上滞留等。应根据病人的具体情况及饮食习惯进行选择，并兼顾食物的色、香、味等。

（三）进食注意事项

（1）确保老年人在完全清醒时进食，进食时老年人注意力要集中，不能一边吃饭一边看电视。

（2）尽量保持坐位，或半卧在床上，身体与床的夹角为60度以上。让老年人把头置于一个稍微向下的姿势，有利于下颌向下，降低噎食的概率。

（3）饮食应在固体、糊状物和液体之间进行调整。清水或固体块状食物最易导致吞咽困难。所以，要将固体食物弄碎后再喂给老年人。也不能直接给老年人喝清水，应加入无糖藕粉、杏仁霜等黏稠剂，让清水变得黏稠后才能让老年人喝。

（4）食物要一勺一勺地喂给老年人。对于病情严重的老年人，要进行"空吞咽"，即让老年人吃一口，咽一口，再空咽一口，然后再吃第二口。要确定病人两颊之内没有食物，才能喂第二口。

（5）食物的温度应适宜，避免烫伤。

（6）观察老年人的进食状况，并给予适当的协助，切勿催促。

（7）喂食时每次不可过急或给予过多分量，应视老年人的情况而定，每次喂食1/3汤匙，固体、流质食物应交替进行，避免噎食；待老年人咀嚼吞咽后才能继续喂食，遇有不愿进食者，应找出不愿进食的原因，然后耐心地加以鼓励。

（8）留意吞咽困难的症状，如咳嗽、流口水、食物倒流入鼻或吞咽多次才能将食物吞下。

三、饮食障碍老年人的心理护理

吞咽障碍老年人多伴有不同程度的肢体偏瘫、失语或语言不清等，易出现烦躁、易怒和抑郁情绪，因而畏食或拒食，导致营养不良，加重病情。护理人员应从心理上给予安慰，耐心地向病人讲明疾病的发生、发展规律及康复过程，帮助病人了解病情，正确指导进食的方法及应配合的体位，在进行饮食训练时应针对不同病人的性格特点、文化程度和社会阅历等有的放矢地进行心理疏导，消除老年人的恐惧心理，使老年人积极地进食，配合治疗，以期改善吞咽困难的症状。同时做好老年人家属的思想工作，使家属理解吞咽机理，掌握训练方法，鼓励老年人增强康复的信心，积极主动配合训练。

四、饮食障碍老年人的基础护理

（一）口腔护理

口腔护理是防止口腔感染，保持口腔正常生理功能及促进食欲的重要措施，清晨、餐后及睡前均应进行口腔护理。对因神经功能紊乱引起的吞咽困难，应多做老年人的思想工作，解除顾虑，并嘱咐其生活规律化，饮食定时、定量，注意卫生，并配合采用安定等镇静剂进行辅助治疗。

（二）舌肌、咀嚼肌运动

在老年人未出现吞咽反射的情况下，先进行舌肌和咀嚼肌的按摩，使老年人张口，将舌尽力向外伸出，先舔下唇及左右口角，转至舔上唇及硬腭部，然后将舌缩回，闭口作上下牙齿互叩及咀嚼10次，如果病人不能自行做舌运动，护理员可用纱布轻轻地把持住舌，进行上下、左右运动，将舌放回原处，轻托下颌闭口，以磨牙咬动10次，分别于早、中、晚饭前进行，每次5分钟。

（三）颊肌、喉部内收肌运动

令老年人轻张口后闭上，使双颊部充满气体、鼓起腮，随呼气轻轻吐出，也可将老年人的手洗净后，做吮手指动作，以收缩颊部及轮匝肌，每日2次，每次反复做5次。

（四）吞咽动作

对咽部进行冷刺激，使用冰冻棉签蘸少许水，轻轻刺激软腭、舌根及咽后壁，然后令老年人做空吞咽动作，寒冷刺激能有效地强化吞咽反射，促进吞咽力度，每日 3 次。有效基础训练结束后，方可进行口摄法。

（五）摄食综合训练

首先注意选择适于老年人进食的体位、食物的形态及进食的一口量，进食前后须认真清洁口腔。

1. 体位

适用于病人的体位并非完全一致，在实际操作中应因人而异，予以调整。对卧床病人，一般取躯干仰卧位，头部前屈，偏瘫者肩部以枕垫起，护理人员位于病人肩侧，以保证食物不易从口中漏出，利于食物向舌部运送，减少逆流和误咽。对尚能下床者，取坐姿，头稍前屈位，身体亦可倾向健侧 30 度，以方便食物由健侧咽部进入食道。如果头部能转向瘫痪侧 80 度更佳，此时健侧咽部扩大，便于食物进入，可防止误咽。

2. 食物的形态

食物的形态应根据摄食—吞咽障碍的程度而定。对昏睡、嗜睡、吞咽能力中度以下者，给予易于吞咽的流质饮食，由营养师在主食中配以鲜牛奶、蔬菜汁和果汁等，随着吞咽功能的改善及体能的恢复，可将食物做成冻状、粥状，其特征密度均匀，宜黏而不易松散，通过咽喉及食道时易变形，颜色鲜、香味浓、味道美，利于食用及消化。

3. 摄食入口量

即适于吞咽的每次摄食入口量，先以 3~4 毫升开始，然后酌情增加至 1 汤匙左右为宜，每次进食后，嘱病人反复吞咽数次，以使食物全部咽下，也可饮 1 口适量的水（注：不可用吸管，以防液体误入气管），既有利于刺激诱发吞咽反射，又能达到去除咽部残留食物的目的。

4. 进食物的分配和方法

根据不同的需要量，每日恰当地分配，以早餐吃好、中餐吃饱、晚餐吃少为原则。对昏睡及嗜睡病老年人，应边喂食边鼓励，给予一定的刺激，使其能保持在清醒状态下进食。对有精神症状的老年人，护理人员要根据其平日进食量，耐心地开导和启发，设法协助老年人把预订量食物全部摄入。有的病人进食时不张嘴，这时要从牙缝中倒入一匙水，刺激其张口，一旦开始，就要一口接一口地给予，中间不能间断，以免间断了之后老年人又不张口。对舌肌运动麻痹导致的舌搅拌失灵老年人，可将食团送至其舌根部，随之用匙轻压舌部一下，引起吞咽反射将食物咽下。对于面瘫的老年人，食物易从患侧口角掉出来或潴留在患侧的颊部，应让病人以健侧手持匙，把食团放在口腔健侧，需护理人员或病人自己用手托下颌，使口唇合拢，向两侧牵拉，舌稍缩回附着上腭，进行咽下运动。为防止误咽，在进食时令病人吸足气，吞咽前与吞咽时憋住气，封闭喉部后再吞咽，吞咽后咳嗽一下，将肺中气体排出，以喷出残留在咽喉部的食物残渣。对咽部运动障碍的病人，若无法由口摄入足够的水及热量，可采用鼻饲法。

五、缺牙老年人的口腔护理

护理人员对无牙老年人的口腔护理还存在着误区，认为老年人没有牙齿，就不必做口腔护理了，这种想法是错误的。刷牙不仅有保持牙齿卫生、预防蛀牙的作用，而且对整个口腔都有重要作用。正常人口腔中藏有数以亿计的细菌，漱一次口可使细菌减少 $15\% \sim 25\%$，而刷一次牙，可使细菌减少 70% 左右。老年人因为没有牙齿，对食物的咀嚼能力下降，口腔各种腺体的分泌功能也下降，更应该注意口腔卫生。

1. 餐后刷义齿

每次饭后要取下义齿用牙膏刷干净，漱口后再戴上。可以清除义齿上沉积的食物以及牙菌斑，防止义齿变色和菌斑钙化，并防止食物残留引起周围组织炎症。平时可用淡盐水漱口。

2. 睡前摘义齿

每晚睡前把义齿摘下浸泡在凉水中，不要用热水浸泡，以免义齿变形。同时，也可以让口腔内被压组织和牙齿有休息的机会，同时避免义齿落入气管或食管的危险。

3. 适时更换义齿

义齿并不是不坏就不用更换。合适的义齿戴几年之后，有可能出现义齿松动、咬合变低等情况。这是因为时间一长，义齿被磨耗变短，缺牙区的牙槽骨逐渐萎缩，而且许多部位萎缩程度不一致。此时应去医院及时复查、修改或更换不合适的活动义齿。

4. 早晨清洁口腔

每天早晨用软毛牙刷来刷洗牙龈、牙槽、舌头与上腭，以促进组织的血液循环，并有助于清除牙菌斑。有的老年人舌苔较厚，易黏附食物残渣，可用舌苔专用刷轻刷舌苔。

六、鼻饲管喂食

对不能经口进食者，将胃管自一侧鼻腔插入胃内，灌入流质饮食、水和药物的方法称鼻饲法。将胃管自口插入胃内称口胃管，将胃管插入小肠称胃肠管。适用于昏迷、口腔疾患、某些术后和肿瘤、食管狭窄、食管气管瘘、拒绝进食者。

（一）插胃管的步骤

（1）插管前物品准备齐全，鼻饲液温度为 38～40℃。

（2）向需插胃管的老年人解释，取适当卧位，清洁一侧鼻腔，润滑胃管前端。

（3）胃管插至咽喉部时（14～16 厘米），嘱病人做吞咽动作，插入长度为 45～55 厘米（病人口部至咽喉至胃的长度相当于鼻尖至耳垂至剑突的长度）。插管过程中病人有恶心感时应暂停片刻，嘱病人做深呼吸或吞咽动作。

（4）为昏迷病人插管时为提高插管的成功率，在插管前应将病人的头后仰，当胃管插至 15 厘米时，将病人头部托起，使其下颌靠近胸骨柄，以增大咽喉部通道的弧度，便于将胃管插入预定的长度。

（5）检查胃管是否在胃内有三种方法：

①用注射器抽取胃液。

②将听诊器置于剑突下，用注射器向胃内注入 10 毫升空气，可听到气过水声。

③呼气时将胃管末端放入盛水碗内，观察有无气体溢出。

（6）固定好胃管后先注入少量的温开水，再注入鼻饲液，每次鼻饲量不超过 200 毫升，间隔时间不少于 2 小时，食物注入完后再注入少量的温开水，防止胃管内存积的食物阻塞管腔。

（7）将胃管开口端反折，用纱布包好，固定于病人枕边，所有用物每日消毒 1 次。

（8）当老年人需要停止鼻饲或为减少长期鼻饲导致鼻黏膜刺激时需要拔管，每周需要更换一次胃管。拔管时用夹子夹紧胃管开口端，边拔边用纱布擦胃管，拔管后帮助病人清洁鼻孔、面部并漱口。

（9）为老年人插管时动作应轻柔，尤其是通过食管三个狭窄区时（环状软骨水平处、平气管分岔处、食管通过膈肌处），动作应轻、慢，以免损伤食管黏膜。

（10）长期鼻饲者每天应进行口腔护理，胃管应每周更换，晚上拔出，次日晨由另一鼻孔插入。

（11）食管静脉曲张、食管梗阻的老年人禁用鼻饲法。

（二）插胃管的注意事项

（1）喂食前需先将痰液抽干净再喂食，避免呕吐。

（2）先翻完身再灌食，或灌食后 30 分钟暂不翻身。

（3）每天须更换鼻胃管透气胶与压迫的位置，并注意管子上的记号，避免滑脱。

（4）鼻胃管可放置半个月至一个月，返家后可至附近医院或回医院更换。

（5）对于长期卧床的老年人，需时常为其翻身或使用轮椅下床，若出现腹胀可涂擦薄荷油后热敷按摩腹部。

（6）如果反抽的食物为咖啡色或黑色，请停止灌食，不要紧张，可再观察下一餐的食物，如未改善，应将老年人送至医院求治。

（7）在灌食当中，老年人咳嗽厉害时需停止喂食，让老年人侧躺，并送至附近医院确定胃管是否在胃内。如果未再继续咳嗽，可继续喂食。

（8）如果病人有呕吐情形，需将鼻胃管末端接塑料袋，以利胃内的食物引流出来并停止喂食，若呕吐未改善，需送至附近医院求治。

（9）如果老年人发生腹泻，要注意是否因为食物不洁或老年人对食物过敏，需先暂停喂食，等腹泻改善，下次灌食时可减量并采用低油质食物，避免鱼肉汤类。

第二节 排泄障碍老年人的护理

一、便秘老年人的护理

肠内容物在肠内运行迟缓或停滞过久，水分被过分吸收从而使粪便坚硬，排便次数减少，超过两天无粪便排出称为便秘。便秘常见于结肠、直肠和肛门疾患以及老年人或全身虚弱者。

便秘是老年人最常见的消化系统障碍。据统计，国内约有 1/4 的老年人深受其苦。便秘虽然不是一种疾病，但是常给老年人的日常生活带来烦闷和痛苦，甚至影响睡眠与饮食。由于每日排便次数减少，易导致毒素被吸收，危及老年人的身体健康。因此，预防便秘对预防疾病起着重要作用。

（一）引起便秘的原因

引起便秘的原因很多，老年人多数是因为活动量减少、肠道蠕动缓慢、直肠肌及上腹萎缩、张力减退等，导致排便无力而引起便秘。不良的生活习惯也可能造成便秘。例如有些老年人平时缺乏运动，饮水过少，吃的食物细而精，嗜食辛辣食物；又因牙齿松动或脱落，不能吃含纤维多的食物，缺乏纤维素，造成粪便体积较小，大肠的蠕动变慢，形成便秘。还有的老年人没有定时排便的习惯，无意识地抑制排便，造成排便反射感觉降低，冲动减弱，粪便在大肠内停留过久，水分被吸收而变干变硬，造成排便困难。另外，老年人因患慢性病（高血压、肾病、心脏病）服用某些药物，如因利尿药、抗惊厥、抗忧郁、抗高血压等药物的不当使用导致机体脱水、肠蠕动缓慢，从而引发便秘。此外，精神紧张、焦躁不安影响全身神经系统，使胃肠功能受到抑制，亦可引发便秘。

（二）便秘老年人的护理

1. 饮食护理

老年人的便秘，多数属于功能性便秘。老年人由于全身各脏器功能衰退，疾病缠身；牙齿脱落，对过硬的食物咀嚼困难，难以下咽；脾胃功能减弱，消化吸收较差，从而易发生便秘。因此，老年人的饮食应清淡，食物要清洁，食之要有节，勿暴饮暴食，其目的是利用食物刺激肠道蠕动，促进排便。饮食方法如下：

（1）食用富含粗纤维的食物，如粗粮、蔬菜、水果等。粗纤维可增加食物残渣，通过刺激肠壁促进肠道蠕动，使粪便易于排出。如每天早上吃燕麦粥50克，不但有降胆固醇、甘油三酯的作用，对糖尿病、减肥也有好处。

（2）多吃富含维生素的豆类、薯类、萝卜、洋葱、豆芽、韭菜等食物，可刺激肠蠕动，缩短食物通过肠道的时间，促进排便。

（3）多选用润肠通便的食物，如蜂蜜、芝麻、核桃、酸牛奶等食物，使粪便变软，便于排泄。芝麻油、花生油、菜籽油、玉米油、豆油等植物油，不仅有润肠的作用，还可以分解产生脂肪酸，有刺激肠蠕动的作用，利于排便。

（4）每天要有充分的饮水量，至少8~10杯水，晨起饮一杯淡盐水或冷开水，能刺激肠蠕动，起到软化粪便的作用。

（5）忌用辛辣调味品及饮料，如辣椒、芥末、胡椒、浓茶、咖啡等。

2. 适当锻炼

（1）根据年龄和健康状况做一些力所能及的活动，如散步、体操、打太极拳等。运动不便时，每日进行2~3次腹部按摩（顺时针按摩10分钟）。

（2）加强腹壁肌和肛提肌收缩力的练习。

（3）消除精神紧张，根据身体情况，适当活动，以促进胃肠蠕动，有助于大便通畅。

3. 其他

（1）养成定时如厕排便的习惯，定时有意识地引导排便。

（2）对于便秘严重的老年人，可采用肛门放甘油栓、开塞露等方法以促进排便。

二、尿潴留老年人的护理

膀胱内积有大量尿液而不能排出，称为尿潴留。

引起尿潴留的原因很多，一般可分为阻塞性和非阻塞性两类。阻塞性尿潴留因前列腺肥大、尿道狭窄、膀胱或尿道结石、肿瘤等疾病，导致膀胱颈或尿道阻塞而发生尿潴留。非阻塞性尿潴留老年人的膀胱和尿道并无器质性病变，而是由排尿功能障碍引起的，如脑肿瘤、脑外伤、脊髓肿瘤、脊髓损伤、周围神经疾病以及手术和麻醉等均可引起尿潴留。

尿潴留可继发为其他疾病：首先，尿潴留会继发尿路感染。因尿潴留有利于细菌繁殖，容易并发尿路感染，感染后难以治愈，且易复发，会加速肾功能恶化。例如男性前列腺肥大和女性尿道狭窄病人，常出现部分尿潴留，但其无自觉排尿障碍，对这类病人需及早诊治，清除残留尿，有效控制尿路感染，保护肾功能。其次，尿潴留会继发反流性肾病。因尿潴留使膀胱内压升高，尿液沿输尿管反流，造成肾盂积液，继之肾实质受压、缺血，甚至坏死，最后导致慢性肾功能衰竭。

（一）术后尿潴留

术后有尿不能自解者，称为术后尿潴留，是外科病人常见的并发症，常见原因有以下几点：

（1）术前未对老年病人进行床上排便练习，老年人不习惯床上排便，就容易导致尿潴留，尤其是男性老年病人。

（2）病人术后由于麻醉或者手术刺激，使膀胱暂时性收缩功能丧失而引起尿潴留。

（3）病人没有正确认识到术后早期下床活动对促进排尿的重要性，并且担心下床活动会引起伤口缝线开裂、伤口疼痛，不敢下床活动，不愿排尿，易发生尿潴留。

（4）病人术后伤口疼痛，对尿管存在依赖性，不愿自主排尿。

（5）拔管前未进行膀胱收缩舒张功能锻炼。

对于术后可能产生的尿潴留，医院一般有以下几个护理要点：

（1）术前指导。护理人员应耐心向老年病人讲解术前训练床上排便的重要性，指导病人床上大小便以及使用便盆的技巧。

（2）术后指导。在病情允许的情况下，根据老年病人的活动能力，协助病人在床上或者下床进行早期活动，以刺激膀胱的收缩功能，促进排尿。

（3）心理护理。老年病人担心术后疼痛，产生消极恐惧心理。应与病人沟通，多关心体贴病人，指导病人自我调节，如全身肌肉放松、听音乐，并耐心解释导致术后尿潴留的原因，缓解其紧张焦虑的情绪，取得病人信任，积极配合治疗护理，并安排与康复病人交谈，使其解除思想顾虑。

（4）对于因麻醉及手术刺激导致的尿潴留可按医嘱给药，以刺激膀胱平滑肌的收缩，或行导尿术排尿。

（5）诱导排尿。对病情允许的，可让老年病人坐起或者站立排尿；打开水龙头开关或者交替向盆中倒水，让病人听流水声，利用条件反射诱导排尿；给予能饮食病人热饮料；给病人使用温热便盆；将病人双手置于热水中；用温水冲洗会阴部。

（6）腹部热敷，按摩膀胱区。方法：用热水袋盛 60~65℃热水，向老年病人做好解释工作，然后将热水袋横放于病人耻骨联合上 4 横指处（即膀胱区），轻轻上下推转，时间为 15~30 分钟，以便顺利排尿，预防尿潴留发生。

（7）开塞露纳肛方法。取开塞露 1~2 个，剪开开塞露封口，逐个将开塞露全部挤入肛门，嘱病人忍耐 30 分钟左右不要排便，30 分钟后便意急迫，在排便时一并用力，小便也可随之排出。开塞露是一种通便剂，可促使神经反射，促使逼尿肌收缩、内括约肌松弛而导致排尿。

（8）局部理疗。用红外线灯在术后尿潴留病人的膀胱区照射 15~20 分钟。红外线的主要生物学效应是热能，热能进入人体组织后，具有松弛平滑肌的作用，可解除膀胱括约肌的痉挛，促使尿液排出。

（二）护理

尿潴留是老年人最常发生的急症。引起尿潴留的常见诱因有：饮酒、受凉、情绪激动、坐立过久、长途乘车、便秘，或服阿托品、颠茄酊、溴丙胺太林及大量使用含麻黄素、萘甲唑啉的滴鼻剂等，使膀胱内口及后尿道收缩，尿路梗阻，而使尿液无法排出，导致膀胱充盈，下腹胀痛。一旦发生尿潴留，护理员可先试用以下办法：利用条件反射，拧开厕所内的水龙头，让"哗哗"的流水声刺激其排尿中枢，诱导排尿反射；同时呈蹲位，让尿道呈垂直状，有助于尿液排出。

（1）按摩与加压。按摩脐下关元穴、中极穴，并逐渐适当地加压，常可使排尿成功。对于因患有前列腺增生症而发生尿潴留的老年病人，每晚用热水泡脚后，用拇指按、揉、掐三阴交，直到酸胀感向上下放射为止，能使增大的前列腺回缩，改善尿潴留的状况。

（2）热敷。用布包裹热水袋或烤热的砂子，热敷于老年病人耻骨联合上方。或将粗食盐 500 克、小茴香 100 克炒热后用布包裹，热熨于老年病人脐下，可解除其膀胱括约肌及尿道痉挛，缓解肌肉紧张，使尿路通畅。

（3）药浴。取皂角 60 克、泽泻 60 克、生大黄 50 克，带须大葱两根，加水 2000 毫升，煎 20 分钟，趁热熏蒸老年病人下腹部及会阴部，待药液温度降至 40℃时，再行坐浴，直到尿液排出、排尽。

（4）外敷。取独头蒜 2~3 枚、芒硝 100 克、葱白 5 根、冰片 1 克，一起捣为糊状，敷于老年病人脐下膀胱区，用外用纱布块包扎固定。或取蜗牛 20 个、冰片 1 克，捣烂如泥，敷于老年病人关元穴。

三、尿失禁老年人的护理

由于某种原因使膀胱不能保持正常的约束功能，尿液不由自主地流出，叫作尿失禁。

（一）类型

临床上引起尿失禁的原因有很多，而老年病人的尿失禁常分为以下几种类型。

1. 压力性尿失禁

随着年龄的增长，老年人的神经和内分泌功能下降，控制尿液的排泄能力较差，一旦精神紧张、用力咳嗽、打喷嚏、大笑、举重物等使腹内压骤然增加，使膀胱内压超过尿道阻力，加之尿道括约肌松弛，尿液就可能不由自主地从尿道排出。

2. 真性尿失禁

由于膀胱逼尿肌持续性张力增高及尿道括约肌过度松弛，如膀胱及尿道炎症、膀胱结石、膀胱肿瘤等刺激膀胱，使膀胱逼尿肌持续性张力增加，膀胱内压力上升，使尿液不受控制而从膀胱流出，严重者尿液淋漓。

3. 假性尿失禁

由于下尿路或膀胱逼尿肌无力，引起尿潴留，导致膀胱过度膨胀，膀胱内压增高，尿液被迫流出，又称为"溢出性"尿失禁，如尿道狭窄、前列腺增生或肿瘤等所引起的失禁。

（二）护理

1. 心理安慰与支持

无论什么原因引起的尿失禁，都会给老年人造成很大的心理压力，使老年人容易产生困窘、恐惧、自卑、自我厌恶等不良情绪反应，个别老年人因此而不愿与外人交往。在照顾老年人的过程中，要充分理解和关心老年人，用适合老年人身心状况的护理方法，帮其树立恢复健康的信心，积极配合治疗和护理，帮助老年人摆脱困境。

2. 保持皮肤清洁和干燥

尿失禁会因尿液的刺激，导致臀部及会阴部皮肤发生皮疹、炎症，如不及时处理可导致严重并发症。护理人员要为老年人及时更换潮湿的尿垫和衣裤，并用清洁的温水洗净会阴和臀部，用柔软的毛巾擦干，并根据皮肤情况，定时按摩受压部位，防止压疮的发生。

对于长期卧床的老年人，要为其选择合适的尿垫。尿垫应选用吸湿性强、通气性良好、柔软的棉织品。一次性纸尿垫吸水性强，对皮肤刺激性小，但纸制品通气性较差，不适宜长期使用。

3. 排尿功能的训练

要协助老年人养成定时排便的习惯，无论有尿与否，每隔 2 小时都要去卫生间排尿一次或为老年人送一次便器，以训练排尿功能。排尿后用手按压下腹部，以排空膀胱残余尿。坚持一段时间后，再逐渐延长排尿间隔时间，使老年人逐渐恢复至正常状态。

在训练排尿功能的同时，要鼓励老年人多喝水，以便有足够的尿量，刺激排尿反射的恢复。液体的摄入一般以在白天供给 1500～2000 毫升为宜，入睡前则应限制液体的摄入量，以免夜间尿量增多，影响睡眠。

4. 使用合适的接尿器

夜间可为老年人使用尿壶、集尿器接取尿液，女性老年人可用女式尿壶紧贴外阴部，接取尿液。卧床的男性老年人如不能定时小便，且臀部皮肤有破损、阴茎无萎缩时，可使用外部引流装置。方法是用阴茎套，下面接集尿袋。由于阴茎套时间长了会刺激局部皮肤，因此每天应取下引流用具冲洗干净，并清洁皮肤 1~2 次，不可 24 小时连续使用，且应经常检查阴茎是否有水肿。集尿袋底有开关，当尿液达到一定程度时，可以打开排出。一般卧床病人床中间可铺一块橡皮单，上面铺一块床单，病人臀部下可铺一块比较大的、吸水性强的、柔软的尿垫。男性病人可直接将阴茎接上小便壶，便壶周围可垫一层软布，以保护阴茎和阴囊皮肤。

四、大便失禁老年人的护理

大便失禁（或称肛门失禁）是指每天至少 2 次或 2 次以上不受控制的排便和排气。它是各种原因引起的具有多种病理生理基础的一种临床症状。老年人的发生率约为 1%，老年住院病人较多见。女性一般多于男性。

（一）原因

1. 神经系统原因

包括老年性痴呆、脑动脉硬化、脑萎缩、脑栓塞、脑外伤、脑肿瘤、脊髓瘤等及四周神经性的马尾神经炎和损伤、肛门直肠及会阴部神经的损伤等。

2. 会阴部创伤

会阴部创伤包括因为工作、交通事故或战伤所致的外伤，可以是直接损伤肛门括约肌，也可因邻近部位组织破坏、瘢痕形成而影响肛门括约肌的收缩功能，从而引起失禁。

3. 肛门直肠疾病

由先天性肛门直肠畸形、肛肠外科手术后并发症引起，或复杂性肛瘘、炎症蔓延广泛、瘘管分支多、瘢痕化严重等影响括约肌功能。直肠脱垂、肛管直肠炎性疾病和肿瘤累及括约肌而产生部分大便失禁现象。

4. 先天性疾病

高位锁肛是因先天性肛门括约肌不全而引起的肛门失禁。

另外，中医学认为，久痢滑泄、伤脾损肠、中气下陷、肛脱不收而为失禁。此外，脾肾亏虚、脾虚肌肉萎缩、肾亏失约、肛门收缩无力或不能控制，则排便失禁。

（二）护理

（1）护理员要主动关心老年人，积极给予精神安慰，给予心理安慰与支持，帮助老年人树立信心，配合治疗和护理。保持室内空气新鲜，经常通风。

（2）使用柔软透气性好的尿布垫或一次性尿布铺在老年人臀下，一经污染立即更换，有条件时可让老年人卧于有孔的病床上，以减少床褥污染，并随时更换被污染的衣物和被单。

（3）保持肛门周围皮肤清洁，一旦发现有粪便污染，应用柔软卫生纸擦净后再用温水清洗局部皮肤，用毛巾擦干，并涂油膏于肛门周围皮肤，防止发生皮疹或压疮。

（4）了解老年人排便规律，适时给予便盆。在可能情况下，与医生协商每日定时为老年人使用导泻剂或灌肠，以帮助建立排便反射，重建控制排便的能力。

第三节　视觉障碍老年人的护理

老年人常常对于身体的小小不适不在意，更容易将视力变模糊、眼部不舒服等症状忽略掉，以为就是老花眼了，不会碍事。但是眼部问题不是表面看到的那么简单，也事关老年人的生活质量。所以，对视觉障碍老年人的护理要根据不同的情况进行调整。

一、常见的眼部疾病

（一）老花眼病

1. 致病原因

人在步入老年期后，水晶体（晶状体）硬化或部分硬化，对光感调节不足，致使光线的焦点不能准确聚集在视网膜上，而落在视网膜后面，使看近距离的物品和文字会出现模糊不清的现象。一般人在 40 岁左右会开始出现不同程度的老花眼。

2. 护理方法

帮助老年人调整营养是预防和减轻老花眼症状的最好方法。在饮食方面，用眼比较多的老年人应在平时多摄食富含维生素 A、维生素 B 的食物，适当多摄食具有明目功效的食物，如黑豆、黑芝麻、瘦肉、鱼、蛋、牛奶、肝脏以及菠菜、胡萝卜、南瓜、核桃、桂圆、荔枝等。

（二）干眼症的护理

1. 致病原因

干眼症是老年人常见的眼表疾病之一，主要是由泪液的质或量以及泪腺的异常引起的。引起干眼症的原因非常多，常见的是睑板腺功能障碍、长时间近距离工作以及患有糖尿病、类风湿等全身病等。

2. 护理方法

注意老年人是否有眼干、眼痒、异物感、烧灼感、容易疲劳等症状，如果存在，不要忽视，及时就诊，进行规范治疗。在日常生活中，可用加湿器适当提高环境的湿度，让老年人少吹风，少吹空调，减少注意力集中的工作等方法，来缓解干眼的不适。

（三）容易流泪

1. 致病原因

因为老年人眼皮松弛，肌肉发生退行性改变，这些老年性改变一方面可导致泪小点（靠近内眼角边缘有两个小孔）位置异常，另一方面可使"泵出"功能（泪水的流出并不是一个被动的"流动"过程，而是一个主动的"泵出"的过程）减退，"出口不正"和"排出无力"是老年人流泪的主要原因。另外，因眼白（结膜）松弛，导致眼泪不能正常分布和流动而直接排到眼外，也是老年人流泪的一个重要原因。

2. 护理方法

要注意观察老年人在日常生活中表现出的任何不适，因为多数老年人对于小小的不适可能不会太在意，感觉忍一下就可以了，但如果发现老年人眼泪汪汪、经常擦拭眼睛或有明显的迎风流泪等情况时，一定要尽早督促并陪同老年人去医院检查，通过正规的治疗来解除不适。

（四）白内障

1. 致病原因

白内障是由于晶状体混浊引起视力下降的常见眼部疾病。白内障虽然可以致盲，但是通过手术治疗是可以复明的。老年人的白内障多数是由年龄引起的晶体代谢异常所致。白内障引起的视力下降是无痛的、渐进的，特别是有近视或远视的老年人，原来佩戴的合适的眼镜突然变得不清楚了，这也可能是白内障发展的表现。

2. 护理方法

在生活中要留意老年人视力的变化，如果发现老年人视线突然变得模糊，应去医院进行确诊。对于早期白内障，可以叮嘱老年人按时滴用治疗白内障的眼药水，来延缓白内障的发展。对于需要手术治疗的老年病人，应帮助他们克服心理上的恐惧，及时进行手术，改善视觉质量，提高生活质量。

（五）青光眼

1. 致病原因

青光眼是一组以视神经损害和视野缺损为共同特征的眼科疾病，确切的病因还不十分明确。老年人自身的眼球发育存在异常以及情绪差是诱发因素，过度用眼，比如长时间看报，也会诱发青光眼。青光眼虽然不能治愈，但是可以加以控制。

首先要了解青光眼的表现，急性闭角型青光眼表现为眼睛胀痛、头痛、视物模糊、恶心、呕吐、看灯光周围有彩环，甚至视力骤然下降等明显症状。慢性闭角型青光眼和开角型青光眼发病非常隐匿，病情发展到一定程度后会出现视物模糊、眼睛酸胀等不适症状。

2. 护理方法

青光眼是一种比较严重的眼部疾病，治疗和护理不当很有可能导致失明。尤其是患有青光眼的老年人，当身体不舒服需要服药或输液时，如果输入大量的药液，会导致眼压增高，加重青光眼病情。因此，一定要帮助老年人向医生说明自己是青光眼，以方便医生适当调整输液剂量和用药。

老年青光眼病人常会有一些其他器官的病症，在用药方面，青光眼病人应忌用或慎用如下药物：抗胆碱药如合成解痉药、抗震颤麻痹药、抗精神病药、镇咳药、抗组织胺药以及一些扩张血管的药物。

另外，青光眼病人也不宜多饮水，一次饮水不要超过500毫升，每天的喝水量最好在1.5升以内。

（六）黄斑性病变

1. 致病原因

常见的黄斑性病变有与年龄相关的黄斑变性、高度近视导致的黄斑变性、遗传因素导致的黄斑变性，其中与年龄相关的黄斑性病变是一种导致中心视力丧失的疾病，不会引起眼部的疼痛，由其引起的中心视力的急剧下降会严重影响日常生活。随着社会的老龄化，发病率逐渐增高，确切病因不清楚，可能与慢性的光损伤、遗传、代谢、营养等因素有关。

2. 护理方法

在日常生活中，如果老年人出现视物变形、视野中有暗点或者视力下降等情况，要考虑出现眼底病变的可能，应到正规的医院检查明确诊断。目前对于黄斑性病变虽然没有非常有效的治疗方法，但是可以通过定期检查，针对不同的病程而采取药物、激光、手术等不同的治疗方法。

二、老年人眼部保健法

日常生活中的小小动作就可以让老年人的眼睛变得更加清晰、明亮，还能减少眼部出现病变的可能。

1. 冷水洗眼

每天早晨洗脸时，将双眼浸泡于水中 1~2 分钟，然后擦洗脸部及眼周肌肉，洗完后用双手轻轻搓揉眼部 20~40 次。

2. 经常眨眼

可利用一开一闭的眨眼方式来振奋眼肌，闭眼时停留时间略长一些，同时用双手轻揉眼睑，以增加眼球的湿润度。

3. 热敷眼部

每晚临睡前，用 40~50℃的温湿毛巾敷盖在额头和双眼部位，约热敷 3~5 分钟。

4. 合理膳食

多吃含维生素、蛋白质的食物，如瘦肉、鱼、蛋、牛奶、新鲜水果、蔬菜、黑豆和黑芝麻等。

5. 按摩眼睛

两手指弯曲，从内眼角横揉至外眼角，再从外眼角横揉至内眼角，用力适中，横揉 100~150 次，再用食指尖按双侧太阳穴 72 次。每日早晚各做一遍，不仅可推迟眼睛老花，还可治疗白内障等慢性眼疾。

三、日常护理

如何补偿老年人视力或视觉方面的缺损，让老年人有一个安全及舒适的生活空间及增进老年人的生活品质呢？这些方法包括：照明的增加及避免散光、影像的放大。

（一）照明的增加及避免反光

65 岁老年人所需要的照明是 20 岁年轻人的两倍，因此，在室内及室外提供适当的照明，并在阅读或工作活动区增加区域性照明。让室内保持一致的照明，晚上在卧室、通道及浴室内留下夜间照明设备，教导老年人晚间起床一定要等到眼睛看清楚之后才能下床或移动。不要将反光物品（如电视、镜子、镜框）置于照明处，适当地使用窗帘以避免阳光的直射，使用不反光材质的地板、桌面。出门时戴太阳镜、遮阳物品等有助于提高老年人对于反光的不适应。

（二）影像的放大

选择字体较大的书本、麻将或扑克牌、商品标识、路标、电话按钮，使用较大的扣子，使用手拿式放大镜、镜架式放大镜或平台式放大镜等将有助于提高老年人阅读、购物及行动的方便性。

第四节　听觉障碍老年人的护理

老年性听力障碍多半是因年龄增长而产生的生理退化现象，或由其他外在因素造成的听觉器官加速老化所致。老年性听力障碍发生的年龄大约从 50 岁开始，有资料指出 50~65 岁的年龄层中，1/4 的人开始出现轻微的听力障碍，由于刚开始的听力障碍较轻，可能不会引起注意，但过了 65 岁，大约有 1/3 的人听力会越来越差，例如听不清楚电视声音，分不清楚 14 与 20，这时才发觉听力开始退化了，85 岁以上的人则一半以上会出现听力问题。

一、原因

老年人的听力障碍既有内在因素，也有外在因素。

1. 内在因素

20 年纪的人多表现为典型的老年性重听，重听即听力减退，听音不清，声音重复。通常为感音性（神经性）听力障碍。同时，高频音损失较多。此外，语音辨识力较差，听得到声音但弄不清楚内容，这不仅与听觉神经有关，与大脑中枢辨识能力也有关。

老化是自然的趋势，但由于体质的差异，有些人退化的速度却比较慢，活到 90 岁还是耳聪目明，有些人过了 50 岁就听不清楚。所以，老年性听力障碍多与外在因素有关。

2. 外在因素

娱乐、职业与一般环境噪声影响。有些人长期在噪声环境里工作，例如长期开车、在机械房工作，长此以往都会造成听力障碍。

耳部疾病的影响。耳朵的血管非常细小，诸如粥状动脉硬化等血管疾病，也会造成耳朵的问题，糖尿病常导致血管病变，因此也容易造成听力障碍。耳垢（俗称耳屎）崁塞，容易造成耳朵发炎及受伤，耳垢过多也会影响听觉。

二、心理变化

听觉出现障碍的老年人常发生心理上的问题，像疏离亲友、拒绝社交、孤僻多疑、忧郁压抑、妄想易怒等。可以想象，当总听不清楚对方的话因而毫无反应的情形发生几次后，对方可能不太愿意再交谈沟通，个性内向的人通常会因此变得比较孤僻，出现疏离及拒绝社交的情形，甚至有些人还会产生被害妄想症，觉得别人在说自己的坏话。此外，听觉不好也会造成焦虑，因为无法与别人好好地沟通，对自己越来越缺乏信心时就会产生焦虑，因此当听觉障碍发生时，需要积极地进行心理复健。

三、日常护理

1. 与听力障碍老年人的沟通

面对听力有障碍老年人，在交谈时应特别注意，应该面对面地交谈，口齿尽量清晰，不要高声喊叫，即使听不清楚，也可以靠唇形及肢体语言来辅助了解，而且讲话速度要放慢，一个字一个字地说，音量适当。交谈也应创造有助于交流的环境，尽量选择安静处所，四周如果过于嘈杂，会影响听觉障碍者的专注度。

2. 鼓励听力障碍老年人扩展社交层面

引导老年人多参加集体活动，培养兴趣爱好，信赖儿女亲友，慢慢通过助听器的辅助，开拓自己的生活空间。如果不积极从事听力的复健与重建，不仅听力容易恶化，更有可能加速老年失智症的发生。

3. 提醒老年人不要随便掏耳朵

耳垢具有保护耳朵不受感染的作用，一旦发生感染应及早就医。由于老年人的血液循环变慢，耳道内分泌物减少，产生干裂感，有时感到奇痒，不堪忍受，通过掏耳刺激后，可以得到暂时缓解。但是这样做容易引起耳道感染、发炎，甚至弄坏鼓膜。科学的方法是当耳道奇痒难忍时，用棉签浸少许酒精或甘油轻拭耳道，也可内服维生素 E、维生素 C 和鱼肝油。平日应注意防治全身性疾病，如果有高血压、糖尿病应定期服药，如果高血压及糖尿病控制得宜，听力退化的情况也可以明显地减缓。

4. 戒烟限酒

少量饮酒可以促进血液循环，但过多则会造成血管收缩，同样的，烟也会导致血管收缩，影响血液循环，进而影响听力，因此应该戒烟限酒。

5. 保持平稳的情绪

平时要避免情绪激动，因为激动会造成全身血压上升，不但对听力不好，也容易对心脏血管造成伤害。平常饮食应尽量正常，并配合适当的运动，以保持良好的身体状况。

6. 避噪声刺激

老年人倘若长时间接触机器轰鸣、车辆喧闹、人声喧哗等各种噪声，会使原本开始衰退的听觉更容易疲劳，导致内耳的微细血管常处于痉挛状态，内耳供血减少，听力减退，甚至引发噪声性耳聋。因此，老年人应尽量避免或减少噪声的干扰。

第五节　肢体障碍老年人的护理

老年人肢体障碍的常见原因有疾病导致和外伤导致两种情况。具体护理方法如下。

一、瘫痪肢体的护理

因中风引起的瘫痪，大多数是偏瘫或单肢瘫，以及两次以上（含两次）发作累及双侧肢体的瘫痪。病人常伴有语言障碍，因球麻痹常有呛咳或某种程度的智力下降。对此类病人须加强护理，应做好以下几点。

1. 做好心理护理

重视病人的思想工作。同情并理解老年人的感受，鼓励老年人表达内心的情感，帮助老年人应对困难，对老年人的进步都予以肯定，以证明老年人的能力与价值，增强战胜疾病的信心。瘫痪会给患病老年人带来沉重的思想负担，护理员须鼓励老年人乐观豁达，树立战胜疾病的信心。护理员和家庭成员配合，及早帮助患病老年人进行瘫痪肢体功能锻炼，防止关节畸形和肌肉萎缩的发生。

2. 保持肢体功能位置

为做好康复训练，瘫痪肢体的手指关节应伸展、稍屈曲，为此可在老年病人手中放一块海绵团保持伸展；肘关节应微屈，上肢肩关节稍外展，避免关节内收，伸髋关节、伸膝关节；为了防止足下垂，应使踝关节稍背屈；为防止下肢外旋，要在外侧部放沙袋或其他支撑物。

3. 加强瘫痪肢体的活动

运动功能的训练一定要循序渐进，包括肢体按摩、被动活动及坐起、站立、步行锻炼等，可防肢体挛缩、畸形。

4. 预防并发症

因瘫痪肢体的运动和感觉障碍，局部血管神经营养差，若受压迫时间较长，容易发生压迫性溃疡——褥疮。故应注意帮助老年人变换体位，通常每两小时翻身1次，对被压红的部位轻轻按摩，也可用红花酒精按摩，以改善局部血液循环。床铺要干燥平整，并保持好个人卫生，可以擦浴，但应注意保暖，防止受凉。使用热水袋或洗浴时，水温要适当，防止烫伤皮肤。在翻身时应适当叩击背部，鼓励咳痰，以防坠积性肺炎。要有足够营养摄入量，尤其夏天水分要充足，选择富含纤维素、维生素的蔬菜和水果，保证足够的营养。养成定时排便的习惯，防止大便秘结。在早饭前给饮1杯热饮料（根据习惯可采用热开水、茶水、牛奶或咖啡等），可促使肠蠕动增加而刺激直肠的排便反射。为了促进排便，还可按摩腹部，由右下腹向右上腹，转向左上腹，再转向左下腹，反复按摩5~10次，能促进结肠内上端内容物往下蠕动，以助排便。遇有便秘时，可用甘油栓或中药，仍然不能排便时，应予灌肠。有尿潴留或尿失禁者，应放置导尿管，须严格执行无菌操作，预防泌尿系统感染。

5. 生活自理能力和职业能力的训练

瘫痪有好转时，要鼓励老年病人积极主动地锻炼日常生活技能，护理员给予正确的指导和热情的帮助，鼓励病人完成力所能及的事情，如穿脱衣服、洗脸、吃饭等。

6. 按时规律服药

按医生嘱咐规律服药，预防脑中风的再发，定期到医院复查。一是治疗原发病，控制好糖尿病、高血压、高血脂和高血黏等动脉硬化的基础病变。二是服用抗血小板聚集的药物，如小剂量阿司匹林、氯吡格雷，饭后服用；脑保护药物，如尼莫地平；预防骨质疏松，补充钙剂；氧自由基清除剂，如维生素 E、维生素 C 等。老年人眼力、听力、记忆力都有所下降，护理员应注意督导老年人服药。

二、褥疮的预防和护理

中风老年人常有肢体瘫痪，自己不能翻身改变体位，身体局部受到压迫，加上瘫痪肢体的皮肤营养功能下降，最容易发生褥疮。褥疮又叫压迫性溃疡，早期可见皮肤局部出现红肿和水泡，以后变成紫红色并开始破溃，破溃初期疮面鲜红有渗出液，然后疮面加深，颜色变暗发黑。好发于胸背、臀部、髋关节、足跟和外踝等身体受压部位。对于褥疮，预防最为重要，应做到以下几点：

（1）定时为病人翻身、按摩，至少每两小时 1 次。

（2）在褥疮的好发部位加用软垫、气圈、海绵垫等。

（3）保持皮肤的清洁干燥。有大小便失禁和呕吐物时，及时擦洗干净。不可让病人直接睡在橡胶垫上。

（4）保持床铺清洁干燥，被褥湿了要随时更换。对于大小便失禁的病人，不可贪图方便将便盆一直放在病人身下。尽量不要为有感觉障碍的病人使用热水袋，防止烫伤。

（5）饮食中应加强营养，保证蛋白质的供应，增强病人皮肤的抵抗力。

（6）对于已发生的褥疮，要保持创面干燥，涂用消炎生肌的药膏，并采用物理疗法等。

总之，做好褥疮的预防工作，就要做到勤翻身，翻身时注意查看皮肤，并检查衣服、被单是否平整干燥；当受压皮肤发红时，要用手掌揉擦，促进皮肤的血液循环，做到早预防、早发现、早治疗。

三、日常护理

在对肢体障碍老年人护理的过程中，除了平时的穿衣、吃饭外，还需要辅助清洁身体。以下是为肢体障碍老年人进行日常护理的步骤和要点。

1. 穿衣护理

肢体残疾老年人穿的衣服应肥大柔软，穿脱方便，最好是用有拉链或尼龙搭扣的，便于更换。更换衣服时，健侧上肢先换，一侧脱下后马上穿上替换的衣服，以免着凉。更换患侧时，要保护好肩关节，防止脱臼。气温低时要提高室温，盖轻而保暖的被子，不要放置热水袋，以免病人因感觉障碍而烫伤。夏季气温高时，上身不穿睡衣更方便，盖上厚的毛巾被即可，但要注意避免肩部着凉。

2. 头部清洁护理

为上肢残疾的老年人洗头时，要注意以下几点：

（1）取仰面斜卧位，在其肩下垫枕头，并在床沿及枕头边铺隔水垫及毛巾。

（2）松开老年人的衣服并将衣服领向内折卷，颈部围上毛巾，用棉球塞住老年人两侧耳孔，用小毛巾遮盖双眼，再松散头发。

（3）用温水冲洗头部，然后用洗发液轻轻搓洗头发、头皮，然后用温开水冲洗头发上的泡沫至老年人舒适干净为止。

（4）擦干头发及面部，取下耳内棉球及盖眼的毛巾。

（5）为老年人穿好衣服，让老年人仰卧，在其头下垫上大毛巾，待头发干后取下。

3. 身体清洁护理

在为肢体障碍老年人做身体清洁护理时，要根据实际情况，注意清洁方式。比如，对于虽然肢体有障碍，但是可以自行洗澡的老年人，除准备好必备的物品外，还要主动询问老年人是否需要帮助。对于不能自行洗澡的老年人，在护理过程中，动作要轻柔，要尽量与老年人沟通，满足老年人的清洁需求。在为障碍老年人擦洗时，要注意老年人的保暖，特别是冬季气温较低的时候。如果条件允许，最好为行动不方便的老年人在床上进行擦洗。对于体质较强壮的老年人，可以进行淋浴和盆浴，为其准备好淋浴用品，室温调节到24℃左右，并调好水温，水温以35℃为宜。对于体质弱者，水温可适当高些。要交代老年人进入浴室后不要锁门，以便在发生意外时可及时进入。如情况允许，可与老年人一同进入浴室，以保证老年人的安全。

第六节　认知障碍老年人的护理

认知障碍是指由于认知缺陷或异常造成的心理障碍。包括:(1)感知障碍,如感觉过敏、感觉迟钝、内感不适、感觉变质、感觉剥夺、病理性错觉、幻觉、感知综合障碍;(2)记忆障碍,如记忆过强、记忆缺损、记忆错误;(3)思维障碍,如抽象概括过程障碍、联想过程障碍、思维逻辑障碍、妄想等。下文主要介绍老年性痴呆。

老年性痴呆是指由于老年性脑萎缩所致的进行性脑器质性痴呆。老年性痴呆是一组病因未明的原发性退行性脑变性疾病,发病率与年龄的增长成正比。部分病人有家族遗传史,文化程度较低者发病率较高,其他如外伤、中枢感染、中毒、肿瘤等也可引起痴呆。

一、发展阶段

按其病情发展过程大致可分为三期:

早期症状主要表现为记忆力减退:丢三落四,而且事后并不能再回忆起来;语言能力下降:忘记单个的词语或找不到合适的词语来替代,使得旁人无法理解所要表达的意思,严重的甚至叫不出常用物体的名称或孩子的名字;时间和空间定向力障碍:在自己熟悉的路上也会迷路,不知道自己身处何处,也不知道自己是怎么到那儿的;判断力变差或下降:完全忘记自己正在做的事,日常穿着也可能不恰当;情绪不稳定:常表现为情绪毫无来由地快速起伏,也可能比以往淡漠、麻木,甚至抑郁;人格改变:变得多疑、淡漠、焦虑或粗暴等,如忘记把钱放在哪里就怀疑是别人偷走了;性格也变得越来越暴躁、固执,主动性减少,表现为终日消磨时光、昏昏欲睡、无所事事,在家无目的地晃来晃去,甚至对以前的爱好也感到索然无味。

中期则出现典型的痴呆症状,包括定向力障碍:尤以时间定向障碍最为多见,随着病情的发展,地点、人物定向也减退,如不能辨认家人,在家中找不到卧室或厕所等；记忆力障碍：以瞬时记忆和近事记忆障碍为先导，进而出现完全不能学习、远记忆力下降症状；智能障碍：计算力、理解力、判断力及生活自理能力均减退；精神症状：大多伴有幻觉或妄想，以幻视、幻听和被窃妄想最为多见，情绪改变亦较常见，如焦虑、抑郁、易激怒、欣快、情感失控等，夜间谵妄亦较多见；人格进一步改变：兴趣范围更加狭窄，对人更加冷漠；行为障碍：已然不顾社会规范，甚至发生违法行为，如失眠、冲动、漫游、随地大小便等。

晚期则表现为全面智能障碍，智能趋于丧失、卧床、无自主运动，对语言的理解和运用能力完全丧失，生活完全不能自理，常伴有大小便失禁，最终因并发症而死亡。由此可见，老年性痴呆只有到了晚期，才属于疾病的范畴。

二、基本护理

随着时间的推移，老年性痴呆病人最终会丧失最基本的日常生活能力，如穿衣、刷牙、洗澡等，给家庭成员带来较大的情感压力和巨大的经济负担。目前，尚无特效药物可治疗老年性痴呆，常用的药物只能起到缓解作用。所以，对于患老年性痴呆的老年人，护理员在衣、食、住、行等日常生活方面应给予特殊照顾。

对于痴呆老年人，护理的根本目的是维持他的日常生活自理能力，并将周围环境调整至与病人的生活能力相适应，延缓病人生活完全不能自理阶段的到来。所以，正确认识痴呆的早期症状，及时给予正确的护理和治疗显得非常重要。

1. 穿着护理

痴呆老年人往往不能根据气候变化加减衣服，护理员应该随时根据气候变化督促或者为老年病人更换衣物，以免冻伤或者中暑。平时为老年人准备的衣服件数不要太多，以免老年人不知该穿哪一件。颜色最好统一，减少装饰，选用无须熨烫的面料。衣服要宽松，外衣最好能两面穿，并用尼龙搭扣取代拉链、弹性裤腰带代替皮带，以免伤及病人。选择松软、舒适的棉质套鞋，尽量不要选择皮鞋或者需要系鞋带的鞋子。

2. 居住护理

居室要宽敞、设施简单、光线充足，室内无门槛等障碍，以免绊倒老年人；

室内地面、地板、浴池、厕所地做防滑处理，最好铺设地毯，床边设置防护栏；妥善保管有危险性的物品，比如刀、剪、药品、杀虫剂等要收藏好，煤气、电源等开关要有安全装置，最好使老年病人不能随意打开；生活环境要固定，减少室内物品的变动，看护者不宜经常更换。

3. 出行护理

痴呆老年人多伴有锥体外系统病变，共济失调，病人站立、行走都会发生困难，容易跌伤，上下楼梯一定要有人陪伴和扶持。痴呆老年人由于定向障碍，外出容易迷路，因此最好在老年人的衣服醒目处标上姓名、住址、联系电话，老年病人外出要有人陪同，以免迷路、丢失或发生意外。

4. 睡眠护理

痴呆老年人往往有睡眠障碍，要为病人创造良好的入睡条件，周围环境要安静，入睡前用温水洗脚，不进行刺激性谈话或观看刺激性电视等，不要让老年人饮酒、吸烟、喝浓茶、喝咖啡，以免影响睡眠质量。对严重失眠者，可给予药物辅助入睡，夜间不要让病人单独居住，以免发生意外。白天多安排一些活动，不要让老年人睡得过多。给予老年人轻声安慰，有助于其入睡。对于长期卧床者，要定期为其做翻身、拍背、预防褥疮等护理。

5. 卫生护理

维持良好的个人卫生习惯，可减少感染的机会。个人卫生包括皮肤、头发、指甲、口腔等的卫生，要求早晚刷牙、洗脸，勤剪指甲，定期洗头、洗澡，勤换内衣、被褥。照顾痴呆病人洗脸时，要从后面或旁边进行帮助，因为面对面为老年病人洗脸，常会使老年病人感到很勉强而拒绝或不合作。如果病人不肯刷牙或不会刷牙，可用棉棒蘸盐水擦洗，以达到清洁的效果。对于戴假牙的老年病人，要经常为其检查假牙和牙槽是否吻合，餐后要为其清洁假牙。

6. 饮食护理

（1）注意营养搭配

饮食方面要注意营养搭配合理，应给予清淡的食物，要多提供含维生素、矿物质的食物，如谷物、瘦肉、豆类、海产品等。要避免让老年人吃可能对身体造成伤害的食物，如太烫的食物。每天合理安排喝水，并注意水温不可过热。

（2）控制食量

有的老年病人不知饥饱，刚吃过饭还嚷着要吃，这个时候要注意，应分次让病人进食，可以将一天吃的总量计好，分 6～8 次给病人吃。家中可常备一些水果或能量低的零食，当病人要吃时再给。有的病人说话很少，呆坐很久，叫他吃饭也不答应，因此，痴呆晚期病人容易出现营养不良的情况，可以为其准备颜色丰富的食物或他喜欢的餐具。

（3）进食需谨慎

餐具最好选用不易破损的塑料制品，不要让老年人用尖锐的刀、叉进食。如果病人视力不好，要把餐桌放在明亮的地方，餐具最好颜色比较鲜明。食物品种不宜过多，否则会使病人不知所措，食物要切成小块，让病人能一口吃下去。不要让病人吃黏性食品，液体和固体食物分开。吃饭时，病人常会把衣服弄脏，此时不要责备他们，可试着用围嘴加以防范。喂食时要让病人坐起，一次不要喂太多，速度不宜太快，给病人足够的咀嚼时间。有时病人会忘记咀嚼而把食物吞下，有发生噎食的危险，可从病人痛苦、惊乱的表情中发现险情。这时不要惊慌，可采用下面的方法解除险情：站在病人脑后，双手环抱于病人肋下腹部，用力向上、向内按压，然后再松开，可重复数次。

7. 服药护理

痴呆老年人服药时要有人在旁陪伴，帮助老年人将药全部服下，以免遗忘或错服。对于伴有抑郁症、幻觉或自杀倾向的痴呆病人，看护者一定要将药品管理好，放到老年人拿不到或找不到的地方。遇到老年人不愿服药时，应耐心说服，药服下后，应让老年人张开嘴看是否咽下，也可将药碾碎放在饭中。对于吞咽困难的老年人，不宜服用片剂，最好研碎后溶于水中让其服用。对于昏迷的老年人应由胃管给予药物。对于卧床的老年人，应将药碾碎后溶于水中让其服用。脑部受损往往会使老年人失去饥饿的感觉，混淆进食时间，应在病人进餐的时候配合服药，减少抗拒感。准备病人一贯喜爱的食物，以减少他们拒绝进食的情况。

三、个案对策

在实际操作中，要对不同的痴呆老年人所反映出的不同现象应采取有针对性的对策。

1. 漫游

漫游多由智力障碍、环境不熟悉、疲倦、紧张焦虑、意识障碍等原因引起，夜间漫游则主要与痴呆老年人在黑暗环境下丧失空间定位能力有关。护理对策包括给病人提供更好、更安全的生活环境，如无障碍的场地、有明显标志物的居室等，且标志物应选用病人最熟悉的东西。为病人安排一些有计划的活动，可改善病人的社交活动能力，增进其愉快感和自我表现感，这些活动应结合病人的兴趣爱好以及以往的生活经历，以便提高他们参与的积极性。

2. 自我照顾能力丧失

一方面，护理员应反复指导和训练病人，使他们获得一些基本的个人生活能力。另一方面，从冷暖饥饱等各个方面替病人考虑周到。

3. 大小便失禁或生活能力差

痴呆老年人大小便失禁，往往会增加感染和发生皮肤病的危险。护理对策包括提供明显的如厕标志，将厕所设在病人生活区的附近，定时提醒病人如厕，重新训练大小便习惯等。

4. 进食障碍

痴呆老年病人常有拒食、贪食、随手乱抓东西吃的情况。护理方法一般包括定时进餐，选择有营养、易消化的食物，根据病人的喜好安排食谱，以免引起拒食。喂饭时要慢一些，以便病人有时间充分咀嚼食物。

5. 精神症状

当痴呆老年人出现幻觉、妄想症状时，不要与其争辩，可设法先转移其注意力，再耐心解释，同时及时找精神科医生诊治。对于病人的暴力、攻击行为，仍以疏导、解释、转移注意力等方法为主，并可在医生的指导下，短期应用镇静药物控制，同时应分析并找出引起病人不愉快的原因，防止再发生同类情况。

6. 失眠

痴呆老年人认知障碍严重时，常白天休息、夜间吵闹，使护理者疲惫不堪。处理的方法是尽量不让其在白天睡觉，增加活动量，保持兴奋，以使他们能在夜间休息。

▶思考与练习

1. 口腔清理需要注意哪些方面？

2. 如何帮助卧床老年人洗头？

3. 如何预防褥疮?

4. 怎么协助卧床老年人翻身?

5. 认知障碍的老年人在穿着方面要注意哪些方面?

6. 怎样让拒绝服药的认知障碍老年人服药?

第六章

疾病老年人日常护理

第一节　老年慢性病人的护理

一、老年慢性疾病的预防

《黄帝内经》有载，"是故圣人不治已病治未病，不治已乱治未乱，此之谓也。夫病已成而后治之，譬犹渴而穿井，斗而铸锥，不亦晚乎"。近年来，国家积极推行健康中国战略，面向全社会倡导防大于治的健康理念。老年慢性疾病是影响我国老年人生活质量的重要因素之一。对于老年慢性疾病来说，预防是一个重要手段。护理员要提醒老年人提高保健意识，不要依赖医院、药物来治疗和控制，而要从自我做起，记住健康警言：零吸烟、管住嘴、迈开腿、好心态。要想健康地生活，就要改掉以前不良的生活方式和习惯，多进行适当的健身活动，保持良好的心态。老年慢性病人要定期做身体检查，及早发现疾病的隐患。

此外，还应注意保证全面、适量的营养摄入。营养状况与多种老年性疾病的发病密切相关。营养状况较差的老年人患白内障、高血压、冠心病、脑血管疾病、糖尿病等慢性疾病的概率均明显高于营养状况良好的老年人。而过多摄入脂肪类物质与高血压、糖尿病、动脉粥样硬化关系密切。科学研究表明：维生素、矿物质与老年常见慢性疾病关系密切，下面列举一些因维生素、矿物质缺乏可能导致的疾病。

心血管疾病。B族维生素包括叶酸、维生素 B_6 和维生素 B_{12}，其能够降低血液中的一种损伤血管的物质——同型半胱氨酸水平，从而延缓心脑血管疾病的发生和发展。

糖尿病。维生素 A 缺乏可能导致 I 型糖尿病的发生和胰岛细胞凋亡，而补充铬可协助或增强胰岛素作用，而钒具有类似胰岛素的作用，有助于控制血糖。

白内障。抗氧化营养素如维生素 C、维生素 E、硒、锌等能够帮助消除过多的自由基，从而保护晶状体、降低白内障的发病率。

所以，补充人体所需维生素、矿物质对预防老年慢性疾病有积极意义。维生素和矿物质的来源以食物为主，但由于老年人咀嚼及吞咽功能减退、消化吸收功能下降等诸多原因，再加上在食物贮存、炒、煎、炸等烹饪过程中营养成分的大量流失，加以在疾病时产生消化、吸收、利用障碍，很多患有慢性疾病的老年人营养物质摄入量严重不足。全国营养调查也表明，老年人维生素 C 和 B 族维生素的膳食摄入量明显不足。长此以往，势必造成免疫力下降，最终导致各种慢性疾病的发生和发展。因此老年人要做到全面补充各种营养素，就应该在合理膳食的基础上，适当补充一些维生素矿物质补充剂，以保障营养素摄入的全面均衡，防止慢性疾病的发生。除饮食方面外，在日常生活中，对于血压、血糖等指标的定期监测，也有助于老年人有效预防高血压、高脂血症、糖尿病、动脉粥样硬化等基础性疾病。

（一）血压的监测及血压异常

定期测量血压能够随时监测老年人的血压状况，对于高血压、动脉粥样硬化等慢性疾病的预防和护理有重要意义，养老护理员应该掌握测量血压的方法。

血压异常一般有两种情况：高血压和低血压。

高血压：是指收缩压或舒张压的增高。参照《中国高血压防治指南 2018 年修订版》的标准：成人收缩压 ≥ 140 毫米汞柱和（或）舒张压 ≥ 90 毫米汞柱，称高血压。如果收缩压在 120~139 毫米汞柱，舒张压在 80~89 毫米汞柱之间，则称作正常高值。大多数高血压病人的发病原因并不明确，称为原发性高血压。而部分病人血压升高是由于肾脏病、肾动脉狭窄、原发性醛固酮增多症、嗜铬细胞瘤等引起。此外，由于睡眠呼吸暂停综合征，或者由于精神心理问题而引发的高血压也时常可以见到。这种继发于其他疾病的高血压称为继发性高血压。继发性高血压是病因明确的高血压，当查出病因并有效去除或控制病因后，作为继发症状的高血压可被治愈或明显缓解。继发性高血压在高血压人群中占5%~10%。

低血压：是指收缩压 ≤ 90 毫米汞柱，舒张压 ≤ 60 毫米汞柱，多见于休克、心肌梗死、心功能不全、肾上腺皮质功能减退、严重脱水、心力衰竭、低钠血症等。

关于血压的测量方法在本书第二章中有具体表述。

1. 高血压

高血压是危害我国人民健康的常见心血管疾病。几乎80%的高血压病人在40岁以后发病，且随年龄增长而逐年增高。女性较男性略晚一些，常在绝经期前后。

高血压发病隐匿，进展缓慢，初期几乎无症状或偶尔出现头痛、头晕现象，经过休息之后可自行缓解。只有当病情加重，或出现心、脑、肾并发症时才表现出显著的临床症状。因而在疾病早期，如果没有及时监测血压的话，许多病人并不知道自己患了高血压病，久而久之病情恶化并引起诸多并发症。有些并发症常常是致命性的，如高血压脑病、高血压危象、急性脑血管病和心肌梗死等。由于老年人具有血压波动大、夜间高血压、清晨高血压和体位性低血压等特点，应定期为老年人监测血压，特别是超重及肥胖者、摄盐量大及口味重者、长期吸烟和饮酒者以及绝经期前后的妇女等高危人群，更需要重视血压的监测。对于老年高血压病人，应特别注意临睡前、清晨时段及服药前的血压监测。在治疗阶段、血压不稳定者或者调整药物治疗方案时，建议每天早晚测量血压；血压控制平稳者，可每周测量一次。

（1）高血压的危害

高血压是引起脑卒中、冠心病、心脏功能衰竭和肾功能衰竭的重要危险因素，也是老年常见病，我国老年人高血压患病率约为45%，大部分老年高血压的病因是大动脉弹性明显减退。由于老年人主动脉壁弹力纤维减少，胶原纤维含量增多，中层和内膜变厚，胶原纤维、脂质和钙含量增加，导致大动脉弹性减退，致使外周阻力增加，收缩期血压增高，而舒张压相对较低。以往认为舒张压增高比收缩压增高危险性大，而且临床上也常把收缩压升高看成由于人的自然衰老、血管弹性减退所致的良性过程。但近年来流行病学资料显示，老年高血压病人收缩压越高，心血管系统并发症就越多，死亡率也越高，以脑卒中更为多见。因此，对老年收缩血压增高者，宜及时进行治疗。高血压主要引发以下几种疾病：

①脑血管意外

脑血管意外亦称中风，包括脑出血及脑血栓形成。脑出血病势凶猛，致死、致残率较高，是急性脑血管病中最凶险的一种。高血压病人血压越高，脑出血的发生率也越高。高血压病人有动脉硬化的病理存在，血管弹性降低，如脑动脉硬化发展到一定程度时，再加上一时的激动或过度的兴奋，如情绪剧烈波动、突发事故、剧烈运动等，使血压急骤升高、脑血管破裂出血，血液溢入周围的脑组织，会导致病人意识丧失，陷入昏迷，倾跌于地。凡高血压病病人在过度用力、愤怒、情绪激动的诱因下，如出现头晕、头痛、恶心、麻木、乏力等症状，要高度怀疑脑出血的可能，此时，应立即将病人送往医院就医。

脑血栓形成是脑血管意外的另一种常见类型。主要是由于脑动脉主干或皮质支动脉粥样硬化导致血管增厚、管腔狭窄闭塞和血栓形成，引起脑局部血流减少或供血中断，脑组织缺血、缺氧导致软化坏死出现局灶性神经系统症状。脑血栓多在安静或睡眠中发病，部分病例有短暂性脑缺血发作前驱症状如肢体麻木无力等，突然出现偏侧上下肢麻木无力、口眼歪斜、言语不清等症状。

脑血栓形成比脑出血的病死率低但致残率高。病死率随年龄增长明显上升，平均为25%左右，常见死因是脑疝、多脏器衰竭、继发感染及心肺功能不全。幸存者中病残率亦较高，大约20%的幸存者在1~2年内会再次复发。所以一旦得了脑血栓，一定要在专业医生的指导下服用药物。

②肾动脉硬化和尿毒症

高血压合并肾功能衰竭约占10%。高血压与肾脏有着密切而复杂的关系，一方面高血压会引起肾脏损害；另一方面肾脏损害会加重高血压病。高血压与肾脏损害可相互影响，形成恶性循环。急骤发展的高血压可引起广泛的肾小动脉弥漫性病变，导致恶性肾小动脉硬化，从而迅速发展为尿毒症。

③高血压性心脏病

动脉血压持续性升高，增加心脏负担，形成代偿性左心室肥厚。高血压病人并发左心室肥厚时，即形成高血压性心脏病，该病最终将导致心力衰竭。

④冠心病

血压变化可引起心肌供氧量和需氧量之间的平衡失调。高血压病人血压持续升高，左心室后负荷增强，心肌耗氧随之增加，合并冠状动脉粥样硬化时，冠状动脉血流储备功能降低，心肌供氧减少，因此出现心绞痛、心肌梗死、心力衰竭等。

⑤对视力的影响

高血压除了会对心、脑、肾等脏器造成伤害外，还会导致视力有不同程度的下降甚至失明。高血压所致的眼部病变主要发生在视网膜，概括起来有三类：

高血压所致视网膜血管病变、视网膜病变和视神经视网膜病变。

（2）高血压的护理

①心理护理

保持平静的心态，避免情绪激动及过度紧张、焦虑。老年人心理脆弱，易将高血压与中风、心肌梗死等联系在一起，心情易处于紧张状态。因此应该针对病人的心理状态进行疏导，予以必要的解释和安慰，帮助其树立战胜疾病的信心。

②改变生活方式

保持一定量的钾、钙摄入以及低钠盐饮食，如蔬菜和水果。多食富含钾的食物，一定量的钾、钙摄入可降低老年人心血管系统对钠盐的敏感性，从而降低血压。钠盐的摄入应减至每日 2.48 克以下。适度运动，可选择放松类活动，如散步、气功、太极拳、音乐疗法等，同时适当减肥，并增加体力活动。

③用药护理

药物治疗是老年人高血压病的主要治疗手段。老年人心血管调节功能减退，降压药物应尽可能口服，逐步降压，防止血压骤降而产生心、脑、肾的供血不足。如果血压控制不好，在劳累、激动等情况下，有可能出现高血压危象、高血压脑病等高血压急症，威胁病人生命。因此护理员要提醒病人坚持长期用药，并了解药物的作用及不良反应，当出现不良反应时应及时报告医生，调整用药。在应用降压药物过程中，老年病人坐起、站立时，应注意动作尽量缓慢。

（3）高血压的预防

根据世界卫生组织的建议，老年人的血压应控制在 140 / 90 毫米汞柱以内为好。不管收缩压或者舒张压，只要有一项超过这个标准即为血压偏高，在明确诊断为高血压病之后，应服用降压药或采用其他降压方法使血压下降，避免或减少血压升高对靶器官的损害。

世界高血压联盟提出，合理膳食、适量运动、戒烟限酒、心理健康为人类心脏健康的"四大基石"，并强调防治高血压要加强自我保健。平时应注意以下几方面：

①减轻体重。超重 10% 以上的高血压病人，体重减少 5 千克就能明显降低血压，同时对减少血脂升高、糖尿病等危险因素有益。

②限制食盐。建议每天摄入食盐量小于 6 克。

③戒烟；限制饮酒。提倡不饮酒，有饮酒习惯的高血压病人应限制饮酒量，饮酒可能引起血压升高。

④合理膳食。合理搭配食物，本着热量适当、必需的蛋白质、低盐、高钾、高钙、高镁、丰富的维生素和纤维素的原则，避免摄入过多的动物脂肪和胆固醇。

⑤适当运动；松弛训练。如松弛默想、练气功、打太极拳等。

⑥心理健康。生活规律，保持良好的心境和情绪稳定。

2. 低血压

多数老年人认为人老易患高血压，实际上低血压在老年人中同样多见，且对老年人的身心健康危害极大。一般来说，成年人高压（收缩压）低于90毫米汞柱时即称为低血压。引发老年人低血压的原因是多方面的：老年人各器官功能均衰退、神经调节功能低下；动脉硬化使动脉弹性减小；体质虚弱；在闷热或室内缺氧的环境中站立过久，以及长期卧床、体位突然改变等；此外，糖尿病和中枢神经系统疾病也会诱发低血压；膀胱内压力骤减，如夜间排尿后，则可反射性地使血液流回腹腔而引起短暂性低血压。低血压主要分为五类：

原发性低血压。又称体质性低血压，多见于情绪不稳、体质瘦弱的老年人，女性多于男性。

继发性低血压。如失血、休克、心肌梗死等，由于血量减少，外周血管阻力降低而引起。

体位性低血压（直立性低血压）。长期站立或从平卧位变为直立位时发生的低血压，常见于植物神经失调，以及使用某些药物（如降压药、氯丙嗪等）引起。

内分泌功能紊乱所致的低血压。常由于低钠、血容量减少、心搏减少等引起。

慢性消耗性疾病及营养不良所致的低血压。如结核病、慢性肝病、慢性肾病、重症糖尿病等。

老年性低血压病人往往有头晕、眼花、疲倦、头痛、健忘、心慌气短、睡眠欠佳等不适感。血压降低会促进缺血性中风的发生，造成间接危险。这是因为血压偏低的老年人血流缓慢，血液黏稠度和凝固性高，易造成大脑供血不足。加之动脉硬化使血管腔变得狭窄，血管壁弹性减弱，因而容易形成血栓而导致缺血性中风。此外，老年人血压太低还易导致昏厥、摔跤和受伤。总之，老年人低血压会明显增加受伤风险。低血压有一定的遗传倾向，父母患有低血压，其子女患低血压的风险就比较大。静脉曲张病人血液回流受阻，易使血压下降。

（1）低血压的护理

注重病因治疗。对体质虚弱者要加强营养，对患有肺结核等消耗性疾病者要积极治疗，因药物引起者可停用或调整用药剂量。如高血压病人服用降压药后因血压下降过快而感到不适时，应在医生指导下调整给药方法和剂量，或根据需要改用温和的降压药。对体位性低血压病人，更换体位时要缓慢，由卧位坐起时注意停顿，用力不要过猛，注意以手扶物，以防因低血压引起摔跤等。

适当加强锻炼。生活要有规律，防止过度疲劳，因为极度疲劳会使血压降得更低。要保持良好的精神状态，适当加强锻炼，提高身体素质，改善神经、血管的调节功能，加速血液循环，减少直立性低血压的发作。老年人在锻炼时应根据环境条件和自己的身体情况选择运动项目，多选择运动量低的有氧活动，如太极拳、散步、健身操等。

调整饮食。每餐不宜吃得过饱，以七八分饱为宜，因为太饱会使回流心脏的血液相对减少。适量饮茶，因茶中的咖啡因能使呼吸中枢及心血管系统兴奋。适量饮酒（葡萄酒最好，或饮适量啤酒，不宜饮烈性白酒），可使交感神经兴奋，加快血流，促进心脏功能，降低血液黏稠度。

（2）低血压的预防

①晚上睡觉时将头部垫高，可减轻低血压症状。

②锻炼身体，增强体质。平时养成运动的习惯，均衡饮食，培养开朗的个性。

③保证足够的睡眠、规律的生活。

④早上起床时，为防止血压突然下降，要缓缓而起，肢体屈伸动作不要过猛过快，例如提起、举起重物或排便后起立动作都要慢些。洗澡水温度不宜过热、过冷，因为过热可使血管扩张而降低血压，过冷会刺激血管而增高血压。常淋浴以加速血液循环，或以冷水、温水交替洗足。有下肢血管曲张的老年人宜穿有弹性的袜子、紧身裤或绷带，以加强静脉回流；体格瘦小的老年人应每天多喝水，以增加血容量。

⑤不要在闷热或缺氧的环境中站立过久，以减少发病。低血压病人轻者如

无任何症状，无须药物治疗。重者伴有明显症状，必须给予积极治疗，改善症状，提高生活质量，防止严重危害的发生。

（二）血糖的定期测量

血糖是指血液中的葡萄糖，其他各种糖类，如果糖、双糖、多糖都只有转化为葡萄糖进入血液之后才能称为血糖。正常人体的血糖浓度同样也是处于稳定和平衡之中的。一旦平衡被破坏，如血糖异常升高，就会出现糖尿病。

血糖的正常范围是空腹在 3.9~6.1 毫摩尔 / 升，餐后 2 小时小于 7.8 毫摩尔 / 升。人体在正常情况下可以调整其血糖水平，使其不超过上述范围。但在疾病情况下，血糖超出（高于或低于）正常范围，就会引起高血糖或低血糖。

当血糖明显升高到某种程度（如空腹血糖超过 7.0 毫摩尔 / 升或餐后 2 小时血糖超过 11.1 毫摩尔 / 升），即达到糖尿病的诊断标准，就称为糖尿病。如果血糖轻度升高，虽已超过正常范围，但仍未达到糖尿病的诊断标准，如空腹血糖在 6.2~7.0 毫摩尔 / 升，餐后 2 小时血糖在 7.8~11.1 毫摩尔 / 升时，即为一种过渡状态，称为糖耐量减低（IGT）。在某种意义上讲，这是糖尿病的一种危险信号。及早重视，可防止其发展为糖尿病。

血糖的测试方法，应按以下步骤进行：

用中性的肥皂洗净双手，反复揉搓准备采血的手指，直至血运丰富。用75% 的乙醇溶液消毒指腹，待干。

把血糖仪的开关打开，用吸血的血糖仪测试时，取一条试纸插入机内；用滴血的血糖仪测试时，取一条试纸拿在手上（手指不可触及试纸测试区）。

取出试纸后随手将盖筒盖紧，用采血笔紧挨指腹，按动弹簧开关，针刺指腹。针刺部位以无名指指腹两侧为宜，因其血管丰富而神经末梢分布较少，疼痛轻微而且出血充分。

如果是吸血的血糖仪，就将血吸到试纸专用区域后等待结果；如果是滴血的血糖仪，就将一滴饱满的血滴抹到试纸测试区域，将试纸插入机内等待结果。不要追加滴血，否则会导致测试结果不准确。

1. 高血糖

（1）高血糖的危害

①引起血管、神经并发症。长期高血糖会引发血管、神经并发症，并使病

情加重。

②β细胞功能衰竭。长期高血糖会不断刺激胰岛β细胞，使其功能衰竭，胰岛素分泌更少。

③电解质紊乱。血糖升高时，人体大量排尿，流失电解质，使身体电解质紊乱。

④严重失水。高血糖引起渗透性利尿，尿量增加，机体失水。

⑤渗透压增高。血糖升高时，细胞外液渗透压增高，细胞内液向细胞外流动，导致细胞内失水。当脑细胞失水时，可引起脑功能紊乱，临床上称高渗性昏迷。

⑥全身乏力。血糖升高时，葡萄糖不能很好地被机体吸收利用而从尿中排出。

⑦视力减退。血糖升高时，眼睛视力往往减退。

（2）糖尿病的检测

高血糖不一定就是糖尿病，应根据血糖测试的具体情况来确诊是否为糖尿病。

①确诊为糖尿病

具有典型症状，空腹血糖≥126毫摩尔/分升（7.0毫摩尔/升）或餐后血糖≥200毫摩尔/分升（11.1毫摩尔/升）；没有典型症状，仅空腹血糖≥126毫摩尔/分升（7.0毫摩尔/升）或餐后血糖≥200毫摩尔/分升（11.1毫摩尔/升）应再重复检查一次，仍达以上值者，可以确诊为糖尿病；没有典型症状，仅空腹血糖≥126毫摩尔/分升（7.0毫摩尔/升）或餐后血糖≥200毫摩尔/分升（11.1毫摩尔/升）、糖耐量实验2小时血糖≥200毫摩尔/分升（11.1毫摩尔/升）者可以确诊为糖尿病。

②可排除糖尿病

如餐后2小时血糖为140～200毫摩尔/分升（7.8～11.1毫摩尔/升），为糖耐量低减；如空腹血糖为110～126毫摩尔/分升（6.1～7.0毫摩尔/升）为空腹血糖受损，均不诊断为糖尿病；若餐后血糖<140毫摩尔/分升（7.8毫摩尔/升）及空腹血糖<100毫摩尔/分升（5.6毫摩尔/升），可以排除糖尿病。

③检测注意事项

严重症状和明显高血糖者，血糖值超过以上指标即可确诊；在急性感染、外伤、手术或其他应激情况下，虽测出明显高血糖，亦不能立即诊断为糖尿病；无症状者不能依一次血糖值诊断，必须另一次也超过诊断标准。

（3）高血糖的预防

控制总热量：要根据病人的营养状况、体重、年龄、性别和体力活动情况来确定总热量，原则是使病人体重略低于或维持在标准体重范围内。一般情况下，每日摄入热量在1500~1800千卡，胖人宜减少到1200~1500千卡。其中碳水化合物占总热量60%左右，相当于300~400克主食。粗杂粮中的糖类分解较缓慢，适于糖尿病人。

膳食纤维和维生素要充分：高纤维素食物能减缓碳水化合物的分解吸收，有利于平衡血糖。因进食量减少可引起维生素和微量元素供应不足，故宜多吃新鲜蔬菜。水果类含果糖较多，血糖控制不好时最好免食。可另外口服多种维生素和矿物质片（丸）来补充维生素及矿物质。

防治并发症：糖尿病人脂肪代谢紊乱、血脂高、动脉粥样硬化发展快。食物中必须控制胆固醇含量，一般不超过300毫克／日，相当于每日1个鸡蛋。少食或不食动物油脂及含胆固醇高的动物脏腑类食物。糖尿病人还易并发肾功能不全，要经常检查尿蛋白。

（4）高血糖的饮食

①主食一般以米、面为主，但是，应该偏向粗杂粮，如燕麦、麦片、玉米面等，因为这些食物中有较多的无机盐、维生素，又富含膳食纤维，对控制血糖有利。

②血糖高病人的蛋白质来源以大豆及其豆制品为好，一方面，其所含蛋白质量多质好；另一方面，其不含胆固醇，具有降脂作用，故可代替部分动物性食品，如肉类等。

③在控制热量期间感到饥饿时，可食用含糖少的蔬菜，用水煮后加一些作料拌着吃。由于蔬菜所含膳食纤维多、水分多，供热能低，具有饱腹作用，是糖尿病病人必不可少的食物。

④禁食白糖、红糖、葡萄糖及糖制甜食，如糖果、糕点、果酱、蜜饯、冰激凌、甜饮料等。另外，含碳水化合物较多的土豆、山药、芋头、藕、蒜苗、胡萝卜等少用或食用后减少相应的主食量。

⑤最好不食用富含饱和脂肪酸的猪油、牛油、羊油、奶油、黄油等。可用

植物油代替部分动物油，花生、核桃、芝麻、瓜子中含脂肪也相当多，尽量不吃或少吃，以减少油类摄入。

⑥蛋黄和动物内脏如肝、脑、腰等富含胆固醇，应尽量少吃或不吃。

⑦水果中含葡萄糖、果糖，能使血糖升高，故在血糖、尿糖控制相对稳定时，空腹血糖<7.8毫摩尔/升或餐后2小时血糖<10毫摩尔/升时，可在两餐或临睡前食用，但也要减少相应主食。

⑧酒类，主要含酒精，含其他营养素很少，产热高，故以不饮为宜。

⑨血糖高病人的饮食除控制总热量外，还应做到食品多样化，但因为限制糖、盐摄入，使菜肴味道较单一。针对这一点，市场上生产了多种甜味剂如甜味菊、甜味糖，其不产热、不含任何营养素，可以选用。

⑩对于胰岛素依赖型的病人，同样需要在医生和营养师的指导下严格执行饮食控制，对肥胖合并有高血压、冠心病的糖尿病病人，除了严格控制饮食外，还应忌食动物内脏、蛋黄、鱼子、黄油、猪油、牛油等，因为其中的饱和脂肪酸对预防动脉粥样硬化不利。

对于合并肾脏功能不全的糖尿病病人，除控制总热量外，还应根据病情注意少盐、无盐或少钠及适量控制蛋白质的摄入量，蛋白质供应不宜过高，并且忌食豆制品。对于尿毒症应实行低蛋白饮食，蛋白质摄入量每天在30克左右，主食以麦淀粉代替米、面的蛋白质供给，首选优质蛋白质，如牛奶、鸡蛋、瘦肉等。

（5）高血糖的禁忌

预防和治疗高血糖要注意日常饮食，具体如下：

①避免高糖食物，如各种糖果、甜食。

②减少脂肪的摄入，除限制动物脂肪外，每日烹调油在20克以下。

③避免油腻和含脂肪高的食物，如油炸食品及瓜子、花生等。

④避免含胆固醇高的食品，如动物内脏。

⑤选择高纤维食物，如粗粮、含纤维高的蔬菜。

⑥定时定量进餐，可以少量多餐。

⑦保证蛋白质的摄入，可以基本和正常人一样，1.2克/千克体重，但不要过多。

⑧鼓励多饮水。在血糖控制好的情况下，可以在两餐中间吃少量水果、少

量多次饮水，并且减少相应主食摄入量。

2. 低血糖

低血糖是指血糖浓度低于 2.77 毫摩尔 / 升（50 毫摩尔 / 分升），是糖尿病病人用口服降糖药或胰岛素治疗的常见的并发症。低血糖早期症状以植物神经尤其是交感神经兴奋为主，表现为心悸、乏力、出汗、饥饿感、面色苍白、震颤、恶心呕吐等，较严重的低血糖反应常有中枢神经系统症状，如意识模糊、精神失常、肢体瘫痪、大小便失禁、昏睡、昏迷等。值得注意的是，每个病人的低血糖表现可能不一样，但对病人本身来说，每次发作的症状基本相似，因此糖尿病病人及家属应注意识别低血糖症状，以便及时采取措施。

（1）低血糖的危害

对于老年病人来说，低血糖的危害更甚于高血糖，低血糖的危害主要有：

①低血糖时，体内的肾上腺素、糖皮质激素、胰高血糖素及生长激素等升糖激素增加，导致反应性高血糖（苏木杰氏反应），造成血糖波动，病情加重。

②长期反复严重的低血糖发作可导致中枢神经系统不可逆的损害，引起病人性格变异、精神失常、痴呆等。

③低血糖还可以刺激心血管系统，促发心律失常、心肌梗死、脑卒中等。

④低血糖昏迷过久未被发现可造成死亡。

（2）低血糖的预防

老年病人预防低血糖要注意平时的饮食习惯，做到以下几点：

①少食多餐

低血糖病人最好少量多餐，一天吃 6~8 餐。除此，要交替更换食物种类，不要经常吃某种食物，因为过敏症常与低血糖症有关。食物过敏将恶化病情，使症状更复杂。同时，食物的多样性也保证了营养素的全面摄入。

②均衡饮食

饮食应该力求均衡，至少包含 50%~60% 的碳水化合物（和糖尿病病人同样的饮食原则），包括蔬菜、糙米、酪梨、魔芋、种子、核果、谷类、瘦肉、鱼、酸乳、生乳酪。

③应加以限制的食物

严格限制单糖类摄取量，要尽量少吃精制及加工产品（例如，速食米及马铃薯）、白面粉、汽水、酒、盐，避免糖分高的水果及果汁（例如，葡萄汁混合

50%的水饮用），少吃通心粉、面条、肉汁、白米、玉米片、番薯。豆类及马铃薯可以一周吃2次。

④增加高纤维饮食

高纤饮食有助于稳定血糖浓度。当血糖下降时，可将纤维与蛋白质食品合用（例如，麦麸饼子加生乳酪或杏仁果酱）。以新鲜苹果取代苹果酱，苹果中的纤维能抑制血糖的波动，也可加一杯果汁，以迅速提升血糖浓度。纤维本身也可延缓血糖下降，餐前半小时，先服用纤维素，以稳定血糖。两餐之间服用螺旋藻片，可进一步稳定血糖浓度。

⑤戒烟限酒

酒精、咖啡因、抽烟都将严重影响血糖的稳定，最好能戒除。

（三）体能的定期测量

1. 测量方法

老年人体能随着年龄的增长有所下降，可以从以下六方面进行辅助测量。

（1）坐位体前屈。坐在平地上（有垫物），两腿伸直，双脚平踏在墙上，脚跟并拢，脚尖分开10～15厘米。两手并拢，两臂和手伸直，渐渐使上体前屈，直到不能继续前伸为止（不得有突然前倾动作）。用尺测量中指尖与墙壁的距离，距离越短得分越高，体能也越好。

（2）双臂屈伸。距墙一臂远直立，两手贴墙，做双臂屈伸，肩与肘平齐一次，测30秒的次数，次数越多得分越高，体能也越好。

（3）闭目单足直立。两脚并拢直立，脚尖向前，两臂自然下垂，然后举单腿，大腿抬平与上体成90度，小腿自然下垂（大腿、小腿也成90度）。站好后，闭目即开始计时，如果上体向一侧倾倒就立即停表（秒）。按标准站立的时间越长得分越高，体能也越好。

（4）马步半蹲。双足开立，与肩同宽，足尖向前，双腿屈膝半蹲，大腿与小腿成135度，腰背挺直，眼向前平视，两臂自然下垂或平举，计算坚持时间，时间越长得分越高，体能也越好。

（5）抓棍。测试者握1米长的直棒（棒上有刻度），棒上刻度为100厘米处与受试者的头顶齐平。受试者在对面一臂远处自然直立，两臂下垂。测试者松手，棒下落时，受试者快速抓握（不得弯腰屈膝）。此时受试者手上握棒处的厘米数越大得分越高，体能也越好。

（6）摸背。左手经左肩上部，右手经右腰下向背后触摸，测量两手中指在背后的距离（厘米）。左上右下、右上左下各测一次，距离越短得分越高，体能也越好。

2. 按体能情况锻炼

老年人在锻炼的时候，可根据自己的体能情况选取不同的活动，重在适度。对老年人来说，可以采用最简单而安全的方法来监测运动量是否合适：适宜的有氧运动心率＝170－年龄。假如老年人60岁，参加有氧运动时，心率宜控制在170－60＝110次/分钟。而对体弱的老年人，为了安全，可以选择（170－年龄）×0.9。值得注意的是，上述内容只是一般规律，在实施中应根据具体情况灵活运用，根据不同时期的健康状态、环境、季节、心情等选择运动量。老年人的运动强度和运动时间均要相应降低，心率指标亦相应降低，以保证安全。

（1）体质虚弱老年人散步时，应适当将两只手臂甩开，步伐迈大些，散步的速度最好由慢到快，这样可以使全身各器官都能参与到运动中，有效地促进体内的新陈代谢。一般每天散步1~2次，每次1小时左右。

（2）肥胖老年人散步时，可适当将散步的时间、距离拉长，并将运动量加大。最好坚持每天散步两次，每次1.5小时。散步时可适当走快些，使体内多余的脂肪得到充分燃烧，从而达到减轻体重的目的。

（3）高血压老年病人散步时，可尽量使脚掌着地、胸脯挺起，不要过分弯腰驼背，以免压迫胸部，影响心脏的正常功能。步伐应以中慢速为宜，不要太快，否则容易使血压升高。最好不要在早上散步，而应选择晚饭后。因为一般来说，早晨人体血压最高，傍晚相对稳定。

（4）冠心病老年病人散步时，最好慢速行走，以免心律失常，诱发心绞痛。散步最好在餐后半小时后进行，每天两三次，每次半小时。

（5）糖尿病老年病人散步时，要特别注意监测血糖，可以先吃点东西，避免饿着肚子，否则很容易使大脑供血不足，出现低血糖，严重时还会因头晕导致摔跤。餐后散步时，步幅可以适当加大，挺起胸脯，甩开手臂，每次散步以0.5~1小时为宜。

二、老年人常见慢性病的护理

（一）老年糖尿病

1. 老年糖尿病的发病因素

老年糖尿病的发病主要有五个方面的因素：遗传、环境因素和生理性老化引起胰岛素抵抗和作用不足等。

（1）遗传因素：多数学者认为，糖尿病属多基因、多因子遗传性疾病。据国外研究，Ⅱ型糖尿病病人的兄弟姐妹至 80 岁时，则大约有 40% 发展为糖尿病，直系亲属发展为糖尿病的比例为 5%~10%，发展为糖耐量受损的比例为 15%~25%。

（2）环境因素：老年人全身代谢低，能量需要量小，特别是碳水化合物的需要量小，结果使葡萄糖耐量逐渐降低。随着人的衰老，人体的基础代谢率也逐渐降低，机体代谢葡萄糖的能力和（或）葡萄糖在周围组织的利用都明显下降。因此，老年人进食过多和运动不足容易发胖，肥胖者细胞膜上的胰岛素受体减少，加重胰岛素抵抗，可使葡萄糖的利用降低、肝糖的生成增加，导致高血糖，从而使 β 细胞、胰岛素分泌增加，久而久之，可造成 β 细胞对葡萄糖刺激的代偿功能减退，最终发生 Ⅱ 型糖尿病。

（3）年龄因素：老年人胰岛结构在显微镜直观下可见胰岛 β 细胞量减少，α 细胞增加，δ 细胞相对增多，纤维组织增生。老年人糖耐量降低，糖代谢下降，胰岛素释放延缓。国内外的研究显示，随年龄的增长，老年空腹和餐后血糖水平均有不同程度上升，平均每增龄 10 岁，空腹血糖上升 0.05~0.112 毫摩尔/升，餐后 2 小时血糖上升 1.67~2.78 毫摩尔/升。

（4）胰岛素原因素：当人体衰老时，体内有活性的胰岛素原增加，胰岛素原与胰岛素的比例增加，使体内胰岛素作用活性下降，这也是老年糖尿病增多的因素之一。

（5）胰淀素因素：胰淀素是新发现的一种胰岛 β 细胞激素，并与胰岛素免疫活性同时存在于 β 细胞分泌颗粒的核心部分，而在胰岛 α 细胞中则无此免疫反应存在，说明胰淀素也是在 β 细胞内合成，并储存在 β 细胞颗粒中，与胰岛素同比分泌。研究发现，老年人胰淀素合成、分泌增多，可导致胰岛素组织受损。另外，胰淀素对胰岛素的抵抗作用引起胰岛素抵抗是导致Ⅱ型糖尿病的诱因。

2. 老年糖尿病的临床表现

（1）起病隐匿症状不典型：老年糖尿病临床往往不典型或无症状，仅有 1/4 或 1/5 老年糖尿病病人有多饮、多食、多尿、体重减轻等典型糖尿病症状。相反，非特异症状（疲乏无力、体重下降或反复感染）在临床上不少见，但易被忽视。随着年龄增长、动脉硬化，肾小球滤过率下降，表现为尿糖阳性率低或血糖和尿糖程度不符。故检测虽尿糖阴性，但也不能排除糖尿病。

（2）并发症多：老年糖尿病一般病程较长，易引发各种大血管或微血管并发症，如高血压、高脂血症、冠心病、痛风、糖尿病肾脏病变、糖尿病视网膜病变、糖尿病末梢神经病变、皮肤瘙痒、脑卒中和各种感染症状。

（3）并存疾病多：老年人普遍存在器官老化和退行病变，易患各种慢性非感染性疾病，如高血压、心脑血管病、缺血性肾病、白内障等。

（4）易发生非酮症高渗综合征和乳酸性酸中毒：60 岁以后，随年龄增长，老年人因糖尿病、高血糖急症、酮症、酸中毒和非酮症、高渗综合征的病死率高达 40%。急性感染是最常见的诱发因素，过量应用双胍类药，尤其是苯乙双胍，会使肝脏处理乳酸的能力减弱，乳酸堆积导致乳酸性酸中毒。

（5）血糖控制不良或用药不当易发生低血糖：老年人由于脏器功能衰退，对药物的敏感性改变，药物使用不当易发生低血糖反应。这与老年人自身保健能力差、依从性差及社会心理因素有关。抽样调查发现老年糖尿病病人真正坚持治疗、做好自我保健、使血糖水平达到要求者不足 1/4。

3. 老年糖尿病的预防

老年糖尿病的预防主要有以下几点：

（1）小心用药：药物的使用及治疗必须遵循医嘱，切忌自行调整剂量或中断使用。

（2）适度运动：运动可以改善老年人的血脂以及葡萄糖耐受性，一般原则是坚持适当的事前暖身以及事后逐步减缓的运动计划，绝不勉强进行，并注意适当防护。不宜做举重运动，有明显周围神经病变者不宜进行跑步运动，游泳及踩脚踏车较适于大多数病人。

（3）饮食控制：应避免摄食单糖制品，以低油脂、高纤维食品以及适量的盐分摄食为基本原则。而蛋白质摄食量、维生素之补充应该在医师进一步建议规划下适量食之。

（4）定期评估糖尿病的控制情形：包括定期检测血糖、糖化血色素、血脂、肾功能以及眼底、心电图检查等。

（5）心理支持：必须依赖家属及医护人员的合作，关怀老年病人，协助老年病人面对及接受治疗。

4. 老年糖尿病的治疗

老年糖尿病的治疗主要分为药物治疗和非药物治疗两个方面，下文介绍非药物治疗的方法。

（1）心态

患糖尿病的老年人往往存在焦虑心理，对本病认识不足，过分担忧。担心治疗效果不理想、治疗费用、药物副作用等。对糖尿病病人及家属进行康复宣教，使其掌握糖尿病的知识，认识到只有做好自我监测，才能获得较好的治疗效果。良好的心理状态有助于调动病人的主观能动性，稳定病情，促进身心健康。教育病人保持乐观、稳定情绪、珍惜生命、积极配合治疗、促进康复。

（2）饮食

糖尿病的饮食治疗是老年糖尿病的基本治疗方法之一，适当控制饮食可减轻胰岛 β 细胞的负担，要做到严格控制总热量的摄入，定时定量进食，同时也要做到均衡营养，保持体重稳定在标准体重的 ±5% 以内。

除以上要点外，在照顾老年糖尿病病人的饮食时，还应该注意以下几点：

①食用含胆固醇低的优质蛋白质食物，如奶类、蛋类、豆制品、鱼、瘦肉类食品。

②米、面、薯类、粉条等含淀粉高的食物在总热能比不提高的情况下可任意选食。

③保证新鲜蔬菜、水果的供应，但对含糖量较高的蔬菜及水果应加以限制，如甘蔗、鲜枣、山楂等。

④禁用含碳水化合物过高的甜食，如葡萄糖、蔗糖、麦芽糖、蜂蜜、甜点心、红糖、冰糖、冰激凌、糖果、甜饼干、糕点、蜜饯、杏仁茶等含纯糖的食品。

⑤饮食烹调应不加糖或糖醋，不限制姜等调料。如病人想吃甜食，可用木

糖醇、糖精调味。

⑥糖尿病病人应少吃动物内脏、肥肉、猪油、牛油等；少吃油炸食物，因高温可破坏不饱和脂肪酸。

⑦糖尿病病人不宜饮酒。酒精代谢并不需要胰岛素，因此少量饮酒是允许的。但是一般认为糖尿病病人还是不饮酒为好，因为酒精除供给热能外，不含其他营养素，长期饮用对肝脏不利，易引起高脂血症和脂肪肝。

⑧糖尿病病人不宜多吃水果。水果中含有较多的果糖和葡萄糖，而且能被机体迅速吸收，引起血糖增高。在病情比较稳定时，可吃少量水果，但要减少主食的量。

（3）运动

老年糖尿病病人进行体育锻炼非常有益，运动可以减轻体重，改善血脂和血糖水平，更重要的是可以增加胰岛素的敏感性，降低血压、高凝血症等的危险。在开始制订运动方案之前，应仔细地询问病史和体格检查结果。评价心血管状况和确定有无脑血管并发症。三餐后散步20~30分钟是老年病人改善餐后血糖的有效措施之一。如果参加较剧烈的体育锻炼，以心率小于170次/分钟为最大的运动时心率。总之，老年人的运动要量力而行，从小量开始，持之以恒，缓慢递增。

（二）老年皮肤病

很多皮肤病的发病与年龄有一定关系，随着年龄的增长，老年人皮肤的生理结构逐渐发生退化性改变，抵御屏障等各种生理功能也逐渐减退，所以老年人也好发皮肤病。

1. 常见的老年皮肤病

（1）老年斑：是最常见的老年"皮肤病"，皮肤上可见大大小小的黄褐色斑点，常见于暴露处，如面部、手背、前臂、颈部，一般不隆起，不疼不痒，不需要治疗。

（2）老年性白斑：是身上散在的像米粒或豆的横断面大小的小白斑，不疼不痒，随年龄增长而增多，但不长大，应注意与白癜风的区别。老年性白斑一般不需要治疗。

（3）老年性血管瘤：是皮肤上长出的针头大小至小米粒大小的隆起于皮面

的小红点，虽不疼不痒，可是随年龄增大，小红点会增多，碰破了会出血，一般也不用治疗。

以上三种皮肤病是老年人皮肤衰老的表现。

（4）老年疣：又称脂溢性角化病，多发生于 50 岁以上的中老年人，好发于面部、手背，先为淡褐色或褐色斑片，有的表面稍增生、粗糙呈乳头样，随年龄增大皮疹增多，斑片也变大，这种病极少有恶变情况，可采用局部治疗。

（5）老年性紫癜：高龄老年人，在轻微外伤或者没有外伤的情况下，皮肤上出现大小不等的青紫色斑片，压之不褪色。这是由于随着年龄的增长，毛细血管脆性增加造成的，可以服用维生素 C 和芦丁等药物。

以上两种一般局部治疗即可，不必过于紧张。

其他皮肤病如皮炎、湿疹、各种疮疖肿痛、风疹瘙痒等，则需要针对原发病治疗，并进行对症处理及积极护理，详见下文介绍。

2. 老年皮肤病的护理

（1）对于一般健康状况良好，无全身症状，能自由活动，生活可自理的病人，可适当进行文娱、体育活动，学习有关疾病的护理常识。

（2）护理环境的常规要求。整洁：环境要阳光充足（光敏性皮肤病病人避免阳光直射），通风良好，室内空气洁净，必要时可用 1∶1000 新洁尔灭作空气喷雾；室内温度以 9～20℃为宜，湿度以 60% 为宜。色调以浅淡暖色为宜。安静：病室要有一个安静的环境，护理人员及家属不要大声喧闹。一切操作要轻，室内灯光不宜过亮。绿化环境要适当，不可引起病人的过敏反应。安全：室内地板要清洁、干燥，以免滑倒病人；病床周围少置物品，使病人有活动的余地，以建立一个安全舒适的环境，让病人有安全感。

（3）一般皮肤病病人可给予正常饮食，但应禁食会导致皮肤病的病情发展或加重的饮食，如变应性皮肤病需禁食鲜鱼、蛋类等食物；神经性皮炎、瘙痒症等应禁饮浓茶、酒类、辛辣刺激性食物；光感性皮肤病应避免日晒，忌食紫云英、油菜、田螺等；疱疹样皮炎应禁用谷胺类食物等。

（4）瘙痒症状病人，除劝说病人勿搔抓皮肤损伤处及尽量避免抓搓和热肥皂水烫洗外，应让病人随时修剪指甲，保证甲缘光滑，避免抓伤皮损处。瘙痒严重影响病人睡眠和情绪时，可酌情给予抗组胺类或镇静安眠类药物。

（5）对于有大量渗出、脱屑、结痂等皮肤损害的病人，因其需用大量外用药治疗，需及时更换衣服和被褥，保证病床与身体的干爽清洁。

（6）患处局部有皮肤破损者，换药时需注意保暖，并严格无菌操作，以避免感染及预防并发症，同时要掌握药量及浓度，避免全身同时湿敷或湿敷时间过长，以致药物吸收性中毒。换药时应注意创面清洁，清洁的创面有利于药物的吸收及创面愈合。化脓感染病人可用 1∶5000 高锰酸钾溶液清洁；原涂有粉剂的可用温水清洗；口腔、眼、鼻孔周围可用 3% 硼酸溶液清洁；外耳道分泌物多时可用双氧水清洁等。换药时应注意病人的保暖。同时对换药时清除的污物作焚烧或特别处理，用具要严格消毒。对传染性皮肤病病人，除以上要求外，还应进行床前隔离护理。

（7）光感性皮炎和系统性红斑狼疮病人的床位不应安排在靠近窗口处，避免日光直射，否则很容易使病情恶化。

（8）若皮肤病是全身性疾病的一种局部表现，例如系统性红斑狼疮、皮肌炎、硬皮病、天疱疮、药物性皮炎、皮肤肿瘤等，除皮肤病的一般护理外，还应进行内科常规护理，以防并发症。

（9）每日早晚检查病人的体温、脉搏、呼吸情况各 1 次，如有异常应注意查寻原因，必要时住院治疗。

3. 秋季皮肤瘙痒护理

除了常见的皮肤病外，还有很多老年人一到秋季就出现全身皮肤瘙痒的症状，涂药、吃药也解决不了根本问题。对于这种皮肤瘙痒症，可从饮食、穿着和洗澡等方面来防治。

随着年龄的增长，皮肤保存水分的能力会逐步下降，皮脂分泌减少，皮肤变得干燥，且很多老年人平日缺乏对皮肤的保养，加之睡眠不足、过于疲劳，会使血液循环变差，皮肤的防御功能降低。此外，使用刺激性的香皂或天天洗澡也会让皮肤发痒。

要防止这种状况发生，可从平日的吃、穿、洗入手。从饮食上看，随着天气变凉，可适当增加一些温补的食物，如牛羊狗肉、莲子、枸杞等，但最好选择清淡的做法，否则会适得其反。要养成定时、定量喝水的习惯，一般而言，白天可以多喝点，夜间适量减少。此外，还可多补充维生素 A、维生素 E，防止皮肤干燥和老化。

从穿着上看，虽然大家都说"春捂秋冻"，但对老年人而言，一旦受凉，就不单是皮肤皲裂的问题，还会导致其他疾病，因此要注意保暖。另外，贴身衣物最好穿宽大舒适的纯棉制品，防止产生静电、皮肤变干或皮肤瘙痒。

此外，还要注意不要天天洗澡，每次洗澡时间不宜过长，水温不宜过热，不要用刺激性的香皂，洗后注意涂擦甘油等护肤品。

（三）老年结核病

结核流行病学调查结果显示，60~70岁的老年人亦呈发病高峰。主要原因是老年人免疫功能下降，加之合并肺部及全身性疾病，易引起隐匿型或陈旧性病灶的复燃。同时由于人口老龄化，老年人口比率增高，使老年结核病构成比增加。然而，值得注意的是，并不是所有老年人都易感肺结核。调查发现，那些不同原因引发的免疫功能低下、营养不良以及患有硅肺、糖尿病、高血压等慢性疾病的老年人特别容易患肺结核。

1. 老年结核病的特点

老年肺结核在临床上具有以下特点：

（1）发病症状多但不典型，直接导致误诊率高。老年肺结核起病隐匿，虽然症状较多，但多表现为咳嗽、乏力、食欲减退、体重下降等不典型症状。同时易与老年人的慢性心肺疾病症状相混淆，而典型的症状如发热、咯血、盗汗、胸痛的出现频率显著低于中青年人，这也是导致误诊率高的首要原因。

（2）病人体质衰弱、免疫力减低。一旦感染肺结核，病情发展迅速，易出现空洞，排菌机会多，若得不到及时诊治，往往会发展为重症结核病。

（3）并发症较多。老年人常伴有慢性支气管炎、肺气肿、硅肺、冠心病等心肺疾病，以及糖尿病等全身疾病。这些慢性基础疾病常常会引发肺结核。同时，结核病的发病也会在一定程度上加重原有疾病。两者相互影响，导致治疗困难。

（4）药物疗效差，副作用发生率高。由于抗结核化学药物治疗的疗程较长（6个月以上），老年人多数不能坚持，中途停药或不规则服药都会极大地影响化疗效果。另外，因为随着年龄的增长，肝肾功能及胃肠道功能下降，老年人出现药物毒、副作用的概率较中青年病人更高，亦导致不能很好地完成抗结核治疗的疗程。

（5）复发率高。有报告显示50岁以上的肺结核病人中75%为复治病例。

现在的老年人经历过我国结核病最严峻的年代，受当时的历史条件限制，未得到正规及时的治疗，至老年复发。同时老年人肺结核的耐药率高，也给临床治疗带来了严峻的考验。

（6）死亡率较高。相当一部分老年肺结核、既往肺结核病人未经治疗或治疗不彻底、不正规而形成慢性病，加上老年人免疫功能低下、脏器功能减退、合并症多等原因，大大增加了治疗难度，治愈率低，且死亡率高。有报告称 60 岁以上老年人的肺结核死亡率占肺结核总死亡率的 47%。

由于老年肺结核有以上临床特点，老年结核的治疗应遵循早期、联合、适量、规律、全程的原则。结合老年人的生理特点，老年人用抗结核药物时，更应该注意随访，避免出现药物的肾毒性、肝毒性和耳毒性。

综上所述，只有在日常生活中注意结核病的一些相关症状，加强对老年人结核病的重视，才能早治早防，提高结核病的治愈率，将结核病对老年人生活质量和身体健康的影响降到最低。

2. 老年结核病人的护理

（1）心理护理

肺结核主要是由人型结核杆菌侵入肺脏后引起的一种具有强烈传染性的慢性消耗性疾病。由于病程长，治疗缓慢，给家庭带来严重影响，容易使人产生消极、悲观、恐惧、紧张的心理状态。因此，护理员要认真了解病人病情及其家庭情况，做好细致的解释及安抚工作，消除病人的紧张恐惧心理。在护理过程中，护理员要保持良好的精神面貌，使用温柔体贴的语言，使病人对医务人员产生信赖感。老年肺结核病人经常还合并有内科疾病，由于长期慢性疾病的折磨，得不到家庭的关心，常常产生失望无援及孤立凄凉的悲苦情感，对生活失去信心，情绪异常波动。因此，对特殊的老年肺结核病人，护理员要主动了解病人的心理状态，对症护理，帮助病人排除干扰，增强病人战胜疾病的信心。

对于咯血的老年结核病人，护理员要做好病人的心理护理，根据病人不同的心态特点进行有针对性的心理指导，要态度和蔼、表情镇静地安慰病人，尽量消除病人的恐惧心理和精神负担，告诉病人安静可以减少咯血的量和再次发生的次数。对夜间不能入睡的病人，酌情使用镇静剂，必要时应守在床旁，尽量满足病人的合理要求。

（2）生活护理

老年肺结核病人病程长，合并内科疾病，很多病人生活不能自理，因此，护理员要协助做好病人的生活护理工作，特别要注意病人的个人卫生，做好病人的晨晚间护理及口腔护理，保持床单的平整、清洁，如有潮湿应及时更换，避免压疮的发生。同时注意饮食护理，给予病人高热量、高蛋白、高维生素软食。

对发热病人，由于机体消耗过大，蛋白质分解增高，而蛋白质的需要比正常人稍高，同时新陈代谢高，热量不足，因此，护理员要指导病人多食新鲜牛奶、鸡蛋、瘦肉、新鲜蔬菜和水果，在不影响消化功能的情况下，适当增加脂肪性食物，忌烟酒及油炸食物，做到食物的多样化，注意荤素搭配及色、香、味，刺激病人食欲，保证足够的营养摄入，促进机体获取丰富的营养，因此，生活护理是老年肺结核病人护理中不可或缺的重要组成部分。

3. 特殊结核病人护理

对于咯血的老年结核病人，在护理时要注意几下几点：

（1）保持呼吸道通畅。尽量减少搬动，并采取患侧卧位，头偏向一侧，这样有利于体位引流，保持呼吸道通畅，并可减少血液流向健侧支气管引起病灶播散与肺不张。咯血时取头低足高位，使血液尽量排出，以防止因咯血误吸导致的窒息，同时注意皮肤护理，防止褥疮等并发症的发生。

（2）绝对卧床休息。保持病室安静，使病人得到充分的休息。小量咯血病人应卧床休息，避免剧烈活动，鼓励病人轻咳，将余血咳出，避免将血液留在呼吸道内或吞咽血液。大咯血病人应绝对卧床休息。

（3）保持床单整洁。咯血病人应注意保持床单整洁，如有血迹要立即更换床单，避免血迹对病人产生不良刺激。

4. 消毒隔离

结核病具有传染性，应注意做好相应的消毒工作：

（1）排菌期间病人应单独居住。居室每日开窗通风是最简单有效的空气消毒方法，一般早晚各开窗通风 1 小时。有条件时每天用化学消毒液如过氧乙酸对居室进行喷雾消毒。消毒时室内人员必须离开房间，消毒后开窗通风半小时后再进入。

（2）病人的餐具应该专人专用，于固定位置单独放置。用过的餐具在开水中煮沸 20 分钟后晾干，剩余食物煮沸 20 分钟后倒弃。每天将洗漱用品在含有 1000 毫克 / 升有效溴或有效氯的消毒溶液中浸泡 30 分钟再冲洗晾干备用。

（3）病人的被褥要经常在日光下暴晒消毒，一般每次直接日光暴晒 6 小时才能达到消毒效果。小的物品如棉质床单、枕巾、衣服等可煮沸 10~20 分钟，或用 0.5% 的过氧乙酸浸泡消毒 0.5~1 小时。化纤织物只能用消毒液浸泡消毒。家具、陈设品、墙壁、门把手、水龙头、门窗、洗手池、卫生间、便池和地面可用含氯消毒液或碘伏溶液擦拭消毒。

5. 健康知识教育

除了对老年结核病人进行相应的护理外，护理人员还应向其普及结核病相关的健康知识。

（1）肺结核的主要传播途径是飞沫传播，肺结核病人在咳嗽、打喷嚏、大声谈笑时喷出带菌的飞沫会传染给健康人。因此，病人应尽量戴口罩，不要对着别人面部讲话，不可随地吐痰，并养成良好的分餐制习惯。

（2）对肺结核应正确认识，应有乐观的精神和积极的态度，做到坚持按时按量服药。

（3）加强饮食营养，适当的休息和丰富的营养对疾病康复起着重要作用，多食家禽、奶类，忌烟酒。

（4）呼吸功能锻炼，如选择气功、保健功法、太极拳等进行锻炼，能使机体的生理机能逐渐恢复，增强抗病能力。

（5）定期随访复查，每月复查一次肝功能，每两个月复查胸片，直到结核完全治愈。如出现症状加重或咯血，应立即前往医院就诊。

（四）老年肿瘤病

在老年人的常发疾病中，肿瘤占首位，严重威胁着老年人的健康和生命。老年肿瘤病人的护理工作主要是通过各种方法减轻病人的症状，提高生存质量，延长生存时间，因此，护理员要具有耐心、爱心、同情心，要结合病人和家属的意愿，制订护理计划，采取行之有效的护理措施。

要想护理好患肿瘤疾病的老年人，首先要了解患肿瘤疾病老年人的生理和心理特点。

1. 生理特点

老年人机能代谢低下，抵抗力下降，机体适应能力减退，常合并一些慢性病；老年人器官组织功能下降，对多数药物反应敏感，易发生不良反应。

2. 心理特点

（1）怀疑心理：病人对自身疾病有一定了解，但不能确定，既想了解自己疾病的真实情况，又有畏惧心理，对家属和医务人员的言行、表情特别敏感。

（2）焦虑和恐惧：主要表现为焦虑不安、紧张恐惧，部分病人还会出现心悸、出汗、失眠或不断陈述自己身体上和精神上的痛苦等症状。

（3）抑郁：表现为沉默寡言，不愿与别人交谈，对周围环境抗拒，产生自杀意图。抑郁的心理变化与疾病的症状相互交替，相互影响，导致病人的食欲、体重下降。

（4）积极配合：部分病人社会阅历丰富，心理素质好，能积极配合治疗，保持或改善生活质量，缓解症状，延长生存期。

3. 心理护理

（1）疾病早期的心理变化和护理

恐惧是恶性肿瘤病人普遍存在的心理反应。根据文献报道，癌症病人常见的恐惧心理有：对疾病未知的恐惧、对孤独的恐惧、对疼痛的恐惧、对与亲人分离的恐惧等。恐惧常唤起对过去和未来对比的联想和回忆，因而产生消极的情绪。

首先，要使病人摆脱对疾病未知的恐惧。长期以来对是否应如实地告诉病人恶性肿瘤的诊断结果存在着不同的看法。研究表明，80% 以上的病人愿意知道自己的诊断结果。因此，癌症一经确诊，应根据病人及家属的意见，综合病人实际情况由医生就病情和治疗方案与病人进行有效沟通。有人调查，癌症病人在疾病的各个阶段中，以门诊确诊时的焦虑最严重，护理员应该发挥对病人的咨询和支持作用。

多数病人得知自己患恶性肿瘤时会有一个震惊时期，称为"诊断休克"。处于震惊状态的病人极力否认恶性肿瘤的诊断，如怀疑诊断报告有错误，这是一种保护性反应，以使自己经受得住打击。为此，不可过早地勉强病人面对现实。对于失去理智的病人，要多予理解和照顾，并注意保护病人。当病人渐渐意识到自己罹患癌症时，便会陷入极度的痛苦之中，这时更需要护理员的体贴和关怀。

（2）疾病治疗阶段的心理变化和护理

恶性肿瘤病人在治疗阶段，遭受着恶性肿瘤的诊断和治疗的双重精神压力。外科手术切除范围广，常影响机体或肿瘤所在器官的正常功能，如失语、截肢、人工肛门，甚至损容等。应深切理解病人的心理变化，术前协助医生耐心解释手术对挽救生命、防止肿瘤复发的必要性；术后帮助病人重建机体功能，如语言训练等。请已治愈的病人现身说法，常能起到独特的效果。放疗和化疗的副作用如恶心呕吐、头晕、乏力等，常使病人的焦虑加重。有些病人对死亡很淡泊，却耐受不住治疗的副作用。有的病人对治疗存在一种不切实际的期望，也是焦虑增加的原因之一。因此，在进行各项治疗前，认真做好解释工作，使病人理解治疗的作用，简要介绍步骤、可能出现的副作用和需要配合的事项是恶性肿瘤心理辅助建设不可忽视的环节。在治疗结束后，适时恢复部分工作，可使病人体会到自身的价值及在社会中的作用，从而重新振奋精神。

（3）疾病晚期阶段的心理变化和护理

晚期恶性肿瘤病人的恐惧可表现为衰弱、疼痛、厌食等，给病人造成很大痛苦。随着机体功能逐渐衰退，病人可能放弃本来的活动，而形成恶性循环。如病情许可，应鼓励病人尽可能起床活动。这样既可延缓机体机能的衰退，又可使病人增强信心。

晚期恶性肿瘤病人会产生一种脱离社会的孤寂感，表现为害怕被漠视和被抛弃。这种孤独感在白天尚能忍受，到了夜间加重，需要寻求护理人员的帮助。此时，不应认为病人是在找麻烦而表现出厌烦和冷淡，应多巡视，主动解决病人的需求，或允许家属陪住，使病人感到慰藉。终末期病人常出现倒退和依赖，即倒退到心理发育的早期，像孩子一样寻求保护。这是一种防御机制，应允许病人较平时有较多的依赖，给予更多的关怀。

尽管不应使终末期病人知道其确切的病情发展，但病人亦会感到生命快要终结，因此，更需要采取各种支持措施，解除病人的痛苦，以缓和病人对死亡的恐惧，并保持病人的尊严。应重视病人的微小愿望，尽可能满足病人的生理、心理和社会需要，这是对病人最好的心理支持。当病情迅速恶化，各种治疗失效时，病人会出现愤怒和绝望的情绪反应，甚至有轻生意图，应多给予关心，并加以关注，防止发生意外。也有一些病人喜欢安静，愿意返回家中与家人团聚，然后离开人世。

4. 疼痛护理

肿瘤疼痛护理是晚期肿瘤病人的一个重要问题，可分为药物镇痛的护理和非药物镇痛的护理两方面。关于镇痛药的使用，目前国内外均主张应及时足量，以消除疼痛，药物成瘾之虑应放在次要地位。给药时间应固定，并保证规律、及时。这比在病人疼痛时才给药的效果好，剂量也可减少。镇痛药最佳给药时间是在疼痛发生之前，一般先用口服镇痛药。

世界卫生组织（WHO）推荐的三阶梯止痛方案，可根据具体情况用于疼痛病人。三阶梯止痛法是指在止痛药选用过程中由弱到强，按阶梯逐级增加。一级止痛应用非鸦片类药物，其代表药是阿司匹林、扑热息痛等。二级止痛是在使用非鸦片药物不能解除疼痛时加入弱鸦片类药物，其代表药是可代因、右旋丙氧芬等。三级止痛是以上联合用药仍不能解除疼痛时使用强鸦片类药物，如吗啡、杜冷丁等。对每一阶梯均可根据病人的情况加用辅助药物，辅助药物可改善病人症状，与止痛药物联合使用可取得更好的止痛效果。

给予镇痛的途径有口服，舌下含服，肌肉、皮下、静脉、硬膜外、蛛网膜下腔注射，外周神经封闭，灌肠等方式。无论哪一途径均须正确掌握药物的种类、剂量、给药途径和给药时间。止痛药物应有规律地按时给予，由小剂量逐渐增加，直到能控制疼痛为止，下一次给药应在前一剂量药物消失之前给予，才可连续不断地解除疼痛。

5. 营养支持

合理的膳食是确保营养支持的关键，对延长生命、增加机体免疫力、提高抗肿瘤治疗效果起着重要作用。老年人由于机体功能下降、疾病影响，进食较少，因此应为病人讲解营养支持对疾病恢复的重要性，鼓励病人主动摄取食物，给予并创造良好的饮食环境，对不能经胃肠吸收的病人，及早应用外周静脉补充营养，并注意做好静脉营养的护理，防止并发症的发生。

肿瘤病人不要只吃蔬菜，不吃肉，要适量地加入动物蛋白。单一摄取某类食物，必然导致营养供给不均衡和摄入不足、抵抗力下降、并发症增多。所以不妨在饮食中添加一定量的动物蛋白，提高机体免疫力，以便更好地配合治疗。

6. 基础护理

老年肿瘤病人常合并一些慢性病，发病后机体免疫力急速下降，病情发展较快，自理能力下降。在不加重病人疼痛的基础上，尽可能鼓励病人生活自理；对卧床病人，要注意保护病人的隐私权利，尊重其人格及病人保持自我形象的尊严，协助病人做好皮肤、口腔、大小便的护理，特别是压疮的预防护理。

第二节　老年危重病人的护理

护理老年危重病人，首先要学会仔细观察病情变化。目前医学上仍把心跳和呼吸停止作为死亡的标志。因此观察心跳与呼吸便成了护理危重病人的重要一环。观察心脏是否停止跳动，可以通过摸手腕部的脉搏来判断，也可通过摸颈部的大动脉——颈动脉来判断，如果无搏动，即表明心脏跳动已停止。观察呼吸可通过看、听、感觉来实现，即看病人胸、腹部有无起伏，或用棉线放在病人的鼻孔前，看有无飘动，也可侧耳细听病人有无呼吸的声息，或将手背放在病人的鼻孔、口前，感觉有无呼吸的气流。对危重病人要及时观察其脉搏与呼吸，一旦发现脉搏、呼吸消失，应该立即实施急救。

一、呼吸衰竭

（一）慢性呼吸衰竭的临床表现及护理

1. 临床表现

除原发病症状外，其临床表现主要与缺氧和高碳酸血症有关。

（1）呼吸困难：最早、最突出的表现。表现为呼吸浅速、出现"三凹征"，严重者有呼吸节律的改变。呼吸中枢受损时，呼吸频率变慢且常伴节律的变化，如潮式呼吸。

（2）发绀：缺氧的典型表现。表现为口唇、指甲等处发绀。但伴有严重贫血者发绀不明显或不出现。慢性代偿性呼吸衰竭者，由于红细胞增多，血氧饱和度大于80%，也会出现发绀。

（3）精神神经症状：缺氧早期脑血流量增加，可出现搏动性急性头痛；轻度缺氧可出现注意力分散、智力定向力减退；缺氧程度加重，出现烦躁不安、神志恍惚、嗜睡、昏迷等症状。轻度二氧化碳潴留表现为兴奋症状，如多汗、烦躁、白天嗜睡、夜间失眠；二氧化碳潴留会加重对中枢神经系统的抑制作用，表现为神志淡漠、间歇抽搐、昏睡、昏迷等二氧化碳麻醉现象，称作"肺性脑病"。

（4）心血管系统症状：早期血压升高，心率加快，晚期心率减慢、血压下降、心律失常甚至心脏停搏。皮肤红润、温暖多汗与二氧化碳潴留引起外周血管扩张有关。

（5）其他：器官、系统损害可导致上消化道出血、蛋白尿、红细胞尿、尿素氮升高。若治疗及时，随着缺氧、二氧化碳潴留的改善，上述症状可消失。

2. 护理措施

（1）合理用氧：对Ⅱ型呼吸衰竭病人应给予低浓度（25%～29%）、低流量（1～2升/分钟）鼻导管持续吸氧，以免缺氧纠正过快引起呼吸中枢抑制。如配合使用呼吸机和呼吸中枢兴奋剂可稍提高给氧浓度。给氧过程中若呼吸困难缓解、心率减慢、发绀减轻，表示氧疗有效。若呼吸过缓或意识障碍加深，须警惕二氧化碳潴留。

（2）通畅气道，改善通气：及时清除痰液。鼓励清醒病人用力咳痰；对于痰液黏稠病人，要加强雾化，稀释痰液；要定时协助咳嗽无力者翻身、拍背，促进排痰；对昏迷病人可用机械吸痰，保持呼吸道通畅，按医嘱应用支气管扩张剂，如氨茶碱等；对病情重或昏迷病人，应及时送往医院救治。

（3）药物护理：按医嘱选择使用有效的抗生素控制呼吸道感染，使用呼吸兴奋剂（如尼可刹米、洛贝林等），必须保持呼吸道通畅。注意观察用药后的反应，防止药物过量；对烦躁不安、夜间失眠病人，慎用镇静剂，以防引起呼吸抑制。

（4）观察病情，防治并发症：密切注意生命体征及神志改变；及时发现肺性脑病及休克；注意尿量及粪便颜色，及时发现上消化道出血。

（二）手术后呼吸衰竭的护理

呼吸衰竭治疗最重要的是呼吸支持，早期机械通气以保证氧的供给，降低死亡率。如护理得当，可挽救和延长病人的生命。

1. 一般护理

手术后呼吸衰竭病人病情危重，病情变化快，一般需要留在医院作特别护理。

为了便于抢救，手术后呼吸衰竭病人应住单间，并保持病室空气新鲜，温度与湿度适宜，还要保证其营养摄入。对昏迷或吞咽障碍的病人，应首先考虑鼻饲，对于胃肠功能差的病人可用静脉输入营养。

2. 保持呼吸道通畅

要注意保证手术后呼吸衰竭病人的呼吸道通畅，可以采取的护理措施有：稀释痰液、刺激咳嗽、辅助排痰。

3. 合理给氧

合理的氧疗是治疗呼吸衰竭的重要手段。在保持呼吸道通畅的前提下，吸氧可以纠正低氧血症，减少心脏负荷。合理的氧疗可缓解症状，反之会产生毒副反应，甚至危及生命。护理人员应密切观察病人的病情变化，注意病人的神志、呼吸频率和节律、发绀程度、脉搏、心律和血压的变化，准确记录出入量，观察肾功能和心功能情况，注意呕吐物及大便颜色性状。如发现有消化道出血，病人经吸氧仍不能纠正低氧血症和二氧化碳潴留，应及时就医。

4. 呼吸兴奋剂的使用及观察

对呼吸衰竭病人而言，呼吸中枢对二氧化碳的兴奋性降低，此时应用呼吸兴奋剂，增加通气量，改善肺泡通气换气功能，以达到纠正缺氧、促使二氧化碳排出的目的。

5. 防止误吸

呼吸衰竭病人全身衰弱或神志不清，口咽部分泌物或呕吐物容易被误吸入气道，造成吸入性肺炎和肺不张。为了防止误吸，神志清醒的病人在进食时取平坐卧位或坐位，减少食物呛入气管的机会。协助有吞咽障碍或昏迷的病人采取侧卧位，头偏向一侧，及时为其清除口咽部位的分泌物，可给予鼻饲和静脉营养。

二、肾功能衰竭

（一）急性肾功能衰竭

急性肾功能衰竭在老年人中极为常见，在一般老年病科住院病人急性肾衰的发生率为20%～35%。在老年人多器官衰竭中，肾功能衰竭是决定预后的主要因素。

急性肾功能衰竭是继发于休克、创伤、严重感染、溶血和中毒等病因的急性肾实质损害的总称，是一种综合征。它的主要病理改变是肾小管坏死，临床上表现为少尿或无尿，并伴有严重的水、电解质和体内代谢紊乱及尿毒症。另有一种尿量正常或尿量较多的急性肾功能衰竭，其特点是尿量正常或较多，但氮质血症逐日加重乃至发展为尿毒症，称为非少尿型急性肾功能衰竭。

1. 急性肾功能衰竭的临床表现

急性肾功能衰竭根据临床表现可分为少尿型和非少尿型。典型的少尿型急性肾功能衰竭可分为少尿期、多尿期和恢复期。非少尿型也可有代谢性酸中毒、高血钾及尿毒症的消化系统症状和神经系统症状，但其程度均较少尿型轻，并发症也较少。

（1）少尿期

①尿量的改变。尿量骤减或逐渐减少，每天尿量少于400毫升者称为少尿，少于100毫升者称为无尿。持续时间一般为1～2周。

②进行性氮质血症。进行性的胃肠道系统、心血管系统、神经系统和血液系统障碍的表现，且常易并发感染。表现为恶心、呕吐、心功能不全、肺水肿、意识障碍、贫血。

③水、电解质及酸碱平衡紊乱。水过多，多因不恰当地摄入及从静脉输入液体而造成水潴留，发生水肿和水中毒，表现为稀释性低钠血症、高钾血症，高钾血症可引起心电图改变；代谢性酸中毒，表现为疲倦、嗜睡、呼吸深而快、低血压等；另外，可有低钠、低钙、低氯、高磷血症等表现，并可伴有其他脏器的衰竭。

（2）多尿期

若每日尿量增至400毫升以上则提示病程进入多尿期，每日尿量可达1000毫升，可持续2～3日，此期一般维持2～3周。在多尿期的早期，血中的氮质代谢废物、钾和磷仍可继续上升，随后逐渐下降，症状也逐渐减轻，直至消失。此期由于大量排尿，钾和其他电解质丢失很多，可造成严重的电解质紊乱，实际上病人并未脱离危险。

（3）恢复期

多尿期后，肾功能已显著改善，尿量逐渐恢复正常。但肾功能的完全恢复需一年或更长时间，体力则一般于半年内恢复。

（4）心理状况

可出现焦虑、烦躁、恐惧、消沉等心理反应。

2. 一般护理

（1）休息

一旦病人被诊断为急性肾功能衰竭，应对其进行临床监护。病人应卧床休息以减轻肾脏的负担，降低代谢率。

（2）保证营养与热量的摄入

急性肾衰少尿期的营养补充很重要，应尽可能供给足够的热量。补充营养的方法有：

①口服法：能口服的病人，尽量鼓励口服。

②鼻饲法：恶心呕吐，无法进食但胃肠功能正常者可采用鼻饲，胃管尽量选用小号软管。可间歇性灌注，也可用泵持续滴入要素饮食。注入液的量与浓度宜逐步增加，直至满足需要。

③静脉营养：不能口服、鼻饲者必须进行静脉营养输入。可经中心静脉导管或动静脉外瘘管（透析用）输入高渗葡萄糖、脂肪乳剂及氨基酸等。定时测血糖，根据需要加入胰岛素。

（3）预防感染

①清洁病室环境，每日早晚通风1小时。

②病床环境每日用紫外线消毒1次。

③每日早晚为病人做1次口腔护理和会阴部冲洗。每次所有创口换药，所有静脉导管拔除后应做血培养。每日用呋喃西林液冲洗膀胱2次。每2周更换1次尿管。

④由于病人病情较重，长期卧床应及时帮助病人翻身、擦背、按摩，减少皮肤受压时间，保持床单的平整、无渣、无褶皱，不拖拉病人，避免发生褥疮和皮肤感染。

⑤年老体弱病人注意保持呼吸道通畅，避免发生上呼吸道感染及肺炎。

3. 心理护理

①首先，护理人员应了解病人的问题和需求，以向病人提供其最希望得到的协助和支持。如果病人常关心急性肾功能衰竭的预后，护理员可向其介绍目前医生对急性肾功能衰竭的治疗方法，说明通过医生治疗，大多数病人可以恢复正常，并可用实例来鼓励病人。

②其次，当病人因疾病影响而出现不正常的情绪反应或对抗行为时，护理人员应予以充分理解，适当地劝说病人，以稳定病人情绪，并对病人的日常活动予以帮助，协助病人渡过危机。

③最后，护理人员应建议家属多以温暖、关切的态度接近病人，以提高病人对生活的热情和信心。

4. 透析疗法护理

透析疗法是抢救急性肾衰的最有效措施，可采用的透析技术包括：腹膜透析、血液透析。

（1）腹膜透析的护理

①置管术前病人的护理：

a. 向病人说明透析的目的和过程，以减轻恐惧，取得合作。

b. 做普鲁卡因皮试。

c. 术前排空大小便，如有便秘，应灌肠清洁，昏迷者留置导尿管。

②透析前环境和物品的准备：透析室应备好急救药物和氧气装置。透析前一天晚上进行熏蒸或紫外线照射或用 0.1% 过氧乙酸喷雾消毒。配制透析液和透析操作应严格执行无菌操作。使用前检查透析液的透明度，如有混浊或渗漏严禁使用。

③透析过程中的护理：

a. 病人取仰卧位或半卧位，注意保暖，鼓励咳嗽、翻身。

b. 密切观察病人的全身情况及体温、血压、脉搏、呼吸的变化及有无腹痛，注意灌注速度和排出速度、透析管有无移动。

c. 透析液温度应保持在 37~38℃，温度过高可引起腹痛和无菌性腹膜炎，温度过低会导致病人不适和影响效果。

d. 注意观察腹透后流出液的颜色和澄清度，如有混浊、出血应与医师联系，每日留标本送检。

e. 记录出入量、透析次数、透析时间。

f. 定期测定血尿素氮、肌酐、二氧化碳结合力、电解质，作为调节透析液成分的依据。用高糖透析液者，每日需测血糖 1~2 次。

g. 腹透期间每日丧失蛋白质 10~20 克，应注意按医嘱补充高生物价的蛋白质或输血浆等。

h. 腹透病人应保持创口清洁，每次透析后更换敷料，注意腹透管周围的皮肤情况，如有炎症可用乙醇湿敷或涂抗生素油膏。

（2）血液透析护理

血液透析是一种能代替部分肾功能、清除血液中有害物质、纠正体内电解质与维持酸碱平衡的体外血液透析装置，已被广泛应用于重症监护病房内急性肾功能衰竭的治疗。

①透析前病人的护理：向病人说明血液透析的目的和过程，消除紧张和恐惧。检查病人的一般情况、出入液量、出血现象、肾功能及电解质情况。每次透析前测体重、体温、呼吸及血压。建立血管通路，常用方法有动静脉内瘘术和外瘘术及血管移植术或直接静脉穿刺法。

②透析室内必须严格执行定期的清洁与消毒制度。

③透析过程中的护理：密切观察有无出血、凝血、漏血，有无血压、体温和心率的变化、设备运行情况，并按要求采集化验标本。透析完毕，接好动静脉瘘，加敷料包扎。

④透析后护理：

a. 严密观察病情，如定期测量血压、脉搏，注意有无出血倾向、低血压、心力衰竭表现。

b. 保护动静脉瘘管，不可在动静脉瘘肢体测血压、静脉穿刺、输液、输血等。肢体位置不能使瘘管扭曲，经常检查动静脉瘘是否通畅。

c. 饮食按每日热量 146.4 焦 / 千克体重，蛋白质 0.5 克 / 千克体重计算，少尿、无尿者严格控制入量。出现高血压、心功能减退、水钠潴留时应限制钠盐。加强并发症的观察，如失衡综合征、热原反应、低血压等。

（二）慢性肾功能衰竭

慢性肾功能衰竭是老年人常见病，可能出现在各种肾脏疾病的晚期。因为，随着年龄的增长，肾脏逐渐衰老。正常情况下，衰老肾脏的残余功能一般是足够维持生理机能的，但如果有某种原因促使肾脏的负担加重，便有可能导致尿毒症。由此可见，对老年人进行肾功能保护对于慢性肾功能衰竭的防治是非常重要的。

老年慢性肾功能衰竭以肾功能减退，代谢产物潴留，水、电解质及酸碱平衡失调为主要表现，是一个病程进展缓慢、病情逐渐恶化而且不可逆的过程。因此，应该在早期采取措施，治疗基础疾病，延缓疾病进程，预防和缓解尿毒症，提高病人的生活质量。

1. 老年性慢性肾功能衰竭临床症状

老年性慢性肾功能不全，除有少尿、水肿外，还有如下表现：

（1）消化道：厌食、恶心、呕吐、腹部不适、腹泻、舌炎、口臭、消化道糜烂及出血。

（2）精神、神经异常：精神不振、肌肉抽搐、谵妄，严重时昏迷。

（3）心血管：表现为高血压、心力衰竭、心律不齐、水肿、心包炎等，这是主要的并发症和死亡原因。

（4）造血系统：因红细胞生成素下降、有毒物及代谢物的潴留、缺铁及叶酸和蛋白质不足而引起。

（5）呼吸系统：可发生气管炎、肺炎及胸膜炎。

（6）皮肤干燥、脱屑、尿毒霜。

（7）水电介质及酸碱平衡失调：化验检查可发现血色素降低、尿常规异常、尿素氮升高及低蛋白血症。

2. 老年性慢性肾功能衰竭病人护理

在护理慢性肾功能衰竭的老年人时要注意以下几点：

慢性肾功能衰竭的老年病人应卧床休息，可适当活动，但注意避免过度劳累。那些心功能衰竭及尿毒症脑病较重的病人应绝对卧床休息。慢性肾功能衰竭的病人因肾功能严重损害，会导致体内非蛋白氮等代谢产物蓄积，从而出现胃肠道症状、口中有氨味及皮肤有尿毒霜沉积等，因此应做好口腔及皮肤护理。同时要注意病人的心理护理，经常与病人谈心，增强病人战胜疾病的信心。若病人皮肤瘙痒明显，可用温水或苏打水擦洗，避免擦伤皮肤及抓痕。

在护理慢性肾功能衰竭病人时，应严密观察病情变化，监测病人的心率、血压、瞳孔、意识、尿量、出血倾向及有无继发感染等，尤其应注意观察病人有无神经、精神方面的异常。对重症及昏迷病人应加强护理，防止发生意外。

应给予老年病人低蛋白饮食。适宜的饮食可减少蛋白质分解物的产生，同时防止体内蛋白质的消耗。从治疗效果的角度来看，应达到维持病人营养、增强机体抵抗力、减少感染、降低机体分解代谢的目的，从而减轻氮质血症、酸中毒及高钾血症。饮食应以高热量、高维生素、低蛋白饮食为宜，总热量必须满足机体需要，以免造成负氮平衡。

慢性肾功能衰竭病人的血液中必需氨基酸减少，故在低蛋白饮食基础上应限制植物蛋白的摄入，补充优质蛋白质。烹调时注意品种多样化和食品的色、香、味。为保证病人能够坚持食用麦淀粉，除高血钾病人外，一般可以任意选用水果、蔬菜促进食欲。治疗期间，如病人感到恶心，应分次少量进餐。

3. 老年慢性肾功能衰竭病人的日常保健护理

（1）协助监测病人病情。每日记录入水量和尿量，根据前一日的尿量来决定饮水量，饮水量应该是前日尿量外加 500 毫升。定时测量血压，如果能有效地控制血压，可以有效延缓肾衰的进展；定期检查尿常规和血液生化指标。

（2）坚持饮食管理。根据病情进展来确定蛋白质、盐、水的摄入量，应摄入富含优质蛋白的食物，如瘦肉、鸡蛋、牛奶，并且适当从药物中补充人体必需氨基酸。尽量少吃含磷和嘌呤高的食物，如动物脑、内脏、鱼子等；少吃含钾高的食物。如果有高血压、心衰、水肿等情况，应该将盐的摄入限制在每日 2~3 克。

（3）注意各种药物对肾脏的损害。老年人伴随的疾病较多，在治疗其他疾病时，应该仔细阅读药物说明，选择对肾脏没有损害的药物。

（4）注意保持大便通畅，有利于代谢物的排除。同时，应多吃富含纤维成分的食物，增加排便次数。

（5）积极预防感冒，减少感染机会。

▶**思考与练习**

1. 老年人应该如何预防高血压？

2. 血糖高一定就是糖尿病吗？

3. 如何在心理上护理老年肿瘤病人？

4. 老年糖尿病病人在饮食上要注意些什么？

5. 简述老年人呼吸衰竭的护理方法。

6. 简述老年人肾功能衰竭的护理方法。

第七章

老年人经络保健

健康长寿是每个人追求的目标，是人类普遍的愿望。但是，如何才能健康长寿？

《黄帝内经》指出：经络具有"行血气、营阴阳"，"决死生、处百病"的重大作用。也就是说人体的一切功能都是在经络系统的控制下进行的，疾病形成的根本原因是经络系统在某些环节失去控制，而疾病的康复或痊愈则是经络恢复其调控作用的结果。经络既是人体的总调控系统，又是防病治病的医疗保健系统。

健康长寿的奥秘就隐藏在经络系统之中，"通则不痛、痛则不通"，这句话就是对经络系统功能作用的概括。因此，老年人经络保健是维持身体健康的重要手段之一。

第一节　老年人经络保健的统分结合

统分结合，是老年人经络保健的基本原则。所谓统，指统一、全面、整体地疏理。所谓分，指有分别、有重点、要结合各人自身的实际情况。所谓统分结合，就是全面与重点相结合，即点面结合、以点带面。

一、老年人经络的退化

老年人的老化在生理、心理和体征上有许多表现，在经络系统中亦是如此。而要疏经通络，延缓衰老，首先要探讨经络退化的机理。中医学对老年人经络退化机理的研究主要有以下四种。

（一）肾虚衰老

肾虚衰老相关学说源于《黄帝内经》：人体由盛至衰，主要是肾的盛衰，生命活动的过程即是肾中精气盛衰变化的过程。

肾为先天之本,藏精,主生长发育生殖,在体合骨,其华在发,开窍于耳及二阴,与人的体力和智力有关。肾中精气亏虚,发失所养则头发枯槁变白、脱落;骨失所养则骨质疏松,齿槁齿脱,腰膝酸软,步履艰难;髓海空虚则失眠、健忘、反应迟钝、智力减退;上窍失养则目不明,耳不聪;下窍失养则二便失常。《黄帝内经》认为衰老是由于肾中精气亏虚的结果。若肾中精气充足,则精力充沛、气盛神旺、骨坚牙固、耳目聪明、毛发润泽、二便自调,生命处于健康状态。

因此,要延缓衰老,补肾益精是关键。现代研究已证明,补肾法确有改善老年免疫系统、神经系统、内分泌系统及代谢功能,清除自由基等作用。

(二)血虚衰老

血液是构成人体的基本物质。衰老不仅与肾中精气的盛衰密切相关,血虚也是衰老的重要原因。血行于脉中,濡养周身,以通为用。其正常运行与肾藏精、心主血、肝藏血、脾统血、肺布血的功能能否正常发挥有关。肾精不足,元气生化乏源,则无力激发、推动脏气;脏腑功能失调,血失流畅则血瘀;血瘀又影响气血运行、津液输布,加重脏腑功能失调,致肾精日益虚损。二者互为因果,恶性循环,百病乃变化而生。

血瘀为血虚的一般表现形式。现代研究证明,老年期心脑血管硬化、血压升高及呼吸、泌尿等多系统的衰退现象多以血虚、血瘀为主要特征。

(三)脾虚衰老

脾为后天之本、气血生化之源,是一身气机升降的枢纽。脾气健旺则气血充盛、身体强健,可以延年益寿。《黄帝内经》指出:肾精依靠后天脾胃所化的水谷精微的不断补充,脾胃健旺方能充血生精,脾胃虚弱则纳运失调、升降失常,可致目无所见、耳无所闻、鼻不闻香、舌不知味等老化表现。由此可知,脾虚是衰老的重要原因,抗衰、防衰需要补脾。

(四)气虚衰老

气,是构成人体和维持人体功能活动的最基本物质,具有动而不息的特征。气有肾中的精气、血脉中的血气、脾胃吸收运化的水谷之气、肺吸收的空中清气等。人体的生命活动也是气的升降出入运动，气之不足称为气虚，如肾气虚、心气虚、肺气虚、脾胃气虚等。肾气虚，肾精衰竭；心气虚，行血无力即生血瘀；肺气虚，布水障碍则痰浊形成；脾胃气虚，水谷运化乏力，营养失调。若不调整平衡，则各种衰退情形互为因果，五脏虚损。

二、操作要点

老年人经络保健的目的，就是要全面协调人体的经络关系，进行整体的治理，达到疏通的目的。经络保健的统一、全面、整体性落实到操作上，就是将"解、调、养"融为一体。

1. 解——解风寒湿毒

解是第一步，不先祛除风寒湿毒，就不可能通经活络。"通则不痛、痛则不通"，经络不通主要是风、寒、暑、湿、燥、火太过，侵犯人体，长期浸淫会对气血、经脉、关节、骨骼等各个方面造成危害。因此，祛除风寒暑湿燥火太过之毒，经络才能恢复通畅。

2. 调——调阴阳平衡

解风寒湿毒之后就要平衡好人体的阴阳能量，这就是人们平常进行的运动锻炼或经络梳理。

3. 养——形神共养

形神共养即形神合一。所谓形，指形体，即肌肉、血脉、筋骨、脏腑等组织器官；所谓神，指情志、意识、思维等心理活动，以及生命活动的全部外在表现，是功能作用。二者是相互依存、相互影响、密不可分的统一整体。神本于形而生，依附于形而存；形为神之基，神为形之主。形神共养主要在于达到心理与生理的融合统一、精神与物质的融合统一、本质与现象的融合统一等。

三、突出重点，以点带面

老年人经络保健在强调全面性、整体性的同时，还要注意人的具体情况。

老年人经络的退化有一个过程。《黄帝内经》说：女子第五个七岁运期（35~42岁），阳明脉衰，面始焦，发始堕；第六个七岁运期（42~49岁），三阳脉衰于上，面皆焦，发始白；第七个七岁运期（49岁起），任脉虚，太冲脉衰少，天癸竭，地道不通，故形坏而无子也。丈夫（男子）第五个八岁运期

（40～48岁），肾气衰，发堕齿槁；第六个八岁运期（48～56岁），阳气衰竭于上，面焦，发鬓斑白；第七个八岁运期（56～64岁），肝气衰，筋不能动；第八个八岁运期（64岁以后），天癸竭，精少，肾藏衰，形体皆极，则齿发去。肾者主水，受五脏六腑之精而藏之，故五藏盛，乃能泻。今五藏皆衰，筋骨解堕，天癸尽矣。

从《黄帝内经》指出的经络退化过程与现象来看，女子主要是阳明脉衰，三阳脉（胆、大肠、胃、小肠、三焦、膀胱经脉）衰，太冲脉衰，任脉虚；男子主要是肾气衰，阳气衰，肝气衰。按照《黄帝内经》关于老年人经络衰老特点的揭示，老年人的经络保健重点在补肾护肝、和胃润脾、活血提气。男子重点在脏，女子重点在腑（包括子宫卵巢）；男子以补肾护肝为主，女子以和胃养巢为重；男子壮阳守性，女子滋阴养巢。合同于道，和于术数，才能延缓衰老。

第二节　老年人的日常经络保健

古今中外的各种医疗保健法，如针灸、推拿、按摩、气功、武术、体育运动、中药、食疗、舞蹈、歌唱等，之所以具有医疗保健效果，原因在于这些方法使气血畅通、阴阳平衡，其实质属于经络保健的范畴。

关于老年人日常的经络保健，这里主要介绍推拿的方法。推拿，又称按摩，就是用手在人体皮肤、肌肉、穴位上通过施行各种手法，以达到保健、治病的目的。可以由他人按摩，也可以自我按摩。

在进行推拿保健时必须明确以下禁忌和注意事项：

1. 禁忌

（1）各种急性传染病、急性骨髓炎、急性腹膜炎、急性阑尾炎、结核性关节炎、肿瘤、严重心血管病、水火烫伤、传染性皮肤病、皮肤湿疹、皮肤溃疡以及各种疮疡等病人不宜按摩。

（2）妇女经期、孕期不宜按摩。

（3）某些久病过分虚弱或高龄体弱者，不宜按摩。

（4）在大怒、大喜、大恐、大悲等情绪激动的情况下，不宜按摩。

（5）大饱、大饥之后，不要急于按摩，一般以在饭后 2 小时左右按摩为宜。

2. 注意事项

（1）按摩前要修整指甲，用热水洗手，并摘掉指环等有碍操作的物品。

（2）按摩时，有些老年病人容易入睡，应取毛巾盖好，以防着凉。

（3）注意室温，避免着风，不要在当风之处按摩。

一、推拿保健的主要手法

1. 按法

按，即按压的意思。按法，就是用手指或手掌面着力于体表适当部位，由轻到重一起一落地按压。按法有指按法和掌按法之分。按法可与其他手法结合，如与揉法结合，则为按揉法。

【动作要领】

指按法，是用拇指面或以指端按压体表的一种手法。当单手指力不足时，可用另一手拇指重叠辅以按压。

掌按法，是用掌根或全掌着力按压体表的一种方法，可单掌亦可双掌交叉重叠按压。

操作时，按压力的方向要垂直向下，用力要由轻到重有节奏，力度要充分达到机体深部组织。用力应以病人能够耐受或有酸、胀、热、麻等感觉为度，切忌用力过大。结束时，不宜突然放松，应由重到轻逐渐递减按压力量。

【适用部位】全身各部位的经穴。

【功能作用】具有温经散寒、舒经活络、放松肌肉、消除疲劳、活血祛瘀、解痉止痛等作用。

2. 摩法

摩，就是抚摩的意思。用指面或手掌面着力或附着在体表一定部位上，作环形而有节律的旋转摩动，称为摩法。其中以指面摩动的称指摩法，用掌面摩动的称掌摩法。根据用单手还是用双手操作的不同，还有单手摩法和双手摩法的称谓。摩法多配合按法和推法运用。

【动作要领】

指摩法：腕微屈，掌指及诸指间关节自然伸直，以食指、中指、无名指末节螺纹面附着于治疗部位，用腕和前臂带动手指螺纹面在所需治疗部位作顺时针方向或逆时针方向的环旋摩动。摩法作用在体表皮肤，用力不可太重，注意不要带动皮下肌肉。每分钟频率约为120次。

掌摩法：腕关节微背伸，诸手指自然伸直，将全手掌平放于体表治疗部位上，以前臂和腕带动手掌在所需治疗部位作顺时针方向或逆时针方向的环旋摩动。每分钟摩动80~100次。

【适用部位】全身各部位，以胸腹和胁肋部最为常用。

【功能作用】（1）具有和中理气，消积导滞，调节肠胃蠕动，活血散瘀和镇静、解痉、止痛等作用；（2）轻柔、缓和、舒适的按摩刺激常用于开始按摩时，以减轻疼痛或不适。

3. 推法

推，就是推动气血运行的意思。用手或掌着力于一定部位作单方向的直线推动称为推法。推法有许多不同的动作和名称，用单手推叫单手推法；用双手推叫双手推法；以拇指为力点推，称拇指推法；以手掌为力点推，称掌推法；以拳为力点推，称拳推法；以肘尖为力点推，称为肘推法；根据用力的大小，又分为轻推法和重推法。轻推法的压力较轻，重推法的压力较重。推与摩很难完全分开，常配合运用。

【动作要领】

（1）指、掌、拳、肘等着力部分要紧贴皮肤，用力要稳，推进的速度要缓慢而均匀，但不要硬用压力，以免损伤皮肤。

（2）从甲点推向乙点，起点、终点和线路要明确。

【适用部位】四肢、肩背、腰臀及胸腹等部。

【功能作用】轻推法具有镇静止痛、缓和不适感等作用，用于按摩的开始和结束时以及其他手法之间。

重推法具有疏通经络、理筋整复、活血散瘀、缓解痉挛、加速静脉血和淋巴液回流等作用，可用于按摩的不同阶段。一般可连续操作5~10遍。

4. 拿法

拿，就是拿起来的意思。用单手或双手的拇指与食指、中指，或拇指与其他四指指面着力，把适当部位的皮肤及皮下肌肉等软组织稍微用力拿起来，进行有节律的放下再抓起动作，叫作拿法。用单手操作就是单手拿法，用双手操作就是双手拿法。在实操中又有三指拿（拇指与食指、中指相对用力）和五指拿（拇指与其余四指相对用力）之分。拿法常与提捏、揉捏法综合运用。

【动作要领】

（1）操作时以诸手指螺纹面相对用力，去捏住治疗部位肌肤并逐渐用力内收，将治疗部位的肌肤提起，做有节律的轻重交替而又连续的提捏或揉捏动作。

（2）肩臂要放松，腕要灵活，以腕关节和掌指关节活动为主。

（3）用力要由轻到重，再由重到轻。

（4）拿法刺激强度较大，拿捏持续时间不宜太长，拿后应配合使用轻揉法，以缓解强刺激引起的不适。

【适用部位】主要用于颈项部、肩井、头部和四肢等部。

【功能作用】具有疏经通络、解表发汗、镇静止痛、开窍提神、缓解痉挛等作用。

【主治】颈项强痛、肌肉酸痛、头痛、鼻塞等。

5. 揉法

揉，就是轻轻旋转的意思。分单手揉法、双手揉法、指揉法、掌揉法，以大鱼际为力点又称鱼际揉法，以掌根为力点则称掌根揉法等。如果作用于面积小的地方，可用手指揉法，如太阳穴和关节、肌腱部；如果作用于面积大的部位，可用掌揉法，如背部、腹部；有些部位也需要综合运用，如肩部等。

【动作要领】

（1）揉动时手指或掌紧贴在皮肤上，作圆形或螺旋形的揉动，以带动该处的皮下组织随手指或手掌的揉动而滑动。

（2）手腕要放松，动作要灵活，以腕关节连同前臂或整个手臂作小幅度的回旋活动，不要过分牵扯周围皮肤。

（3）动作要和缓、有力度。

（4）动作要有节律性，频率每分钟约120次。

【适用部位】全身各部位。

【功能作用】具有加速血液循环、改善局部组织的新陈代谢、活血散瘀、缓解痉挛、软化瘢痕和减轻疼痛的作用。

【**主治**】头痛、面瘫、胸胁痛、脘腹胀痛、四肢软组织损伤等。

6. 搓法

搓，就是来回搓动的意思。用双手挟住被按摩的部位，相对用力，方向相反，作来回快速地搓动的手法为搓法。此法属推拿手法中的一种辅助手法，常在每次按摩结束阶段使用。

【**动作要领**】

（1）操作时两手用力要对称，动作柔和而均匀，搓动要快，移动要慢。

（2）搓法在实操时常随治疗部位和需要而有所变化。

【**适用部位**】全身各部位，尤以腰背、胁肋及四肢、肩、膝关节处最为常用。

【**功能作用**】具有疏经通络、调和气血、松弛组织、缓解痉挛、加速疲劳消除、提高肌肉工作能力等作用。

7. 捏法

捏，就是用手指把皮肤和肌肉从骨面上捏起来。捏法和拿法，有类似之处，区别在拿法要用手的全力，用力要重些；捏法则着重在手指上，用力要轻些。捏法是按摩中常用的基本手法，与揉法配合进行叫揉捏法，与拿法配合进行叫拿捏法。

8. 掐法

掐，就是用拇指指端与另一手指尖相对紧紧按压。用拇指指端或指甲缘着力，选取一定的部位或穴位，用持续或间断的力垂直向下按压的手法为掐法。

【**动作要领**】

（1）用持续或间断的力垂直向下按压。

（2）用于局部消肿时，必须从肿胀部位的远心端开始，以轻巧而密集的手法向下切压皮肤，依次向近心端移动，移动的速度宜缓慢，且用力不可过大。

（3）用于点掐穴位时，要手握空拳，拇指伸直，紧贴食指桡侧缘，用拇指指端或指甲（以指代针）着力于穴位上，用力逐渐加重，以引起"得气"为度，掐后轻揉局部以缓解不适感。

（4）用于急救时，手法宜重、快，但要防止指甲刺破皮肤。

【**功能作用**】具有消肿、防止粘连及开窍醒脑、提神解痉、行气通络的作用，适用于消除局部肿胀，常用于急救。

9. 点法

用屈曲的指间关节突起部分为力点，按压于某一治疗点上，称为点法。它由按法演化而成，可属于按法的范畴。点法具有力点集中、刺激性强等特点。方式有拇指端点法、屈拇指点法和屈食指点法三种。

【动作要领】

（1）拇指端点法：用手握空拳，拇指伸直并紧贴于食指中节的桡侧面，以拇指端为着力点压于治疗部位。

（2）屈拇指点法：以手握拳，拇指屈曲抵住食指中节的桡侧面，以拇指指间关节桡侧为着力点压于治疗部位。

（3）屈食指点法：以手握拳并突出食指，用食指近节指间关节为着力点压于治疗部位。

【适用部位】全身各部位，尤适用于四肢远端小关节的压痛点。

【功能作用】可参见指按法。

10. 压法

用拇指面、掌面或肘部尺骨鹰嘴突为着力点，按压体表治疗部位，称为压法。压法具有压力大、刺激强的特点，有指压法、掌压法、肘压法之分。

【动作要领】

（1）术者肘关节屈曲，以肘尖部为力点，压在病人体表治疗部位。

（2）压力要平稳缓和，不可突发暴力，力量应以病人能忍受为原则。

【适用部位】仅适用于腰臀肌肉发达厚实的部位。

【功能作用】具有疏经通络、解痉止痛的作用。

【主治】腰背部顽固性痹痛、腰肌强痛。

11. 刮法

刮，就是在表面划过去的意思。用指甲或指关节（也可用硬币、匙等代替）在病变部位作单方向匀速刮动的手法，称为刮法。

【动作要领】拇指端屈曲作单方向的匀速刮动。刮动时用力要均匀，切勿损伤皮肤。

【适用部位】全身各部位。

【功能作用】松解粘连、消散瘀结、改善病变部位的营养代谢和促进受伤组织的修复。

12. 啄法

五指自然微屈、分开，呈休息位状，以腕关节的屈伸为动力，以诸指指端为着力点，轻快而有节律地击打治疗部位，如鸡啄米状，称为啄法。本法可单手操作亦可双手操作，但以双手操作为多。

【动作要领】腕、指均需放松，以腕力为主。手法要轻快灵活，有节律性，双手配合自如。

【适用部位】头部。

【功能作用】安神醒脑、疏通气血。

【主治】头痛、失眠、神经衰弱等。

13. 颤法

颤，就是震颤的意思。将大拇指垂直地点在病人痛点，全腕用力颤动，带动拇指产生震颤性抖动的手法，叫颤法。用拇指单指颤动，叫单指颤动法。用拇指与食指，或食指与中指，放在病人疼处或眉头等处，利用腕力进行颤动叫双指颤动法。颤法与抖法相似，常配合运用。

【动作要领】动作要迅速而短促，以每秒钟颤动 10 次左右为宜，一分钟 600 次左右。

【功能作用】具有疏经通络、放松肌肉的作用。

14. 抖法

抖，就是抖动的意思。用双手或单手握住病人肢体远端或肌肉部位，微微用力作小幅度的上下连续抖动，使患肢关节、肌肉有松动感，称为抖法。按照作用于病人部位的不同，分肢体抖动法和肌肉抖动法。

【动作要领】

（1）抖动时病人一定要放松肢体，配合治疗，否则无法进行。

（2）术者用力要自然，抖动幅度要小，动作要连续、均匀，频率由慢到快，再由快到慢。一般抖动幅度在 3~5 厘米，上肢抖法频率在每分钟 200 次左右，下肢抖法频率一般在每分钟 100 次左右。

【适用部位】四肢或肌肉肥厚的部位。

【功能作用】具有疏经通络、放松肌肉、滑润关节的作用。常用于消除运动后肌肉疲劳，是一种辅助或按摩结束阶段的手法。

【主治】肩臂疼痛、腰腿疼痛等症。

15. 摇法

摇，就是摇动。用一手握住被摇关节的近端肢体，另一手握住关节的远端肢体，使关节沿顺时针方向或逆时针方向作缓和环转运动的手法，称为摇法。

【动作要领】由于摇法会转动关节，方向和幅度一定要在关节活动和病人忍受的范围内。用力要柔而稳，速度要缓而匀，力度要由小到大，逐渐增强。

【适用部位】颈椎、腰椎、关节等部位。

【功能作用】常用于落枕，颈椎病，颈项部软组织劳损，颈项强痛，肩关节周围炎，肩部伤经，腰部酸痛、板滞、活动不利，腕部软组织损伤，关节炎等症。

【主治】常用来防治各个部位关节酸痛或运动功能障碍等症。

16. 擦法

擦，是指一种揩拭式的动作。用手掌紧贴在皮肤上，作来回直线摩擦使之产生一定热量的方法，叫擦法。擦法以皮肤有温热感为度。按照手掌施力点部位的不同，擦法有掌擦、鱼际擦和侧擦之分。

【动作要领】

（1）用手掌、大鱼际、小鱼际或掌根部位着力于皮肤上，根据需要选择轻重手法作直线来回擦动。

（2）上肢放松。

（3）腕关节要伸直，使前臂与手接近相平。

（4）以肩关节为支点，带动手掌作前后或左右直线往返擦动。

（5）往返距离要拉得长，距离太短容易擦破皮肤。

（6）动作要连续不断，如拉锯状，不能有间歇停顿。如动作有间歇停顿，会影响到热能的产生和渗透，从而影响治疗效果。

（7）压力要均匀而适中。以摩擦时不使皮肤起皱褶为宜。摩擦频率一般每分钟 100 次左右。

【适用部位】

（1）全身各部。

（2）掌擦法主要用于胸腹、胁肋部。

（3）鱼际擦法主要用于四肢，尤以上肢为多用。

（4）侧擦法主要用于背部、腰骶部。

【**功能作用**】具有温经通络、健脾和胃、行气活血、镇静止痛、提高皮肤温度、增强关节韧带的柔韧性等作用。

【**主治**】体虚乏力、脘腹胀痛、月经不调、腰背风湿痹痛等。

17. 拍法

拍，就是拍打、拍击的意思。五指自然并拢用手掌拍击体表，或掌指关节微屈，使掌心空虚，然后以虚掌有节奏地拍击治疗部位的手法，称为拍法。拍打时，两手交替进行。

【**动作要领**】肩、肘、腕要放松，以手腕发力，着力轻巧而有弹性，动作要协调灵活，频率要均匀。做到拍击声声清脆而不甚疼痛。一般拍打 3~5 次即可，对肌肤感觉迟钝麻木者，可以拍打至表皮微红为度。

【**适用部位**】多用于肩背、腰臀及四肢等肌肉肥厚处。

【**功能作用**】具有行气活血、促进血液循环、舒展肌筋、消除疲劳、调节神经、兴奋肌肉的作用。

【**主治**】风湿酸痛、重着、麻木、肌肉痉挛等症。

18. 击法

击，就是用重手法打下去的意思。用手的尺侧面切击皮肤肌肉的方法叫掌切击法。两手半握拳或握拳叩击皮肤肌肉的方法，叫拳叩击法。

【**动作要领**】叩击和切击时，以肘为支点进行发力，动作要协调、连续、灵活，肩、肘、腕要放松，力度应达肌肉组织深部。

【**适用部位**】全身各部位。多用于肩背、腰臀及四肢等肌肉肥厚处。

【**功能作用**】具有促进血液循环、舒展肌筋、消除疲劳、调节神经、兴奋肌肉的作用，常用于运动后消除疲劳。

19. 滚法

滚，就是旋转或翻腾着移动的意思。用手背小指至中指的部分，附着于一定部位上，通过前臂旋转和腕关节伸屈或翻腾的复合运动，持续不断地作用于被按摩的部位上，称为滚法。

【**动作要领**】整个手法的动作由两部分组成，一是前臂的旋转，二是腕关节的屈伸。前臂旋转与腕关节屈伸的动作一定要协调，即前臂旋前时，腕关节一定要伸展，配合着持续不断地在体表部位上来回滚动。滚动频率每分钟120~150 次。

【适用部位】肩背部、腰骶部及四肢部等肌肉较肥厚的部位。

【功能作用】具有活血散瘀、消肿止痛、缓解肌肉痉挛、增强肌肉的活动能力和韧带的柔韧性、促进血液循环及消除肌肉疲劳等作用。

【主治】常用于治疗运动损伤、肌肉疲劳、风湿酸痛、肌肤麻木、肢体瘫痪、运动功能障碍等症。

这些手法一种或数种相互配合运用，就又能组成许多综合手法。

二、老年人体表各部位的经络保健

（一）头部经络保健

1. 干洗脸

【操作步骤】

闭上双眼，把双手中心劳宫穴擦热，放在脸上，从鼻旁到前额发际，自下而上、自内而外反复环形按摩 20~30 圈。

【功能作用】

（1）若能长期坚持，可减少面部皱纹，使面容光泽红润。

（2）可预防上呼吸道感染和牙龈萎缩。

2. 梳发挠头

【操作步骤】

梳发：将双手十指从前额到后脑作梳发式，再从百会穴至颈下作梳发式。

抓头：双手指成耙形，小指指腹按摩攒竹穴（眉毛内侧端上眼眶处），并向上推抓，沿神庭穴（前发际头正中线上）、前顶穴直线推至后发际，拇指则跟着自太阳穴起绕耳朵转圈按摩。

【功能作用】

（1）每天坚持采用以上方式连续梳发 15 次，可以防止脱发、失眠、头晕。

（2）每天坚持采用以上方式连续抓头 30~50 次，可促进头部血液循环，清醒头脑，减少脱发、白发，利于降血压、降血糖，预防脑动脉硬化、脑出血、感冒和头晕等疾病。

3. 练眼目

【操作步骤】

（1）头勿摆动。

（2）两眼珠上下转动 20 次，同时配合深呼吸，意念随之上下会有更好的效果。

（3）眼珠左右方向注视 20 次。

（4）眼珠沿顺时针和逆时针方向各转动 10 次。

（5）将左右大拇指的背面分别擦同侧的眼眶上缘，摩擦 30 次，以感觉微微发热为度。

【功能作用】能使眼目清明，延缓视力衰退。

4. 揉眼眶

【操作步骤】

闭眼，用双手食、中指在两侧眼眶四周（包括太阳穴）按揉 2 分钟，再用拇指背横擦上眼眶 36 次。

【功能作用】眼眶周围有许多穴位，经常按摩眼眶，可起到疏通眼部经络、延缓眼睛老视（老花眼）、防止眼袋出现、防治眼疾、改善视力等作用。

5. 揉耳

【操作步骤】

（1）用食指和拇指夹内耳郭，捏揉半分钟。

（2）再沿耳郭上下来回摩擦 1 分钟。

（3）接着将手掌放在耳郭上，均匀地用力向后推，回手时将耳背压倒，如此推摩 1 分钟，使耳郭充血发热。

（4）然后双手中指指尖相对放在枕骨粗隆上，同时双手掌根部在两耳上紧压，用食指在中指旁边敲击 30 次。

（5）最后用双手手掌按住两耳一捺一放，共 10 次。

【功能作用】耳朵通过经络联系全身各系统，揉耳可刺激末梢神经，促进血液、淋巴循环和组织代谢，调理人体脏腑机能，健脑补骨、明目聪耳，防止颈部、腰部、背部和四肢关节疼痛。

6. 颈部按摩

【手法】推、揉、揉捏、叩打和运拉。

【操作步骤】

（1）被按摩者取坐位，按摩者立于其身后，两手分别放在被按摩者颈部的两侧。

（2）自上而下做轻推摩，当推至颈根时，两手分别转向两侧肩部。

（3）重复数次后，自颈上部向下外侧直至肩胛部作揉和揉捏，再揉胸锁乳突肌，力度先轻后重。

（4）接着叩打背部。

（5）做完后嘱咐被按摩者做头部各个方向的主动活动。

（二）胸部经络保健

1. 推胸

【操作步骤】

（1）右手掌放在右乳上方，手指斜向下，适度用力推擦至左下腹。

（2）再用左手同法推擦到右下腹，左右手各推 36 次。

【功能作用】可促进胸腺素的分泌，从而提高机体免疫功能，防止衰老。

2. 搓肋

【操作步骤】

右手搓肝区（右乳下方），左手搓脾区（左乳下方膈肌下），用大拇指掌肌（大鱼际）沿肋骨左右来回搓 100 余次。

【功能作用】经常搓肝脾区，可改善组织营养，协调肝、脾功能。

（三）腹部经络保健

1. 揉腹

【操作步骤】

两手按在脐部（右手在下、左手在上），以肚脐为中心，沿顺时针方向按揉36 圈；再沿逆时针方向按揉 36 圈。

【功能作用】脐周围有肓俞、气海等全身要穴，常揉腹部可强健腹壁肌肉，增强胃肠消化和吸收功能，防治肠胃各种疾病，对高血压、肺心病、冠心病、糖尿病及肾炎等也有一定的辅助治疗效果。

2. 收肛

【操作步骤】

以意念作用于会阴穴（肛门与会阴连线的中点处），放松肛门，稍静后收小腹，同时收缩肛门 20 次左右。

【功能作用】收、松肛门可使任督两脉连通，从而润泽五脏、壮阳通便，防治痔疮、前列腺炎等。

3. 丹田聚气

丹田聚气实际上就是一种腹式呼吸。这种锻炼无副作用，可以在平卧或端坐姿势下进行。只是要求全身尽量放松，意念集中在丹田（脐下三寸，即四横指）即可。

【操作步骤】

（1）练习时，要尽量消除杂念，保持胸部不动，呼吸频率尽量放慢。开始练习可以达到每分钟 10 次，以后逐渐减到每分钟 4~5 次。

（2）吸气时，用鼻慢慢地吸，意想所吸之气自然地到达丹田，这时腹部肌肉尽量放松，小腹慢慢地膨大起来，稍停片刻，再把气经口慢慢地呼出。呼气时，腹肌尽量收缩，小腹凹进去。呼气、吸气都要自然，不憋气，不紧张。

（3）初做时有时意念不易集中，但坚持每天锻炼，自然会逐步养成习惯。

（4）有时锻炼过程中自然入睡，也无妨。

（5）每天早晚做两次，每次 10~30 分钟。

（四）腰背部经络保健

1. 擦腰

【操作步骤】

两手掌用力按压腰部的肾俞（第二腰椎棘突下旁开 1.5 寸处）、命门（第二、三腰椎棘突之间）等穴位，并上下来回擦腰 50 次，再擦尾骨 50 次。

【功能作用】经常擦腰能补骨健腰、固元气，并可防治慢性腰痛、腰椎间盘突出、坐骨神经痛、前列腺炎、痔疮、便秘、尿道炎等症。

2. 拍背

【操作步骤】

双手反叉于后背，用手背（或保健槌、棒）轻拍背部 60 余次。

【功能作用】背是督脉所在之处，与五脏六腑有着密切的联系，常拍背能激发和增强经气，促进气血流通、调和脏腑功能、提高机体免疫力，有助于防治心血管疾病。

3. 腰背按摩

【手法】推摩、擦摩、揉、按压、叩打。

【操作步骤】

（1）被按摩者取俯卧位、头转向一侧。上肢伸直平放于躯干两侧，或一侧上肢屈曲垫于颈下，按摩者站立于其身旁，两脚分开与肩同宽，上体稍前倾。

（2）先做轻推，自腰部起推至肩胛骨下角，然后向外展开，再转向腋窝，力量由轻到重。

（3）轻推之后，在腰背部用手掌或掌根自下而上揉，在棘突两旁用拇指指腹自下往上揉，在肋间处可用指腹做推摩和擦摩。

（4）在擦肩胛骨下角及内侧缘时，按摩者用一手顶住被按摩者的肩部，用另一手的手掌内侧自上而下擦摩。

（5）双手并列按压两侧竖脊肌及脊柱，然后自下而上切击脊柱两旁的肌肉。

（6）最后以轻推结束。

（五）上肢部经络保健

1. 抓握缠绕

【操作步骤】

（1）双手将五指交叉摩擦 30 次。

（2）手指抓握成拳，然后放开伸直，一紧一松，重复动作，直至掌心发热。

（3）接着两手手指互相缠绕，每手每次做 50 下。

2. 摩拳擦掌

【操作步骤】两手握成拳相互碰撞，双掌相互摩擦 50 次。

【功能作用】运动手指可刺激末梢神经，使呼吸通畅、精神振奋、头脑灵活，并为下一步全身锻炼做好准备。

3. 手动腕摇

【操作步骤】

（1）先用双手五指做握拳、展开动作 50~100 次，活动指掌关节。

（2）然后以上肢的腕、肘、肩关节带动前臂和上臂一起抖动 50~100 次。

【功能作用】

（1）双手一握一展，可使掌指经穴启动，脉络畅通，关节灵活。

（2）整个上肢抖动，可使神经、血管、肌肉、骨骼、关节和经络系统兴奋、活络、通畅，预防骨关节疾病发生。

4. 互拍手背

【功能作用】 手背为手之阴阳两经会聚、交接之处，若每天早晚拍打手背 36 下，可调和阴阳、疏通经络、加速血液循环、预防寿斑出现。

5. 按捋手臂

【操作步骤】 在左右上臂至手背各按捋 30 次。

【功能作用】 能使双臂不致麻木。

6. 手部和腕关节按摩

【手法】 推摩、擦摩、揉、按压、运拉。

【操作步骤】

（1）按摩者站在被按摩者对面，先从指间关节向腕关节作轻推、擦摩数次。

（2）然后在手指的掌侧和背侧作横向的推摩和擦摩。

（3）再沿手指两侧向上推摩，到手背部沿着掌骨间进行推摩、擦摩和揉。

（4）再重点揉腕关节。

（5）然后按压腕关节。

（6）重复数次，最后作指间、掌指及腕关节的运拉而结束。

【动作要领】 按压时，按摩者两手十指交叉，两掌根夹住被按摩者的腕关节，相对用力，力量由轻到重。

7. 上臂和肩部按摩

【手法】 推摩、揉、揉捏、搓、抖动、叩击、运拉。

【操作步骤】

（1）两人站立或坐立，按摩者站在被按摩者侧方，由肘部向肩部进行轻轻推摩。

（2）然后对肱二头肌、肱三头肌、三角肌及肩关节进行揉和揉捏。

（3）接着由肘至肩部来回搓动。

（4）搓肩部时，一手紧压在肩关节前面，另一手压在肩胛骨中上部进行搓动。

（5）然后叩击三角肌，抖动肱二头肌、肱三头肌。

（6）最后运拉肩关节，以轻推结束。

8. 按合谷

【取穴】

合谷穴是手阳明大肠经的一个重要穴位，位于第一、第二掌骨之间，在第二掌骨的中点，桡侧边缘处。

【操作步骤】

用左右拇指交替在合谷穴上，作一紧一松的按压，每分钟作 30 次左右。

【动作要领】按压的力量要强，穴位下面要求出现酸、麻、胀，甚至有窜到食指指端和肘部以上的感觉，即"得气"，起到防病、治病的作用。但是经络的敏感程度因人、因病而异，需要辨证论治，力度恰到好处。

【注意事项】

（1）对于体质较差的病人，不宜给以较强刺激。

（2）孕妇一般不宜按摩合谷穴。

9. 敲劳宫

【取穴】

劳营穴位于掌区，握拳屈指时，中指指尖处。

【操作步骤】

（1）一手握拳，用中指指节敲打另一只手劳宫穴 36 下，换手同样操作。

（2）用右手拇指指腹按压左手中央劳宫穴 5~10 次，换手同样操作。按压时呼气，放松时吸气。

【功能作用】劳宫通过经络与内脏相连，刺激它可疏通气血、调节脏腑，利于防病健身。

10. 揉内关

【取穴】

内关穴属心包经，位于腕横纹上两寸，在掌长肌腱和桡侧屈腕肌腱之间。即从手腕横纹向后量三横指，在两筋之间取穴。

【操作步骤】

用拇指指肚旋转按揉对侧手腕内关穴各 3~5 分钟，力度以有酸、胀、麻感为佳。

【动作要领】和按摩合谷一样，按摩内关穴也一定要"得气"，最好使酸、麻、胀的感觉下窜到中指，上窜到肘部。

（六）下肢部经络保健

1. 泡脚旋膝

【操作步骤】

（1）热水泡脚。

（2）泡后用手掌按住膝，沿顺时针和逆时针各旋转10多次。

（3）揉按左右膝，次数以个人情况而定。

【功能作用】此法可提高膝部热度，有灵活筋骨、祛风逐寒、增强膝部关节功能，对预防关节炎等症有好处。

2. 拍打小腿肚

【操作步骤】双手握空拳，自上而下拍打两小腿肚1分钟。

【功能作用】经常拍打小腿能疏通经络气血、滑利关节、改善局部组织营养、防止两腿肌肉萎缩、加速损伤组织的修复，还有消除疲劳、恢复体力的功能。

3. 膝关节按摩

【手法】按摩、揉搓、推拿、拍打。

【功能作用】由于老年人骨关节和肌肉的退化，各个关节运转受限，故应经常按摩或锻炼，以保持其灵活性。

【备注】除膝关节以外，对上肢的指、掌、腕、肘、肩关节，下肢的趾、跖、踝、膝、髋，亦用手指、手掌进行按摩、揉搓、推拿、拍打，以使关节腔及其周围组织兴奋、加速新陈代谢、使关节液正常分泌。

4. 运踝搓脚

脚称为人的"第二心脏"。腿脚肌肉几乎占全身一半，脚部穴位有66个，约占全身的1/10，腿脚是否强壮，是衡量健康的重要标志之一。脚承全身之重，又为心血管系统之最远端，供血供氧少，血流速度慢，腿脚无力行动不便，易患下肢动静脉炎。"人老先从腿上老"，鉴于此，保护腿脚要用到运踝搓脚的经络保健方法。

【操作步骤】

（1）每日多次摇动踝关节。

（2）双脚互相揉搓，搓热为止（最好在用热水洗脚后进行）。

【备注】除以上介绍的运踝搓脚以外，老年人四季都要注意双脚、双腿的保暖防凉，以保持血液循环旺盛、经络穴位畅通，预防周围血管疾病发生。同时要坚持走路、慢跑或下蹲运动，以增强腿脚功能。

5. 运脚趾

胃经始于脚的第二趾和第三趾之间。胃肠功能较弱的人，若每天进行运脚趾的经络保健，并持之以恒，会使胃肠功能逐渐好转。

【操作步骤】

（1）首先，用脚二趾、三趾夹东西或做夹东西的动作。

（2）其次，用手指按摩脚二趾、三趾的相关部位。

6. 搓双足——清肝明目

【操作步骤】

（1）首先，从足背往足趾的方向按摩 30 次。

（2）其次，按摩脚心涌泉穴各 12 次。

【功能作用】摩擦两足，可使浊气下降、清肝明目，对治疗神经衰弱、失眠、耳鸣、高血压等均有疗效，具有祛病健身、延年益寿的功效。

7. 足和踝部按摩

【手法】推摩、擦摩、揉、运拉。

【操作步骤】

（1）被按摩者取卧位或坐位。

（2）首先，按摩方向从远端向近端进行，先从足趾、足背、踝部向小腿方向作几次轻推。

（3）其次，用指腹或小鱼际在足背和踝关节周围作擦摩和揉，以揉为主。

（4）再次，作趾关节和踝关节的运拉。

（5）最后，以轻推结束。

8. 小腿和膝关节按摩

【手法】推摩、擦摩、揉、揉捏、搓、抖动和运拉。

【操作步骤】

（1）被按摩者取卧位或坐位，膝关节屈曲，按摩者站立或坐于被按摩者小腿同侧。

（2）先从踝关节到腘窝作几次轻推。

（3）然后双手或单手揉捏小腿三头肌，在揉捏过程中可插入轻推或抖动。

（4）接着在膝关节周围，特别是两侧副韧带处作揉和擦摩，以揉为主。

（5）随后搓膝关节及小腿。

（6）最后进行运拉，以轻推结束。

9. 大腿按摩

【手法】 推摩、揉、揉捏、抖动、搓、叩打。

【操作步骤】

（1）被按摩者取卧位或坐位。

（2）首先，从膝关节向腹股沟及髋关节方向进行几次轻推摩。

（3）其次，重推大腿外侧，揉和揉捏大腿前面、后面及内侧面。

（4）再次，作搓、抖动、叩打动作。

（5）最后，以轻推摩结束。

10. 髋关节与臀部按摩

【手法】 推摩、揉、揉捏、抖动、叩打和运拉。

【操作步骤】

（1）被按摩者取俯卧位，按摩者站立于体侧。

（2）首先，从臀部由内下至外上顺着淋巴的流动方向进行轻推。

（3）其次，在臀部作揉和揉捏，由于臀部肌肉丰厚，按摩时用力宜大些，在揉时可用掌根或双手重叠加压揉，揉捏时也可用双手加压力揉捏。

（4）再次，用双手重叠按压和抖动肌肉。

（5）最后，以叩打臀部肌肉和运拉髋关节结束。

11. 按足三里

【取穴】

足三里属足阳明胃经，位于膝盖髌骨下外侧凹陷的犊鼻穴下三寸，当胫骨嵴外一横指处，取穴法可以用除大拇指外的四指横放在犊鼻穴下，另一手的大拇指放在胫骨嵴的外侧，大拇指与小指的交点处就是此穴。

【操作步骤】

左右两穴交替进行，如按摩右侧足三里，就可以用左手的拇指放在足三里穴位上，其他四个手指握住胫骨，然后以拇指垂直下按，频率和以上两穴相同。

【动作要领】

（1）力度要大，最好出现酸、麻、胀的感觉，还要以有些"窜"的感觉为好。

（2）由于足三里下面的肌肉丰满，手力小难以达到"得气"的效果，因此可用一些辅助器械或由别人帮助进行按摩。

（七）全身按摩

全身按摩的手法与局部按摩的手法基本相同。全身按摩的体位与按摩顺序一般是：先俯卧按摩颈部、背部、腰部和臀部；然后仰卧，先按摩胸部，后按摩腹部，再取坐位按摩四肢。在按摩肢体时，应先按摩大肌肉群，后按摩小肌肉群。

按摩时，应做完一个部位再做另一个部位，做完一侧再做另一侧。全身按摩的时间根据个人情况不同，以 30~60 分钟为宜。

三、老年人行站坐卧的经络保健

由于机体各部分机能减退，老年人肌肉运动明显减少，骨质代谢进入退行性改变时期，骨骼、关节、肌肉老化，严重地影响老年人的工作能力、活动能力，以及对环境的适应能力。因此，老年人应重视科学的行站坐卧健身运动。

1."行如风"

走路时，走姿应如轻风般迈步直行，心不外驰，无有轻躁，常在正念。有如"清风徐来，水波不兴"。这个风是轻风，不是暴风、龙卷风、起屋拔树之风。所以，行态既不能太急，也不能太慢，并且要集中精力，心生善念。要点如下：

（1）挺直腰板。

（2）脚尖向前，双脚要呈"11"字形，向正前方迈步。

（3）向上提臀。

（4）手自然下垂，手腕转成90度，手掌向下，伸开手指，去感受掌心。用脚掌压地的同时，想象手掌也在轻轻地触地。

（5）将意识放在脚趾上，指压涌泉穴，随着脚的落地和移动中肌肉的运动而控制气息的吸入和呼出。

（6）节奏控制在每分钟60～70步，每次0.5～1小时，分早晚两次进行。

（7）自然地呼吸，慢慢地行走，通过涌泉穴将大地的能量吸入体内。每迈一步，都感觉到能量经过涌泉穴、膝盖、大腿内侧进入丹田，再由脊椎传至大脑。感觉经涌泉穴至百会穴的能量汇为一体的时候，自然而然地就会找到自己的节奏。

2. "立如松"

站姿应如青松般昂然挺拔。站着的时候，要如一棵大松树般又高又直，卓然独立，而不要像蛇那样弯弯曲曲。要点如下：

（1）挺直腰板。

（2）脚尖向前，双脚要呈"11"字形。

（3）向上提臀。

（4）肩膀放松，手从上至下抖动。

（5）轻轻闭上双眼，松动肩膀和颈部，使其完全放松。

（6）将意识集中在寰椎上，左右轻轻地晃动头部。

（7）嘴微微张开，缓慢呼气的同时晃动头部。

（8）持续3分钟左右。

（9）慢慢地停止动作后，做深呼吸。

（10）反复三次深呼吸后睁开眼睛。

加强法之一，蹲起法。站立，蹲下，再站立。整个过程只有腰和脚掌用力。

加强法之二，金鸡独立法，调节身体的平衡。将两眼微闭，两手自然放在身体两侧，任意抬起一只脚，试试能站立几分钟（注意关键是不能将眼睛睁开）。这样平衡就不是靠双眼和参照物之间的协调，而是通过调动大脑神经来对身体各个器官的平衡进行调节。在脚上有6条重要的经络，通过脚的调节，虚弱的经络就会感到酸痛，同时也得到了锻炼，这根经络对应的脏腑和它循行的部位也就相应地得到了调节。

3. "坐如钟"

坐姿应如大钟般端正平稳，不要把脚晃来晃去。正确的坐姿如下：

（1）挺直腰板，脚尖向前，双脚要呈"11"字形。

（2）端坐在椅子、床沿或沙发上，大腿平放，小腿伸直，两脚分开，放松腰带，头颈正直，下颌微收，背伸直，两肩下垂，全身放松，闭目闭口，舌抵上腭，两手交叉放于腹部，两拇指按于肚脐上，手掌捂于脐下，然后排除杂念（初练时难以排除，以后杂念会逐渐消失，切忌操之过急）。主动调整为腹式呼吸，要尽量慢慢地鼓起下腹作深吸气，再慢慢地呼气使腹部恢复正常。同时，将意识集中在脐下手掌捂处（丹田穴上），如此便可达到调身、调心、调息的"三结合"境地，进入一种似有似无、似睡非睡的状态，这就是所谓的"入静"，它会使人感到非常轻松舒适。一般每天早晚各做一次、一次30分钟。结束后，两手搓热，按摩面颊、双耳以活动气血，此时顿感神清气爽，身体轻盈。

（3）把心安放在脚板下可使全身气血顺畅，中医称此为"引火向下，引水向上"。

4. "卧如弓"

右侧曲卧，睡如弓状，具有调摄身心、不忘正念的作用。右侧睡可以避免挤压五脏六腑，促进内脏血液流通，从而保证高质量的睡眠，并且有利于身体和大脑的健康发展。

四、老年人足浴法

脚上有反射区和众多穴位，当人们用热水泡脚时，就会刺激穴位和反射区，促进脚部乃至全身的血液循环，从而加快身体的新陈代谢，起到调节全身的作用。

老年人泡脚注意事项：

（1）泡脚时要注意温度适中（最佳温度是40~45℃）。糖尿病病人谨慎烫脚。

（2）泡脚的时间以30~40分钟为宜。

（3）饭前、饭后30分钟不宜泡脚，这是由于泡脚时，足部血管扩张，血容量增加，造成胃肠及内脏血液减少，影响胃肠的消化功能。

（4）药物泡脚治疗时，有些药物外用会起泡，或引起局部皮肤发红、瘙痒。有的人属特异体质，用药后出现过敏反应。出现这些症状后，应停止用药。

（5）老年人药物泡脚所用外治药物，一般不要选有毒性药物。

（6）不适合泡脚的人群：严重心脏病病人；脑出血未治愈者；足部有炎症、

皮肤病、外伤或皮肤烫伤者；出血性疾病、败血病等病人；对温度感应失去知觉者；严重血栓病人；对温度感应迟钝者（应控制好温度，避免烫伤）。

第三节 老年人常见病的经络治疗

一、老年人高血压的经络治疗

1. 坐位

推：双侧耳后降压沟，1~2分钟。从印堂至发际，往返5~8次。从印堂至太阳5~8次。膀胱经3~5遍。

揉：太阳（太阳禁点。因该处是颅骨最薄弱处，易破裂）。

拿：五指拿顶，三指拿颈。

点：百会、涌泉。

揉捏：大椎，直推。

2. 仰卧位

顺摩腹部，按揉关元、气海、三脘、大横5~10分钟。

3. 俯卧位

横擦肾俞、命门，以透热为度。

4. 其他

直擦、点、按涌泉、太冲，点足三里、丰隆、三阴交，足部反射区的甲状腺和副甲状腺。

二、老年人脑血管疾病的经络保健

1. 压手指甲根

用两手的大拇指指甲按压指甲根。要求是必须压到指甲根上，不可压指甲肉。找好位置了，轻轻地使劲，时间不要超过30秒。按压的顺序是：首先压中指和拇指甲根，其次压食指和无名指，最后重复压中指甲根和小指甲根，前后共压 3 次即可。

每天按压 1 次，经过七八次按压，手即使不能恢复如初，至少可以自由伸展。

2. 闭天门

双唇紧闭，屏气咬牙，且用力一紧一松地咬牙，紧紧松松反复数十次。这样可以使头部、颈部的血管和肌肉、头皮及面部处于一收一舒的有序动态之中，能加速脑血管血液循环，使已趋于硬化的脑血管逐渐恢复弹性，既能消除因血液障碍造成的眩晕，还有助于预防中风。患有冠心病、高血压、糖尿病的老年病人坚持天天练习闭天门，对强身防病大有好处。

中医认为，肾开窍于耳，齿的坚固与肾有关，所以，常叩齿还有助于肾气盛，对于预防腰痛和耳聋目肿等也有一定作用。

三、老年人心血管疾病的经络保健

手指梳头 1 分钟。用双手手指由前额至后脑勺梳理，增强头部的血液循环，增加脑部血流量，可防脑部血管疾病，使头发发黑又有光泽。

轻揉耳朵 1 分钟。因耳朵布满全身的穴位，用双手轻揉左右耳至发热，可疏通经络，防治耳鸣、目眩、健忘等症。

转动眼睛 1 分钟。

轻叩牙齿和卷舌 1 分钟。可使牙根和牙龈活血并健齿。卷舌可使舌活动自如且增加其灵敏度。

伸屈四肢 1 分钟。通过伸屈运动，使血液迅速回流到全身，供给心脑系统足够的氧和血，可预防急慢性心、脑血管疾病，增强四肢大小关节的灵活性。

轻摩肚脐 1 分钟。用双手掌心交替轻摩肚脐有提神补气的功效，因肚脐上下是神厥、关元、气海、丹田、中脘等各穴位所在位置，尤其是神厥能预防和治疗中风。

收腹提肛 1 分钟。反复收缩，使肛门上提，可增强肛门括约肌收缩力，促使血液循环，预防痔疮的发生。

蹬摩脚心 1 分钟。仰卧以双足根交替蹬摩脚心，使脚心感到温热。蹬摩脚心可促进全身血液循环，有活经络、健脾胃、安心神等功效。

左右翻身 1 分钟。在床上轻轻翻身，活动脊柱大关节和腰部肌肉。

四、老年人肺炎、支气管炎的经络保健

1. 急性咳嗽

【取穴】大椎、风门、肺俞、身柱、膻中、中府。放痧穴为肺俞、太冲。

【刮拭顺序】首先刮颈部大椎，其次刮背部风门、肺俞、身柱，再次刮胸部中府、膻中，最后刮足背部太冲。

【刮拭方法】泻法、太冲、肺俞可放痧。

【功能作用】

（1）大椎为诸阳经交会穴，可疏泄阳邪而退热。

（2）中府与肺俞相配可调补肺气，止咳化痰。

（3）风门主上气、喘气。

（4）膻中理气化痰，止咳平喘。

（5）太冲可泄肝火止咳。

（6）身柱配肺俞可清热宣肺，治疗咳嗽喘疾。

2. 慢性咳嗽

【取穴】大椎、风门、肺俞、身柱、膻中、中府、肾俞。

【刮拭顺序】首先刮颈部大椎，其次刮背部的风门、肺俞、身柱、肾俞，最后刮胸部中府、膻中。

【刮拭方法】补法。

【功能作用】

（1）大椎为诸阳经之会，可疏泄阳邪而退热。

（2）中府与肺俞相配可调补肺气，止咳化痰。

（3）风门主上气、喘气。

（4）膻中可理气化痰，止咳平喘。

（5）身柱与肺俞相配可清热宣肺，治疗咳嗽喘疾。

五、老年人胆结石、胆囊炎的经络保健

1. 穴位按揉

取阳陵泉、太冲、期门，病人自行用拇指指端点按穴位，力量可稍重一些，每个穴位按揉1~2分钟，至穴位处出现酸胀感即可。

2. 腹部按揉

病人取仰卧或坐位，右手紧贴在右上腹，在前臂和腕关节的带动下，沿顺时针作环形连续并有节奏的按摩，用力要均匀，平均每分钟 80～100 次，按摩时间以 15 分钟左右为宜，腹痛缓解即可停止。

3. 耳穴按压

用拇指和食指按捏耳部，凡是疼痛明显的部位，可稍加力量揉按，时间为 5～10 分钟，疼痛缓解则止。

六、老年人慢性肝炎的经络保健

采用穴位指压法。取肝俞、胆俞、肾俞、中脘，病人一边吐气一边按压，以每次按压 5～10 下、每天 3～5 次为宜。连做数天通常可缓解症状。

七、老年人肾结石、慢性肾炎、肾衰竭的经络保健

肾结石、慢性肾炎和肾衰竭的经络保健可以采取以下三种方法：

（1）按压手部穴位。手部穴位的取穴为关冲和阳池。

（2）按压手部反射区。主要揉按手部的肾脏反射区和输尿管反射区，时间为 20～30 分钟。

（3）按压足部反射区。主要揉按足部的肾脏反射区和输尿管反射区，时间为 20～30 分钟。

八、老年人前列腺增生的经络保健

1. 常规按摩疗法

（1）按揉丹田：仰卧，双手重叠按于丹田（位于脐下 3 寸），左右旋转各按揉 30 次。用力不可过猛，速度不宜过快。

（2）指压法：取中极穴（脐下 4 寸）、阴陵泉穴（胫骨内侧髁直下方陷窝中）、三阴交穴（内踝直上 3 寸，胫骨后缘），各穴用手指掐按几分钟，早晚各 1 次。

（3）揉按会阴穴：仰卧屈膝取穴，两手掌搓热后，用食指轻轻按摩会阴穴 20 次，早晚各 1 次。

（4）搓脚心：两手掌搓热后，以右手掌搓左脚心，再以左手掌搓右脚心各

50 次，早、中、晚各 3 次。

（5）点压法：用于在脐下、小腹部、耻骨联合上方自左向右轻压，每 1~2 秒压 1 次，连续按压 20 次左右，但要注意不要用力过猛（此法用于前列腺肥大引起的尿潴留）。

2. 腰背按摩疗法

（1）将两手置于身后，用虎口处（第一、第二掌骨）自肩胛骨下方，沿脊柱两侧膀胱经至臀部中央，上下往返略用力推摩 36 下，以发热为度。

（2）用两手虎口处，以肾俞穴（第二腰椎棘突下旁开 1.5 寸）为中心，上下往返推摩腰部 36 下，以发热为度。

（3）左手掌自尾骶沿脊柱向上按摩至胸椎中部，右手同时自胸椎中部沿脊柱向下按摩至尾骶，两手相遇时，上方手掌从下方手掌内穿过，按摩 36 下，以发热为度。

（4）两手掌相并，置于八髎穴（腰下部尾椎上方，正对第 1、2、3、4 骶后孔中），略用力快速推摩 36 下，以发热、发烫为度。但要注意勿损伤皮肤。

以上手法，可活血化瘀，有利气血运行，缓解前列腺充血。

九、老年人骨质疏松、腰腿痛的经络保健

1. 治疗老年人腰背疼痛

（1）用一指禅推法或擦法按摩命门、肾俞、志室、胃俞、脾俞等穴位，以调节脏腑的功能。

（2）用摩法、揉法、按法按摩关元、气海，以培补元气，壮命门之火。

（3）按摩中脘、天枢、气海、关元等，以补脾胃、助气血生化。

（4）病人俯卧，用较重刺激的按揉法（以老年人能够耐受为度）沿腰背部两侧膀胱经上下往返按摩 5~6 遍；然后再用较重刺激（以老年人能够耐受为度）按揉大肠俞、秩边等穴；再直擦腰背部两侧膀胱经，横擦腰骶部，均以透热为度；最后拍击腰背部两侧骶棘肌，以皮肤微红为度。

同时，运动锻炼也可使肌肉发达、力量增大，关节的稳定性、灵活性加强，从而提高抗骨折的能力。因此，在给予药物治疗的同时辅以有规律的、适当的体育运动对治疗骨质疏松症是有益的。

2. 治疗老年人腰腿疼痛

老年人腰腿疼痛多发，加之年龄增大，骨骼脆性增加，按摩时要掌握好力度，以中度、缓慢按摩的手法，同时按摩的时间不宜过长。

（1）腿部疼痛

①捏跟腱：跟腱就是俗称的懒筋，位于足跟的后上方。在床上用两手的拇指和食指的中节稍用力分别捏两侧跟腱，以能耐受为度，捏 20～30 下即可。

②推小腿：如果是小腿后面麻木疼痛，就推小腿肚儿；如果是小腿外侧麻木疼痛，就推小腿靠小脚趾的那一侧。方法是病人坐在凳子上，用掌根大鱼际由上向下保持压力向下推，可以涂些按摩乳或垫上一层软布，推 20～30 次。

③抖腿：站立时，健侧腿持重，患侧放松，手掌按在大腿后方左右，抖动肌肉 1～2 分钟，然后坐下，微屈膝关节，手掌按在小腿后方，左右抖动肌肉 1～2 分钟。抖动要连续、流畅、自如。

④牵拉：病人趴在床上，双手抓住床头，由家属一人或两人握紧病人的脚踝向下方牵拉，待病人感到疼痛减轻或消失时，维持这种牵拉力，连续牵拉 5～10 次。

⑤综合护理：以上述手法治疗后，再进行腰腿部的热敷以及弯腰、伸腰、转腰、蹲起活动。

（2）腰部疼痛

①推搓腰椎：将两手对搓至发热之后，重叠放于腰部正中，由上向下推搓 30～50 次，至局部产生热感为止。

②捏拿腰肌：捏拿、提放腰部两侧肌肉 15～20 次。

③揉腰侧：采取坐姿，两手五指并拢，分别放在后腰左右两侧，用掌心上下缓慢揉搓，至发热为止。

④滚腰：两手握拳，从腰部向上下滚动、按摩，先自下而上，再自上而下，反复多次进行。上身可配合前倾、后仰。

⑤按压腰眼：两手叉腰，大拇指分别按于两侧腰眼处，用力挤压，并沿顺时针和逆时针分别旋转揉按 36 圈。

⑥叩击腰骶：双手半握拳，用两拳的背面轻叩腰骶部，以不引起疼痛为度。左右同时进行，各叩 30 次。

⑦揉擦腰部：双手反叉腰，拇指在前，按压于腰侧不动，其余四指从腰椎

两侧用指腹向外揉擦皮肤，从腰眼到骶部顺序进行，两侧各揉 36 次。

以上方法，不一定一次全部做完。可根据各人实际情况，每次选择两三种交替进行。

▶思考与练习

1. 老年人经络退化的机理有哪些？

2. 老年人全面性经络保健的要点有哪些？

3. 老年人体表各部位的经络保健按摩操作有哪些？

4. 老年人行站坐卧的经络保健方法有哪些？

5. 老年人常见病的经络治疗方法有哪些？

第八章

常备药物管理与老年人急救常识

第一节 常备药物的管理

一、家庭用药保管

随着社会的发展，人民生活水平和防病意识的不断提高，人们自我药疗的意识也在增强，因此很多家庭都会储存一些常用药以治疗和预防常见病。但由于缺乏相关的医药知识，致使一些药品在储存时发生了变质、失效，这不但造成了浪费，而且还对自身健康构成了安全隐患。为了保证老年人常规药品的安全，护理员应了解相关的药理学知识，熟练掌握药物的保管方法。

（一）易吸湿潮解的药物要防潮储存

有些药物易吸收空气中的水分而发生潮解、变性、发霉，从而导致变质失效，如胃蛋白酶、氯化铵、复方甘草片以及一些糖衣片、冲剂等，因此，这些药物应置于干燥的环境中密闭保管，如湿度太大，可在容器中放置一些木炭或生石灰除湿。

（二）易氧化挥发的药物要密封储存

空气中的氧气和二氧化碳对有些药物的质量影响很大。如硝肾上腺素和维生素 C 等一些药物氧化后易变色、失效，氨茶碱遇空气中的二氧化碳后会析出茶碱而失效，磺胺类药物遇二氧化碳会析出磺胺结晶。因此，这些药物应密封保存。另外，一些具有芳香性、挥发性的药物，如藿香正气水、红花油、碘酒、乙醇等也要置于密闭的容器中存放。

（三）对光线敏感的药物要遮光储存

日光中的紫外线由于波长短，能量大，所以能使有些药物变色，产生沉淀，甚至氧化、分解。有些维生素类、消毒防腐类药物，受到日光照射后会变色，同时药效降低，如双氧水、来苏儿以及各种液体制剂等。因此，此类药物应放在棕色瓶中或用深色的容器装放，使用时也应避光或遮光。

（四）遇高温易变质的药物要低温储存

大部分药品能在常温下保存，但有些药物须低温保存，如胰岛素、疫苗等生物制剂，以及一些眼药水等，这些药物受热后极易变质。另外，有些剂型受热后易变形，如小儿退热栓、化痔栓等。所以，这类药品应放在阴凉处或冰箱中冷藏保存。另外，有些糖浆剂也应置于阴凉处保管。

许多药品由于本身的理化性质和剂型要求需要采取不同的储存方法。总之，要按照药品说明书规定的储存方法和药物的性质来妥善保管药品，以确保药品安全。

二、老年人用药的原则

有些老年人遇到许多与疾病无关的问题而导致情绪紧张或者愁闷时，他们就想用药物治疗，但用药不能盲目，能不用时应尽量避免。比如可以通过生活调理来消除不适，或者可以通过社会因素和心理因素的改善来治愈的疾病，则不必求助于药物。随着年龄的增长，老年人各脏器的组织结构和生理功能逐渐减退，身患疾病较多，用药也相应增多。但用药要合理，恰到好处，才能祛病益寿，否则会给身体带来损害。根据老年人的特点，用药时应讲究以下原则。

（一）掌握适应症

用药要掌握适应症，对症下药，用药的受益/风险比值 >1，同时选择疗效确切而毒副作用小的药物。如果只根据一些表面现象下结论而导致错误用药，会产生严重的不良反应而导致治疗失败。用药还要因人而异，一般来说，体质单薄、瘦弱、贫血、气虚的老年人，切忌大寒、大凉、发散、浚泻之药；体质肥胖、壮实或高血压、高血脂、高胆固醇的老年人，应慎用大温、大热、升提、滋补之药。

（二）选择合适剂型

一些老年人体弱多病，一次性用药较多，吞药困难，些时不宜用片剂、胶囊，可选用液体剂型。老年人胃肠功能不稳定，不宜服用缓慢释放的药物制剂，否则会因胃肠蠕动加速而释放不充分，反之则使释放和吸收量增加而产生毒性。

（三）注意给药方法

老年人患慢性病，若能口服给药，就不必通过静脉输液和肌肉注射方法给药。老年人的肌肉对药物的吸收能力较差，注射后疼痛较为显著且容易形成硬结，因此，应尽量减少注射给药。

（四）减少用药种类

用药多是引起药物不良反应的主要因素，在同一时间内用药种类越多，发生不良反应的机会就越多，产生一些不良反应的可能性也就越大。据统计，用一种药的不良反应发生率为 10.8%，而同时用 6 种药时，由于药物之间的相互用用，不良反应发生率可增至 27%，所以老年人特别是患慢性器质性疾病的老年人用药种类应尽量减少，最好在 5 种以下。

（五）选择合适剂量

由于老年人器官功能的减退，机体对药物代谢能力下降，药物的排泄也较慢，所以，老年人用药剂量比青壮年要有所减少。一般认为，60～80 岁为成人剂量的 4/5，80 岁以上为成人剂量的 1/2。

（六）考虑用药后的副作用

老年人是药物不良反应的高发人群，在用药过程中，如出现某些异常症状，应及时停药。对从未用过的药更要特别注意，特别是曾引起过敏反应的药物，决不能再使用。此外还应避免长期用药，以免产生蓄积中毒。对于患慢性病的老年人，一般宜临时或短期用药。容易导致老年人出现不良反应的药物有：利尿药、中枢神经抑制药、解热镇痛抗炎药、抗高血压药、抗生素、抗酸药、强心甙类药物、抗凝血药、甾体化合物等。

（七）用药时间的选择

用药时间的长短应由病情决定，通常应当按"衰其大半而止"的原则服用，尤其是对人体毒性较大的药物更是如此。但是，抗癫痫药、糖皮质激素类、降糖类等药物不能突然停药。

（八）不要滥用补药

俗话说："药补不如食补。"乱吃补药会带来不少危害。例如，长期大量服用营养补益药，会诱发体内多处骨质增生。作为治疗的辅助措施，适当用一些补剂也是可以的，但必须按医嘱服用。

（九）不要滥用抗生素药物

有的老年病人不管是病毒感染还是细菌感染，一发热就盲目服用抗生素药物。老年人体质弱，盲目滥用抗生素会导致细菌产生耐药性而使治疗失败，或导致菌群失调，甚至双重感染，加重病情。

（十）不要乱用解热止痛药

解热止痛药只能缓解症状，不能消除病因。导致老年人发热或某处疼痛的原因很多，未查明病因前，用解热止痛药虽然能缓解一些症状，但可能掩盖真实的病情，给确诊带来了困难或延误治疗时机。有些解热止痛药如索米痛片、阿司匹林还可引起上消化道出血或胃穿孔等。

（十一）不要常服泻药

老年人由于消化器官的功能衰退，活动量减少，肠蠕动减慢，容易发生便秘，如果常用泻药排便，容易导致结肠痉挛，还会影响对食物中维生素和钙的吸收，易发生维生素缺乏症和骨质疏松症等。因此，老年人应多食用含纤维素的食物，如粗粮、蔬菜、水果等，以增加肠蠕动，预防便秘。

需要注意的是，老年人虽然常表现为一身数病，但有些"病"其实是随机体老化而产生的"自然现象"。如骨质疏松、腰腿痛、食欲减退、失眠等。若能注意自我保健调节，通过饮食调理、合理参加体育运动、控制生活节奏、理疗和心理治疗等，是可以改善的。

第二节　老年人服药的照料

一、痴呆老年人的服药

凡经医生诊断为老年痴呆的病人，无论病程长短，常常需要接受药物的治疗，一般以口服给药为主。在护理老年痴呆病人服药时应注意以下几点：

（1）痴呆老年人常忘记吃药、吃错药，或忘了已经服过药又过量服用，所以护理员应帮助病人将药全部服下，以免遗忘或错服。

（2）对伴有抑郁症、幻觉和自杀倾向的痴呆老年人，护理员一定要把药品管理好，放到他拿不到或找不到的地方。

（3）痴呆老年人常常不承认自己有病，或者常因幻觉、多疑而认为家人或护理员给的是毒药，所以他们常常拒绝服药。这就需要耐心说服，向他们解释，可以将药研碎拌在饭中喂下。对拒绝服药的痴呆老年人，一定要看着他们把药吃下，再让他们张开嘴，看看是否咽下，防止痴呆老年人在无人看管时将药吐掉。

（4）痴呆老年人服药后常常不能诉说其不适，护理员要细心观察其有何不良反应，及时调整给药方案。

（5）痴呆老年人卧床或吞咽困难，则不宜吞服药片，最好研碎后溶于水中服用；昏迷的痴呆老年人需要由胃管注入药物。

二、身体机能衰退老年人的服药

记忆力以及听力衰退的老年人因为身体机能的衰退，对服药的时间以及用量会遗忘或者弄混，这就需要护理员协助老年人用药。除了定时提醒老年人用药外，还要注意老年人用药的数量。可以将每日必服的药物按照用量分成几份，告诉老年人每日服用一份。

第三节　常备药品的保管

对于老年人的常见慢性病症，应为其备些常用药品，但是如果保管不善，很容易使药品变质失效，服用后对人体造成危害。以下是一些家庭常备药品的保管方法。

一、化学药品（西药）

一般药品贮存于室温 1~30℃ 即可，一些遇光照容易产生变化的药品，可放在柜子里避光保存。易吸湿的药品吸湿后容易发生霉变，胶囊剂容易软化粘连变形，可用玻璃软木塞塞紧瓶口或用蜡封、外加螺旋盖盖紧。

二、中成药

大蜜丸如乌鸡白凤丸、人参再造丸等应保存在干燥、密闭处，一般以放在石灰缸内最为适宜。膏滋剂如枇杷叶膏、益母草膏等如果受潮或高温易出现瓶口长霉或发酵、发酸、出现异味、分层、有较多的糖析出等变质现象，这类中成药宜放在阴凉干燥处保管，如开启瓶口后未服完，应放在冰箱里保存。胃舒平、多酶片、颠茄片、安络血片、酵母片、硫酸亚铁等受潮湿易变质，应放置于干燥处。

三、贵重中药

人参、西洋参如果保管不当，极易受潮、虫蛀、发霉、走油、变色，应放在阴凉干燥处保存；如果气温较高，可用密封的包装袋包好后放在冰箱里冷藏保管。冬虫夏草富含蛋白质等成分，极易发霉和虫蛀，保管时可采用"对抗同贮法"，如在冬虫夏草的包装袋里放一把花椒可以起到防止虫蛀的作用，也可放在冰箱里保存。燕窝应放在通风干燥处保存，避免高温变质。哈士蟆油容易长霉，应放在冰箱里冷冻低温保存。

四、易挥发药品

酒精、碘酒、薄荷锭、风油精、清凉油、红花油、麝香风湿油等易于挥发的药品使用后应密闭好，放在30℃以下的阴凉低温处保存。

五、气雾剂

气雾剂装有抛射剂，且具有一定的压力，一旦受热、受撞击后易发生爆炸。因此，应存放于阴凉处，避免受热和日光直射，携带外出时注意防止挤压和撞击。此外，还要注意将变质、变色、过了保质期的药物丢掉。

第四节　老年人突发病急救常识

一、心绞痛的急救

心绞痛是由于冠状动脉供血不足、心肌暂时性缺血缺氧而发生的一组临床综合征。病人以发作性胸痛和胸部不适为主要临床表现。胸痛常因劳动、情绪激动或饱餐等因素而诱发，疼痛持续数分钟，很少超过15分钟。疼痛还可放射至左肩和左上臂，休息或口服硝酸甘油可使疼痛迅速缓解。心绞痛最常见的病因是冠状动脉粥样硬化，少数如主动脉瓣狭窄或关闭不全、冠状动脉炎、梅毒性主动脉炎、严重贫血、高血压等疾病也可导致心绞痛的发生。

（一）急救措施

（1）心绞痛发作时，应立即停止活动，安静休息并消除紧张心理。

（2）舌下含服硝酸甘油片0.5mg，1~3分钟内即可显效，作用持续约30分钟（应注意：血压低者不能服用硝酸甘油片）。

（3）也可喂服硝酸异山梨醇酯（即消心痛）10毫克，让老年人于舌下含化，一般于3~5分钟内见效，作用持续约2~3小时。

（4）在没有任何药物的情况下，可为老年人按压至阳穴（至阳穴位于两侧肩胛骨下角间连线与脊背正中线的交点），以缓解心绞痛。方法是，操作者左手扶着病人的肩部，右手拇指、食指二指持硬币一枚，将硬币边缘横放于至阳穴上，适当用力按压，需按压3分钟以上。

（5）若疼痛持续不能缓解，应及时呼叫急救车。心绞痛缓解后，也应到医院详细检查。

（二）护理方法

（1）调整饮食。饮食宜清淡、低热量、低脂、低胆固醇、低盐，多食蔬菜、水果、豆制品和瘦肉等，避免暴饮暴食，不可过饱，每日要少量多餐。

（2）吸烟也是诱发心绞痛的因素之一，应予戒除。

（3）病人应保持心情平静、舒畅，避免精神紧张或过于激动，以免再次诱发心绞痛。

（4）合理安排工作和生活，除严重者外，一般可以从事日常工作，但必须注意劳逸结合，保证充分的休息和睡眠。

（5）定时做有规律的适量有氧运动和体育锻炼，如散步、打太极拳、做体操等，不可做剧烈的体育运动。

二、心肌梗死的急救

心肌梗死是由于冠状动脉发生急性闭塞，血流急剧减少或阻断，使相应心肌严重而持久缺血坏死而引起的。病人发病时有持久的胸骨后剧烈疼痛，疼痛可持续半小时以上或数小时甚至1~2天，经适当休息或口服硝酸甘油不能缓解。病人常发病突然，多伴有呕吐、大汗淋漓、四肢厥冷、发绀、血压下降等症状。

心肌梗死的基本病因是冠状动脉硬化，少数也可由冠状动脉栓塞、冠状动脉痉挛等引起。病人发病前多有明显诱因，如情绪激动、过劳、精神紧张、饱餐、手术、感染等，少数可于睡眠中发生。以往有高血压或心绞痛病史者，更易发生心肌梗死。

（一）急救措施

（1）让老年病人就地休息，不要随意搬动，以防止因搬动加重心脏负担而引起意外。采取与上述心绞痛急救相同的措施。

（2）让病人取其便于呼吸的舒适姿势，如半卧位靠在被子上，足稍抬起，注意不要平卧。

（3）尽快呼叫救护车，将病人送至医院急救。若叫不到救护车时，也可用平板车或担架送病人去医院，切忌由他人背到医院，以免增加心肌耗氧量，使梗死范围扩大。

（4）如病人出现呼吸、脉搏停止，立即对病人进行口对口人工呼吸和心脏复苏。

（二）护理方法

（1）心肌梗死发作后24小时以内是最危险的时刻，护理员要一直守护在身边，严密观察病情变化，积极防治各种并发症。

（2）心肌梗死较重者，一般需卧床4~6周，卧床休息可减轻心脏负荷，减少心肌耗氧量，有利于心功能的恢复；病情稍轻者，休息1~2周后可起床活动。

（3）保持病室安静，减少探视，防止不良刺激，避免病人情绪激动，并鼓励其树立战胜疾病的信心。

（4）加强饮食营养，起病后的4~12小时内给予流质饮食，以减轻胃扩张，随后过渡到低胆固醇、低脂肪和清淡易消化的食物，少量多餐，以保持大便通畅。肥胖者应控制饮食，减轻体重。

（5）戒除烟酒，病情稳定后应逐步增加活动量，并进行适当的体育锻炼，提高活动耐力。于发病3~4个月后，酌情考虑恢复部分工作或轻工作，以后可逐渐恢复全天工作，但对于重体力劳动者或其他精神紧张或工作量过大的工种应予以更换。

（6）加强心理指导，指导病人保持乐观、平和的心情，正确对待自己的病情，创造一个良好的身心修养环境，避免压力，舒缓不良情绪。

（7）积极防治高血压、高血脂、糖尿病等疾病，预防心肌梗死再次发生。

三、脑中风（脑卒中）的急救

脑中风又称脑卒中，是急性脑血管疾病，是指提供脑部血液的动脉或静脉受到损害，导致脑局部血液循环障碍的一种急性病变。脑卒中分为缺血性脑卒中和出血性脑卒中。缺血性脑卒中的主要发病机理是脑血管阻塞而引起的供血区血流中断，发生脑组织的缺血、缺氧、坏死；出血性脑卒中主要是由脑内血管破裂出血所致。虽然临床又将缺血性脑卒中分为短暂性脑缺血发作、脑血栓形成和脑栓塞，但表现大致相似，可出现偏瘫、失语、半身感觉消失、口歪眼斜，甚至抽搐或昏迷等症状。出血性脑卒中在老年人身上以高血压性脑出血为多见，其次为蛛网膜下腔出血。脑出血起病急，病情危重，病人多表现为神志不清，伴有头痛、呕吐、一侧肢体瘫痪等。蛛网膜下腔出血可表现为头痛、恶心、呕吐、颈项强直或抽搐、昏迷等症状。脑卒中的治疗，应根据临床不同的类型采用不同的药物。如缺血性脑卒中使用脑血管扩张剂，以改善脑部血液循环，而出血性脑卒中则采用减轻脑水肿的药物。

（一）急救措施

（1）当根据意识丧失、嘴流口水、打呼噜等症状而初步确诊病人为脑卒中重症时，最重要的是保证病人呼吸道通畅，而不必急于先分清是缺血性还是出血性，以免耽误宝贵的抢救时间，尽快送入医院治疗。

（2）让病人侧身俯卧，下颌略向前突，避免舌根或呕吐物堵塞呼吸道，防止窒息。

（3）若病人出现呼吸困难，应及时清除口腔和气管内的分泌物，立即给病人取仰卧位，使头向后仰并进行口对口人工呼吸或利用人工气囊简易呼吸器。

（4）病人如果发生肢体瘫痪，应将其肢体放于正确的功能体位，防止肌肉产生挛缩。可在床上垫枕头或沙袋，防止肢体发生扭转。

（5）减少对病人的搬动，运送病人到医院时，要尽量避免震动，找不到担架的话，可用毛毯之类的物品当作担架抬运，保障病人的转运安全。

（二）护理方法

（1）如医生确诊病人属于出血性脑卒中，应让病人绝对卧床休息4~6周。

避免强力咳嗽、喷嚏等一切可引起血压和颅内压增高的因素，以免引起再次出血。

（2）帮助病人恢复瘫痪肢体的功能位，对肢体进行被动活动、按摩推拿、针灸等治疗，告知病人和家属康复治疗的知识和功能锻炼的方法，使病人和家属认识到坚持主动或被动康复训练的意义。

（3）卫生保健护理人员应每隔 2~4 小时给长期卧床的病人定时翻身、变换体位、按摩骨隆突处，并保持皮肤干燥清洁，预防压疮的发生。

（4）给予病人高蛋白、高维生素、低盐、低胆固醇的清淡饮食，补充足够的水分。

（5）指导高血压病人避免使血压骤然升高的各种因素，防治心脏病、血脂异常和糖尿病，同时控制与脑卒中发病有关的危险因素，如吸烟、饮酒、精神紧张等。

四、老年人休克的急救

休克不是一种独立的疾病，而是因严重创伤、大量出血、脱水、过敏、心功能不全、感染等强烈致病因素引起的综合征，是以微循环血流障碍，组织灌注不足、细胞代谢紊乱和功能受损为特点的病理过程。病人可表现为皮肤苍白、肢冷、烦躁不安、口渴、无力、浑身出冷汗、呼吸急促而浅、小便减少、血压下降、脉搏快而弱。病人开始休克时，意识清醒，如不及时抢救，就可能逐渐进入意识不清的昏迷状态，甚至死亡。

在休克的进展过程中，受害最早、最严重的器官是脑（以大脑皮层为主）、心、肝、肾、肺等，应注意保护这些重要器官。

（一）急救措施

（1）发现病人出现休克时，应尽快将病人送至医院抢救。在家要完全纠正病人的休克是不可能做到的。

（2）休克时体温一般偏低，应采取保暖措施。可用毛毯、棉衣之类的物品为病人包住身体，进行体表加温，减少耗氧量，但对于感染性休克高热的病人应采取降温措施。

（3）针对休克的原因确定具体的处理方法。如因创伤引起的休克，要固定伤肢，避免过多搬动；因出血引起的休克，要立即想办法止血等。

（4）病人一般取中凹卧位，头和躯干抬高 10～20 度，下肢抬高 20～30 度，以增加回心血量，利于呼吸。如有心衰、肺水肿等情况出现，病人可取半卧位。

（5）对于昏迷的病人，要注意保持呼吸道通畅，及时清除呼吸道分泌物或异物，以防止窒息。

（6）有条件者应给病人吸氧。

（二）护理方法

（1）密切观察病人的生命体征，及时测量脉搏、体温、呼吸和血压，每 15 分钟记录 1 次血压、脉搏、呼吸，并记录每小时的尿量，以便供医生诊治疾病时参考。

（2）在病人运送途中，避免发生剧烈颠簸。上下肢动脉损伤者，及时压迫止血，并加压包扎，如用止血带。在无抗休克准备时，不要轻易放松止血带。

（3）对于未昏迷的病人，可酌情给予含盐饮料（每升水中含盐 3 克，碳酸氢钠 1.5 克）。切忌大量给予白开水，以免病人发生低钠血症。

（4）不要突然改变病人体位，尤其是从平卧位突然翻身或改为坐位，预防意外损伤。

五、老年人昏迷的急救

昏迷就是持续的意识丧失，是最严重的意识障碍。当人脑的正常功能受到严重干扰时，意识完全丧失，各种强刺激不能使其觉醒，没有自主活动，不能自发睁眼。昏迷可以缓慢地形成，也可以突然发生，救护措施是：

（1）当发现病人昏迷时，应立即检查他的呼吸、脉搏。如果呼吸、脉搏消失，说明病人已经发生心搏骤停，此时应立即呼救，同时实施心肺复苏术。

（2）对于昏迷的病人应保持其呼吸道通畅，采取平卧头侧位或侧卧位（复苏位），开放气道，清除口鼻内的分泌物，防止误吸和窒息，并紧急呼救。

（3）在急救车到来之前，不宜自行变动外伤后昏迷病人的体位。

六、老年人晕厥的急救

晕厥俗称晕倒，是由于脑部一过性血液供应不足或脑血管痉挛而发生的暂时性知觉丧失现象。病人晕厥时会因知觉丧失而突然昏倒，昏倒前常先表现为全身软弱无力、头晕、眼前发黑、面色苍白。昏倒后，可见手足凉、出冷汗、脉搏细弱等轻度晕厥现象，经短时间休息，即可清醒。病人醒后可能仍有头痛、头晕、乏力等症状。

发生晕厥的原因主要有血管神经性疾病和心脑疾病。如疼痛、恐惧、疲劳、饥饿、情绪紧张、气候闷热、体位改变等因素均可诱发血管神经性晕厥；心律失常、心肌梗死、心肌炎、高血压、脑血管痉挛发作等心脑疾病也可导致晕厥的发生。

（一）急救措施

（1）令病人平卧，使足部略抬高，头部稍低。

（2）若病人患有心脏病，或怀疑是由于心脏病变引起的晕厥时，则应令病人采取半卧位，以利于其呼吸。

（3）救护人员可用双手自病人小腿向大腿方向做重推摩和揉捏，以促使下肢血液回流。

（4）若病人仍未苏醒，可针刺或用手指掐病人的人中、内关、合谷等穴，或给以氨水嗅闻，以此方法刺激病人醒来。

（5）病人经上述处理后，神志仍未能清醒者，应立即送往医院进行抢救。

（二）护理方法

（1）松开病人的衣服领口和腰带，使其保持呼吸舒畅；打开室内窗户，使空气流通。

（2）待病人清醒后可给其服用温糖水或热饮料，在病人知觉未恢复之前，不可给予任何饮料或口服药物。

（3）注意给病人的身体保暖，可用热毛巾给病人擦脸、擦手。

（4）老年人在平卧或下蹲后起立时，动作要慢，避免脑部暂时的缺血。平时应加强锻炼，以增加对体位变动的耐受性。

（5）病人发生晕厥前，一般会有短暂的头晕、眼花、眼前发黑、出冷汗等前驱症状，此时应立即坐下或侧卧休息，以防发生晕厥或由于晕厥突然摔倒而造成的其他意外伤害。

七、老年人中暑的急救

中暑是由于人体长时间处在高热环境中，导致体温调节发生障碍的一种疾病。该病常发生在通风条件不好而又闷热的场所里，或烈日暴晒而无防晒设施的环境里。中暑轻者出现头痛、头晕、体温升高、恶心呕吐、面色潮红、皮肤干热等症状，重者常虚脱晕倒。

（一）急救措施

（1）立即将病人搬至通风阴凉的地方，松解开衣服，令其平卧。

（2）用浸入冷水的毛巾敷到病人的头部，并用凉毛巾给病人擦身或给其扇风，帮助病人快速降温。

（3）中暑较重者，除用上述方法降温外，还可用冰块敷其头部、腋下和腹股沟等大血管流经处，必要时也可用酒精擦浴，或裹以床单用冰水或冷水喷淋。

（4）给病人降温的同时，应按摩其四肢、躯干，以促进血液流动，防止血管收缩。

（5）可给病人服用人丹、十滴水或藿香正气水等药物。

（6）对于虚脱昏迷的病人，可按压或针刺人中、十宣、水沟等穴位，并及时送往医院抢救。

（二）护理方法

（1）给病人饮服西瓜汁之类清凉饮料或淡盐水，以补充身体丢失的水分和盐类。

（2）及时给病人翻身，保持呼吸道通畅。

（3）对于重症中暑者，应配合医生观察病人的生命体征，定时测量病人的体温、血压、脉搏、呼吸，重点记录病人的出入水量，为后续治疗提供依据。

八、老年人高热的急救

发热时，腋温达39℃以上时，称为高热。高热是内科急诊中常见的一种症状，可由很多疾病引起，主要分感染性发热和非感染性发热两大类。引起高热的常见疾病有败血症、感冒、扁桃体炎、结核病、疟疾、伤寒、肝炎、感染性心内膜炎、胆道感染、尿路感染、风湿热、系统性红斑狼疮、恶性肿瘤、药物热等。

（一）急救措施

（1）对高热原因不明的病人，禁止随便给服退热药，以防掩盖疾病的真相，而应遵医嘱进行药物的降温。

（2）可选用物理降温法，用接近体温的温水给病人擦浴，密切观察病人的反应，及时测量体温。

（3）对于体温过高的病人，可用冰袋、冷水袋或冷水毛巾置于头部，以减轻头痛；对于体温超过39.5℃的病人，可选用全身冷疗的方法，如乙醇擦浴，防止病人发生高热惊厥。

（4）针刺合谷、曲池、太冲等穴位，也有退热作用。

（5）如果医生已确诊病人发热是由感冒所引起，可服用抗感冒药以及适量的解热镇痛药。

（二）护理方法

（1）病人需卧床休息，保持安静，以减少体力消耗。

（2）鼓励病人多吃水果，多饮水，每日以2500~3000毫升为宜，以促进毒素和代谢产物的排出；给予病人清淡易消化的流质或半流质饮食。

（3）定时测量病人的体温，密切观察病人的面色、血压、脉搏和呼吸等变化；并注意观察病人是否有抽风、昏迷、呕吐、腹泻、咳嗽等症状。

（4）协助病人随时更换潮湿的衣裤，并擦干身体，防止皮肤损伤和压疮的发生。

（5）若病人使用了退热剂，应密切观察病人是否因大量出汗而出现虚脱现象。

九、老年人肠梗阻的急救

当肠道内容物不能正常运行、通过时发生的障碍，统称为肠梗阻。肠梗阻有多种类型，如机械性肠梗阻、动力性肠梗阻、血运性肠梗阻等，临床上最常见的肠梗阻多为机械性肠梗阻。

急性肠梗阻多因肠腔狭窄或闭塞，肠内容物通过发生障碍，常见原因有绞窄性疝、肠扭转、肠套叠、系带粘连、异物等，表现为急性腹部绞痛、呕吐、腹胀、肛门排气和排便停止。腹部可见有肠型、蠕动波，腹肌紧张，有压痛，肠鸣音亢进。病情严重时，因不能进食并伴有反复呕吐，肠腔内积聚了大量胃肠液，病人往往出现脱水和电解质紊乱，更甚者可因休克或弥漫性腹膜炎抢救不及时而死亡。

（一）急救措施

（1）凡未明确诊断前，禁用泻药或任何止痛剂。

（2）为防止肠梗阻进一步加剧，须立即禁食；有条件者可用胃肠减压管吸出胃肠道内的气体和液体，单纯性肠梗阻常可因此缓解，有利于改善局部和全身情况。

（3）少数单纯性不完全肠梗阻可试用非手术疗法，大部分病人都应积极送入医院，进行手术治疗。

（4）对非手术适应症者，遵医嘱使用抗生素预防和控制感染；也可试用中药复方大承气汤治疗，以起到理气消导、通里攻下的作用。

（5）对于多次发作的粘连性肠梗阻，可用植物油或液状石蜡80~100毫升，经胃管注入，必要时可重复应用。

（二）护理方法

（1）密切观察非手术疗法的肠梗阻病人的腹部症状、体征和全身状况，若经24~36小时的积极治疗，病情治疗无效或未见好转且估计有肠管坏死、穿孔可能时，应考虑尽早手术治疗。

（2）若行肠梗阻手术，术后病人应暂时禁食、禁水，待恢复正常排气后，方可饮水并进食少量流质食物，进食后如无不适则可逐步过渡到半流质饮食和软食。原则上应做到少量多餐，禁食油腻，逐步过渡。

▶**思考与练习**

1. 如何协助痴呆老年人服药？

2. 老年人应常备哪些药品?

3. 说一说身边的药物应该如何储存。

4. 老年心绞痛病人发生急性心绞痛时,应该如何进行急救?

5. 老年人发生脑卒中时,应该如何进行急救?

第九章

老年人临终关怀

第一节　认识临终关怀

临终关怀是实现人生临终健康的一种重要方式，是医学人道主义精神的具体体现，也是贯穿生命末端全程的、立体式的卫生服务项目。一般由医生、护士、心理师、社工和义工等多方人员组成，对无救治希望、存活期限不超过 6 个月的临终者提供特殊的缓和医疗服务，也包括对临终者家属提供身心慰藉和支持。临终关怀作为一种社会文化现象，越来越被社会认可和重视。享受临终关怀是人的一项基本权利。

一、临终关怀的概念和意义

（一）概念

临终（dying）又称濒死，一般是指由于各种疾病或损伤造成人体主要器官的功能趋于衰竭，经积极治疗后仍无生存希望，各种迹象表明生命活动即将终止的状态。

"临终关怀"（hospice care），英文原意是"招待所""济贫院""小旅馆"。临终关怀在西方可以追溯到中世纪西欧的修道院和济贫院，是在修道院附近为朝圣者和旅行者提供中途休息和获得给养的场所。中世纪的 Hospice 多隶属宗教团体，是一种慈善服务机构。当朝圣者和旅行者因为病重濒临死亡而住在 Hospice 中的时候，会得到教士和修女的治疗和照顾，死亡之后也会得到妥善的处理。随着社会的不断发展，现代社会临终关怀浪潮的兴起，这个词的词义发生了明显改变。

临终关怀包含了关怀理念和照护方案两层含义。

从关怀理念的角度上来说，临终关怀是一种人性化的关怀理念，是实行人道主义，使临终者在人生的最后历程得到热情的照顾，加深对生命、死亡及生活价值的认识，使他们在生命的最后阶段得到支持、安慰及鼓舞，在濒死悲哀的过程中得到关爱和帮助，走完人生的旅途。

同时临终关怀也是一种照护方案，即通过社会各层次包括医生、护士、社会工作者、志愿者以及政府和慈善团体人士等人员组成的团队向临终者提供包括生理、心理、社会等全面的医疗与护理照顾，满足临终者的身心需要，使其能够舒适、安详、有尊严地度过人生的最后时期，包括对临终者的生理、心理、社会等方面给予关心和照护。照护时也要关心临终者家属，既为临终者提供生前照护，又为其家属提供居丧照料。

因此，临终关怀不仅是一种服务，更是一门以临终者的生理、心理需求为基础，减少临终者的痛苦，为临终者提供全面照顾，提高临终者的生存质量及减轻其家属精神压力的学科。根据研究的范围和内容，临终关怀可分为临终医学、临终护理学、临终心理学、临终关怀伦理学、临终关怀社会学及临终关怀管理学等分支学科。

（二）意义

临终关怀是一项符合人类利益的崇高事业，发展老年人临终关怀事业，对人类社会的进步具有重要的意义。

1. 临终关怀是追求高生命质量的客观要求

随着人类社会文明的进步，人们对生存质量提出了更高的要求。如同迎接新生命是翻开人生历程的第一页一样，死亡就是合上人生历程的最后一页，临终关怀将为此画上一个完美的句号。在生命最后的日子里，生存的质量比生存的时间更加重要。临终关怀从优化生命质量出发，满足临终者的生理需要和心理需求，使其在充满温情的氛围中，平静地接受死亡，缓解其心理恐惧、维护尊严，提高生命质量，引导其安详、安静、无痛苦且有尊严地离开人世。同时，减轻家属在亲人临终阶段以及亲人死亡时带来的精神痛苦，帮助他们接受亲人死亡的现实，获得情感支持，顺利渡过居丧期，尽快适应失去亲人的生活，缩短悲伤过程。

2. 临终关怀是社会文明的标志

每一个人都希望活着的时候顺利，去世的时候安详。临终关怀将家庭成员的工作转移到社会中，它是信仰、价值观、伦理道德、审美意识、宗教、风俗习惯、社会风气等非物质文化的集中表现。因此，临终关怀不仅是社会发展与人口老龄化的需要，更是从优生到优死的发展，也是人类文明进步和发展的重要标志。

3. 临终关怀体现了医护职业道德的崇高精神

医护职业道德的核心内容就是尊重老年人的尊严和权利。临终关怀用科学的方法和手段对临终老年人实施整体护理，用科学的心理关怀方法、高超精湛的临床护理手段，最大限度地帮助其减轻痛苦，提高生命质量，平静地走完生命的最后阶段。医护人员作为具体实施者，充分体现了以提高生命质量和生命价值为服务宗旨的高尚医护职业道德。

4. 临终关怀还有其特殊的伦理意义

人的生命是最宝贵的，出生是生命的第一站，而临终是生命的最后一站，是每个人都必须经历的阶段。我们通过弘扬临终关怀的真谛，树立科学的死亡观，即尊重生命的神圣性，也不勉强延续生命，形成临终关怀的新理念，引导临终者及家属正确地认识死亡并坦然地接受死亡，及时地调整心态，使临终者有尊严地度过人生的最后旅途，使那些在为他人、为社会、为后代而创造奋斗拼搏了一生的人们，在充满人性温情的气氛中安详舒适、有尊严地离开人间，回归自然。

二、我国临终关怀的现状和未来

（一）临终关怀的发展

现代的临终关怀创始于 20 世纪 60 年代，创始人是英国的桑德斯博士（D.C.Saunders）。1967 年，桑德斯博士在英国的伦敦郊区创办了"圣克里斯多弗临终关怀院"（St.Christopher's Hospice），这是世界上第一家现代临终关怀院，被赞誉为"点燃了世界临终关怀运动的灯塔"。

在圣克里斯多弗临终关怀院的影响和带领下，临终关怀运动在英国得到迅速发展，20 世纪 80 年代中期，英国各种类型的临终关怀服务机构已发展到 60 多家，其中独立的临终关怀机构达 160 余家。

现代的临终关怀院在世界各国相继建立，临终关怀在世界范围内有了长足的发展。当今世界上比较有名的临终关怀院有英国的圣克里斯多弗临终关怀院和威林关怀院、俄罗斯的拉合塔关怀院以及我国的北京松堂关怀医院、我国香港地区的白普理宁养中心等。

宗教组织中也有临终关怀机构，佛教最早的临终关怀机构设在印度祇洹精舍的"无常院"，是用来安置僧众中的重病者，使他们临别现世时，能舍离对房舍、衣钵、道具等之贪恋。目的在使病人能兴起往生极乐世界之想，此乃根据弥陀净土法门之思想而来。任职于日本佛教大学佛教社会事业研究所田宫仁研究员甚至提倡，将"毗诃罗"作为佛教社会福利的末期护理中心。这些机构，展现了佛教对生命之爱护及对死亡之尊重。中国的禅林更设有"安乐堂"或"涅槃堂""喜乐塔院""安养中心"等，内设堂主，负责看护病僧的工作。现在的寺院则设有"如意疗"或"安宁病房"，专为病人服务。

（二）我国临终关怀的发展

中国临终关怀服务首先在台湾和香港地区得到了相当大的发展。1988 年 7 月，天津医学院（现天津医科大学）在黄天中博士的资助下，成立了中国内地第一个临终关怀研究机构。中国临终关怀的起步是从天津医学院临终关怀研究中心的成立开始的，崔以泰主任被誉为"中国临终关怀之父"。1988 年 10 月，在上海诞生了中国第一家机构型临终关怀医院——南汇护理院（现为上海浦东新区老年医院）。这些都标志着我国已跻身于世界临终关怀研究与实践的行列。1992 年，北京市招收濒危病人的松堂关怀医院正式成立，1998 年由香港著名企业家李嘉诚先生捐资汕头大学医学院第一附属医院，创建了宁养院，开始了国内宁养医疗服务。2001 年，香港李嘉诚基金会每年捐资 2500 万元，在全国 15 个省市设立了 20 所临终关怀的服务机构宁养医院，进一步推动了我国临终关怀事业的发展。目前全国各地建立的临终关怀机构已超过 120 家，主要分布于大城市，正向部分中等城市延伸。

自天津医学院临床关怀研究中心成立以来，我国临终关怀事业的发展大体经历了三个阶段，即理论引进和研究起步阶段、宣传普及和专业培训阶段、学术研究和临床实践全面发展阶段。我国的临终关怀事业正在朝着理论深入化、教育普及化、实施适宜化和管理规范化方面发展。2006 年 4 月中国生命关怀协会在首都人民大会堂宣告成立，旨在协助政府有关部门开展临终关怀的立法和政策研究，实施行业规范化管理，推进临终关怀学的标准化、规范化、科学化和系统化发展。协会的成立标志着中国的临终关怀事业迈出了历史性的一步，是我国临终关怀事业的里程碑。

总的来说，我国现有的临终关怀机构发展现状堪忧。首先，临终关怀在我国发展较晚，自 20 世纪 80 年代后期才开始起步。其次，地区发展不平衡，各种临终关怀机构相对集中在北京、上海、天津等一些大城市，而中小城市比较少，并且存在临终关怀医院少、设施差、病人少、病房空等问题。对于我国这样一个拥有近 14 亿人口的大国来说，目前的临终关怀机构还远远满足不了广大民众的迫切需要。

同时由于临终关怀的观念及设施还未全面普及，出于传统观念和伦理思想的支配，现实情况是：对于住院临终即使已处于心跳停止、脑死亡的病人，医务人员却不能"见死不救"，总是想方设法用最先进的药物设备去挽救生命，每天仍有大量的人力、物力投入临终老年人的身上，既给临终老年人带来了极大的痛苦，也造成了医疗资源的浪费。

（三）未来展望

1. 社会发展的必然要求

随着人口老龄化的发展和疾病谱的转变，到 2025 年，几乎 14% 的人口将是老年人，其中 80 岁以上的高龄老年人群体将快速扩大。人口老龄化的迅速发展对社会的经济、生活和政策等各方面产生非常大的影响，使得全世界的政府、社区和家庭面临前所未有的挑战。目前，我国有一部分的老年人为临终病人，生活不能自理，80% 左右依靠家属照料，但城市家庭规模缩小、功能弱化，因此，对老年人的照护不仅是老年人自身的需要，也是家属和子女的需要。同时，人们也越来越认识到，对于临终老年人来说，传统的、机构化的卫生保健形式可能并不是帮助他们和提供爱心的最有效途径。迅速增长的老龄化人口对社会的经济、生活和政策等各方面产生了非常大的影响，使得全世界的政府、社区和家庭面临前所未有的挑战。其中对卫生保健产业的影响将极为深刻，它要为老龄化的人口提供必要的资源。对于一些临终的人来说，尽管卫生保健系统不断有技术革新，却没有强调减轻病人的痛苦和提供尊严。社会对临终关怀的需求将越来越强烈，因为临终关怀是节省费用、解决濒危病人家庭照料困难的一个重要途径。

1995 年，根据美国国家临终关怀组织统计，临终关怀病人中的 60% 患有癌症，6% 患有与心脏有关的病，4% 患有艾滋病，1% 患有肾脏病，2% 患有阿尔茨海默病，27% 患有其他疾病。我国每年约有 200 万人罹患癌症，约有 140 万人死于癌症。有研究显示，癌症病人中 50% 伴有中度或重度疼痛，其中约有 1/3 的人伴有难以忍受的疼痛，而且相当大一部分的病人，由于前期治疗花费了大量的金钱、精力和时间，陷入了绝望、疼痛、贫困的境地。除了癌症，还有像心脏病、阿尔茨海默病等疾病的病人，如果得不到社会的关爱，就会在肉体和精神的痛苦中带着遗憾走向人生的终点。

2. 现代医学的发展要求

从临终关怀的发展情况可以看到，随着人类社会文明和科技的进步，医学已由过去的生物医学模式转变为现代的生理—心理—社会医学模式；人们已由过去简单的"治病救人"的医学要求发展到临终的整个过程中。"临终关怀"这一医学形式的诞生，标志着人类对医学的认识又提高到了一个新的高度，是对现行医疗服务体系的补充，说明人类进一步认识了生老病死是一切生物的客观规律，因此也可以说，临终关怀深刻体现了现代医学生理—心理—社会医学模式的内涵，是人们对生命价值认识加深的重要体现。

这就要求医务工作者从过去单纯的诊断、治疗观点转向从生理学角度去关心病人，减轻病人精神和机体上的痛苦，使其在有限的日子里过得舒适和有意义，提高临终老年人的生命质量；从心理学角度去缓和并解除病人对死亡的恐惧和不安，学习"准备死亡、面对死亡、接受死亡"；从社会学角度指导临终老年人理解自己生命弥留之际生存的意义；从生命伦理学角度使临终老年人认识到生命的价值，体会到在濒死之际来自社会和亲人的关注。

三、临终关怀的研究内容、宗旨及方法

（一）临终关怀的研究内容

1. 临终老年人及家属的需求

临终老年人的需求包括生理、心理及社会方面的需求。家属的需求包括家属对临终老年人的治疗和护理要求、心理要求及为其提供居丧服务等。

2. 临终老年人及家属的全面照顾

包括医疗护理、生活护理、心理护理等方面，还应注意控制老年人的疼痛，

并给予心理照顾。临终关怀的核心是控制临终老年人的疼痛及其他不适症状，如恶心、呕吐、食欲减退、便秘、焦虑、惊厥及呼吸困难等，因为这些不适时刻困扰着他们，甚至使其产生恐惧感。对于家属，主要是为其提供情感支持，包括尽可能满足家属照顾老年人的需要，耐心倾听，鼓励家属说出内心的感受。尽可能满足家属的生理、心理和社会方面的需求。

3. 死亡教育

死亡教育是实施临终关怀的先决条件，是运用与死亡有关的医学、护理学、心理学及精神、经济、法律、伦理学等知识对人们进行教育，帮助人们树立正确的生死观、生命价值观、生命伦理观，使受教育者更加珍爱生命、欣赏生命、减少盲目的轻生和不必要的死亡，并正确对待和接受死亡。

死亡教育内容包括一切涉及濒死与死亡问题的知识与领域，分为三大类，死亡的本质、对待濒死和死亡的态度与情绪、对残疾与濒死的调适和处理。死亡教育的对象包括临终老年人及其家属。对临终老年人进行死亡教育的目的是帮助其消除对死亡的恐惧，克服怯懦思想；学习"准备死亡、面对死亡、接受死亡"，树立正确的"死亡观"。对其家属进行死亡教育的目的是帮助他们适应老年人的变化和死亡，有准备地接受丧亲之痛，帮助他们缩短哀伤过程，认识自身继续生存的社会意义和价值。

4. 临终关怀模式

临终关怀模式是临终关怀工作的总体观点、态度以及提供全面照护的标准和形式。临终关怀模式是在医学模式的基础上形成和发展的。随着世界临终关怀运动的发展，现代的"临终关怀模式"逐渐形成和发展为"多学科—整体性—姑息照护模式"。应该指出的是，由于东西方文化的不同导致老年人对死亡的态度存在很大差异，这种差异决定了中国的临终关怀应具有中国特色。因此，探讨适合我国国情的临终关怀模式和特点，并从社会学角度寻求因地制宜地开展临终关怀工作的途径成为临终关怀研究的重要内容之一。

5. 道业关怀

对于有宗教信仰的临终者，通过回顾人生寻求生命意义或通过宗教学说及方式建立生命价值观，如永生、升天堂、往升西方极乐世界等，达到优死的目的。

（二）宗旨

临终关怀是针对各种疾病末期的病人，提供包括医疗、护理、心理、精神等方面的护理照顾，其宗旨是使临终病人的生命受到尊重，症状得到控制，心理得到关怀与安慰，提高生命质量，同时也使病人家属的身心健康得到维护。满足临终病人身心的需要，使其能舒适、安详、有尊严地度过人生的最后阶段。

临终关怀的目的是由临终服务团队为临终老年人及其家属提供的包括姑息治疗、临终护理、心理咨询辅导、死亡教育、精神支持和社会支持、居丧照护等综合性服务，使临终病人在有限的时光里体验到最后的温情，让逝者死而无憾，而生者问心无愧，更加珍惜生命。临终病人尤其是晚期癌症病人多是患了失去治疗价值或目前尚无良好治疗方法的疾病，这时给病人临终关怀，不仅可以解除其在生理上的痛苦，而且缓解了其心理上对死亡的恐惧与不安，是非常有意义的。

临终关怀的目标是提高病人的生命质量，通过消除或减轻病痛与其他生理症状，排解心理问题和精神烦恐，令病人内心宁静地面对死亡。同时，临终关怀还能够缓解病人家属的重担。

（三）方法

对于临终病人护理方法的重点是控制症状、抚慰心灵、安慰家属，从而改善临终病人的临终生活质量，使其安详辞世。

1. 症状控制

大多数临终病人，特别是恶性肿瘤晚期的病人，其主要症状是疼痛。疼痛不仅会严重影响病人的日常生活，引起病人强烈的心理反应，还会给病人家属带来极度不安和焦虑。因此，有效地控制疼痛是临终护理的重要方法之一。

2. 基础护理

为了尽量满足临终病人的生理需求，使病人处于相对舒适状态，护理人员应加强以下几个方面的基础护理。

（1）环境

病人所处环境应整洁、安静、阳光充足、空气新鲜，空间应有利于病人活动和各种治疗、护理操作的实施，病人的卧床应适当加宽，床垫硬度适中，寝具干净，床旁桌可大些，便于放置病人常用物品及治疗、护理器械；维持舒适的体位，定时翻身，避免局部组织长时间受压，促进血液循环，防止压疮产生。

（2）口腔和皮肤的护理

临终老年人由于免疫力低下，易发生口腔及皮肤感染。护理人员应仔细检查病人的口腔及皮肤，发现问题应及时采取措施。

（3）排泄护理

临终老年人易出现便秘、尿潴留或大小便失禁等排泄问题，护理人员应加强病人排泄的护理，保持病人大小便通畅及导尿管的清洁卫生，保持皮肤清洁和干燥。

（4）饮食和睡眠

护理人员应尽量创造条件增加病人的食欲，并注意食物的合理搭配及营养卫生，以少食多餐的形式多摄取入高蛋白、高热量食品；同时要保证病人的睡眠时间和质量，做好临终老年人睡前的晚间护理；必要时，按医嘱为病人服用适量镇静剂或安眠药。

3. 心理护理

多年来，很多西方研究者在探讨临终病人的心理反应时最常引用的是美国医学博士布勒·罗斯（Dr.Kubler Ross）于 1969 年所著的 *On Death and Dying* 一书中的内容。罗斯博士通过观察，将身患绝症的病人从获知病情到临终整个阶段的心理反应过程总结为五个阶段，即否认阶段、愤怒阶段、协议阶段、抑郁阶段和接受阶段。护理人员应针对病人心理反应的不同阶段，给予不同的心理护理。

（1）否认阶段

当老年人得知自己身患不治之症时或即将面临死亡时常表现出震惊与否认，常常会说是："不，不是我！"或"这不是真的！一定是搞错了！肯定不是我！"不承认自己患了绝症或者是病情恶化，认为这可能是医生的误诊。他们常常怀着侥幸心理到处求医。事实上，否认是为了暂时逃避残酷的现实对自己所产生的强烈压迫感，此反应是病人的一种正常心理防御机制。这是个体得知自己即将死亡后的第一个反应，对这种心理应激的适应时间的长短因人而异，大部分病人几乎都能很快停止否认，而有的人直到迫近死亡仍处于否认期。

护理人员应坦诚沟通，不要轻易揭穿临终老年人的防卫机制；应耐心听取病人的诉说，维护老年人适当的希望，因势利导、循循善诱，使其逐步面对现实；给予关心和支持，并经常陪伴老年人，注意合理应用身体触摸表达关怀和亲密的感觉，合理应用倾听技巧，尽量满足临终老年人的心理需求，使他们感受到照护者的关怀。

（2）愤怒阶段

当临终老年人对其病情的否定无法保持下去，有关自己疾病的坏消息被证实时，此时常见的心理反应是气愤、暴怒和嫉妒。常见的想法有："为什么是我？""老天太不公平了！"或"我为什么这么倒霉？"这些老年人心里充满了怨恨与嫉妒，或迁怒于家属及医护人员，或怨天尤人，经常无缘无故地摔打东西、抱怨别人，以此发泄心中的不满和苦闷。

护理人员应认识到老年人的发怒是发自内心的恐惧与绝望，不应该回避。面对老年人的愤怒行为应多忍让克制，尽量让老年人表达愤怒，以宣泄其内心的不快，同时给老年人提供表达或发泄内心情感的适宜环境，加以必要的心理疏导，帮助其渡过心理难关，同时做好其他的护理工作，动作轻柔、态度和蔼，给予关爱、理解、同情和宽容。

（3）协议阶段

当愤怒的心理消失后，一些人开始接受自己临终的现实。他们常常会表示"假如给我一年时间，我一定会……"此时老年人已承认存在的事实，希望能发生奇迹。有些人则会做出承诺以此来延长生命，此时会变得很和善，对自己尚抱有希望，愿意配合治疗。临终老年人在经历"否认"和"愤怒"阶段之后，就会千方百计地寻求延长生命的方法，或是希望免受死亡的痛苦与不适。

此期的心理反应对临终老年人来说是有利的，因为他们愿意配合治疗并试图延长生命和扭转死亡的命运。护理人员应鼓励其说出内心的感受和希望，尽可能满足他们提出的合理要求，尊重老年人的信仰，积极教育和引导他们配合治疗，减轻其压力，满足老年人的心理需求。

（4）抑郁阶段

经历了前三个阶段之后，临终老年人的身体更加虚弱，病情更加恶化，这时他们的气愤或暴怒会被一种巨大的失落感所取代。"好吧，那就是我！"当他们发现身体状况日趋恶化后会产生一系列心理反应，表现为抑郁和悲伤，出现情绪低落、退缩、沉默和绝望等心理反应，甚至有轻生的念头。此时有些老年人开始交代后事或请求会见亲友，想要得到自己喜爱的人陪伴。

护理人员应给予老年人更多的同情和照顾，允许家属陪伴，让老年人有更多的时间和亲人在一起，并尽量帮助完成其心愿；同时允许老年人表达其失落、悲哀的情绪，并给予精神上的支持；可以安排亲朋好友会面，尽量让家属多陪伴，并注意进行心理疏导，以及加强安全保护，防止自杀的发生。

（5）接受阶段

接受阶段是临终的最后阶段。此时老年人的心理是"好吧，既然是我，那就去面对吧。""我准备好了。"老年人会感到自己已经竭尽全力，没有什么悲哀和痛苦了，对死亡已经有所准备。此阶段他们不再抱怨命运，喜欢独处，睡眠时间增加，情感减退。有的老年人甚至静等死亡的来临。

应给临终老年人提供舒适、安静的环境，不要过多地打扰老年人，不要勉强与之交谈，注意观察非语言行为，给予安抚和支持，加强生活护理，认真细致地做好临终护理，使老年人平静、安详、有尊严地离开人世。

四、家属支持

临终老年人的家属面对深受疾病折磨的亲人或即将失去亲人的现实，身心疲惫，心情沉重。护理人员应特别注意从以下几个方面关心、帮助家属。

1. 指导家属从身心两个方面照顾好病人

护理人员应帮助家属了解临终病人的生理和心理特征，指导家属掌握一些基础护理知识和技能，使其在照料亲人的过程中得到心理慰藉，满足家属照顾老年人的需要，以便共同更好地照顾临终病人。

2. 给予家属精神和心理的关心和支持

护理人员应在同情、理解家属的基础上，通过有效的交流方式，建立良好的关系，鼓励家属诉说即将失去亲人的痛苦和其他想法；尽量满足家属提出的合理要求；对家属遇到的实际问题和困难，提供咨询和建议；对家属因即将失去亲人的痛苦而产生的过激言行，给予宽容和谅解，避免纠纷的发生。

3. 协助家属做好善后处理

当病人去世后，护理人员一方面应协助家属做好遗体护理；另一方面要做好丧亲者的护理，聆听他们的哭诉，使其充分发泄内心的悲痛，做好心理疏导，安慰好家属，协助解决实际困难。

4. 帮助家属顺利渡过丧葬期

亲人的逝去往往是家属悲痛的高峰。护理人员应做好家属丧葬期的护理，以降低家属身心疾病的发生率，帮助他们疏导悲痛，同时重建他们生活的信心。

第二节 如何实施临终关怀

一、实施者的基本素质

参与临终关怀的工作人员必须具备的良好素质有政治思想素质、专业素质、心理素质和身体素质。政治思想素质是指具有正确的人生观和专业价值观，具有高度的责任感和慎独的修养，热带生命，尊重关怀的对象，忠于职守，实行人道主义，全心全意为护理对象服务；专业素质是指专业的护理水平，良好的沟通、决策、解决问题、操作、创新能力，以慈爱之心和满腔热情倾注给临终者及其家属的专业服务；心理素质是指具有高度同情心和感知能力，较强的适应能力、忍耐能力、自控能力和应变能力，以高尚的道德做支柱，出于自己的良心和义务，设身处地地认识和了解病人的心境和需要，想其所想，痛其所痛，尽力满足病人的要求和希望，使他们在精神上得到宽慰和安抚；身体素质是指基于临终关怀对象的特殊性所应具备的健康的体魄、充沛的精力、敏捷的反应，以保证工作顺利进行。

临终关怀实施者要以正确的态度对待死亡。面对病人态度亲切、热情，与病人真诚相处，在病人的抢救过程中镇定自若，服务认真仔细，不因为病人是快要死的人而疏远他们、轻视他们，更不能认为他们无抢救价值就不认真进行治疗和护理。

只有工作人员首先建立正确的生死观，才能坦然地指导病人面对死亡、接受死亡，珍惜即将结束的生命的价值；同时应和临终病人及其家属共同面对死亡，将他们的经历吸纳为自己的工作体验，要站在他们的角度去思考、处理问题。

二、临终关怀的基本流程

（一）了解需求，提供协助

了解病人的需求是临终关怀最基本的工作，应在了解病人需求的基础上提供精神或物质上的必要帮助。每位病人对身、心、灵的需求都不尽相同。例如，当病人辗转难眠、精神涣散时，他最需要的就是安眠药剂。当病人孤苦无依、彷徨无助时，他最需要的就是有人陪伴。当病人长卧病床、久未沐浴时，他最需要的就是梳洗一番。因此，看似毫无学问的翻身摆位、吃喝拉撒、睡眠休息、清洁盥洗等基本需要，有时却成为病人最大的渴望，而有时被关爱、被需要、被包容则可能是某些病人最急切的需求。甚至有的病人只求安详地死去，来缓解痛苦，其他别无所求。所以，只有在了解临终病人不同需求的基础上，才能为其提供更好的帮助。

（二）全面关怀，全心照顾

很多绝症末期病人除了生理症状外，还有许多心理、家庭、社会问题，临终关怀是全方位的照顾，也是生理、心理、社会及道德的整体照顾。因此，关怀分别体现为生理方面：以舒适为主，协助病人排除或舒缓吞咽困难、小便失禁、呼吸困难、生理疼痛带来的不适；心理方面：以同理心关怀沟通，使其心情开朗，安排想见的亲友来访；社会及道德方面：肯定病人过去的生活，消除其不安，尊重和宽容不同观点和信仰，激发信心。

1. 疼痛护理

疼痛是临终病人最严重的症状之一，身患绝症或濒临死亡的病人在生命的最后一段时间，身体上往往会产生多种疼痛，疼痛不仅会影响病人的睡眠、饮食，还会使病人情绪低落、免疫功能下降，削弱病人的求生欲望，驱使病人产生自杀行为。病人对疼痛的恐惧往往超过了对死亡的恐惧。病人的这种恐惧，以及随之而来的抑郁会使他们对轻微的疼痛都难以忍受，从而影响病人的情绪，加重病情。控制疼痛是临终关怀中重中之重的工作，护理员可遵照医嘱给药，还应教会病人使用非药物的方法来缓解疼痛，比如松弛术、催眠术、针灸、分散注意力、热敷、冷敷、按摩等方法。B. Kelly 等的研究表明，有 22% 的晚期癌症病人希望尽快死亡而减少疼痛带来的生理和心理痛苦。可见，控制临终病人的疼痛是至关重要的。

（1）药物止痛

药物止痛是最常用的止痛方法。对不同的病人应分别采取强止痛、一般止痛以及非药物止痛的松弛术，如音乐疗法，或通过言语交流有效地转移病人的注意力，稳定病人的情绪。目前临床普遍推行 WHO 推荐的三阶梯疗法，目的是根据疼痛程度，合理使用不同级别的止痛药物，达到缓解疼痛和减少药物不良反应的目的。即按药效由弱到强使用药物：第一阶梯：主要针对轻度疼痛的病人，使用非阿片类药物、解热镇痛药、抗炎药，如阿司匹林、布洛芬等；第二阶梯：主要应用于中度疼痛的病人，可用弱作用的阿片类药物，如可卡因、曲马朵等；第三阶梯：主要用于重度和剧烈疼痛的病人，选用强阿片类药物，如吗啡和哌替啶等。

（2）物理止痛

对于部分疼痛不能得到有效控制的病人，也可结合物理止痛疗法，如采取按摩止痛、涂止痛药等刺激疼痛部位的周围皮肤或相对应的健侧来达到止痛目的；意识止痛疗法，即注意力分散法，可让病人回想美好的往事，用听音乐或笑话达到转移止痛的目的；放松疗法，全身松弛可以产生轻快感，肌肉松弛也可阻断疼痛反应。

（3）心理止痛

在止痛治疗过程中分散病人对疼痛的注意力，减少对疼痛的感受强度。个别病人会对止痛针产生依赖性，临终护理人员可以通过心理暗示方法让病人觉得疼痛"减轻"了，如有的病人，每隔一小时又开始觉得疼痛难忍，通过肌注生理盐水并告知病人是强止痛针剂的方法让病人感觉不那么疼痛，这种安慰疗法最好是在疼痛即将出现之前给药。

通过以上方法最大限度地维持病人处于无痛苦与清醒之间的平衡，即使病情的恶化无法遏制，也要力争使病人无痛苦、舒适、安静地离开人世。

2. 生理的护理

临终病人的生理变化是一个渐进的过程，濒死期各器官功能均已衰竭，主要表现为以下几个方面：

（1）循环系统变化：表现为皮肤苍白或发绀、湿冷，大量出汗，脉搏快而弱、不规则，血压逐渐下降，少尿等。

（2）肌肉张力改变：表现为大小便失禁，吞咽困难，无法维持良好舒适的功能体位（被动体位），肢体软弱无力，不能进行自主躯体活动，面部表现为希氏面容等。

（3）呼吸系统变化：表现为呼吸频率变快或变慢，呼吸变深或变浅，出现鼻翼呼吸、潮式呼吸、张口呼吸等，由于分泌物无法咳出，出现痰鸣音或鼾声呼吸，最终呼吸停止。

（4）胃肠道功能紊乱：表现为恶心、呕吐、腹胀、食欲不振、便秘或腹泻、脱水、体重减轻等。

（5）感知觉、意识改变：表现为视觉逐渐减退，由视觉模糊到光感丧失，听觉是最后丧失的感觉；临终病人存在不同程度的疼痛症状，表现为烦躁不安、血压和心率的变化、瞳孔散大，甚至出现疼痛面容等；若病变未侵犯中枢神经系统，病人可保持神志清醒，若病变侵犯了中枢神经系统，则会出现意识模糊、嗜睡、昏睡、昏迷，也可产生谵妄和定向障碍等。

临终病人的身体护理可从以下几个方面展开：

（1）促进病人舒适：身患绝症或濒临死亡的病人几乎丧失自理能力，护理人员应协助病人料理生活，保持室内安静、空气清新，增强病人的舒适感。由于一些病人的自理能力差，因此，护理人员应及时更换衣服、床单，保持床铺的清洁、平整、干燥，帮助其做好皮肤、头发、口腔、鼻孔、眼睛、指甲的护理，保持病人的清洁舒适。定时协助病人翻身，防止褥疮发生。临终病人全身营养差、极度消瘦，特别是伴有大小便失禁、肠瘘、阴道膀胱瘘以及瘫痪的病人，极易发生压疮。对尿失禁的病人要勤换尿布，减少尿液对压迫部位的侵蚀，并为已经患有压疮的病人勤换药。近年来，预防压疮的用具有了较大的发展，从早期的局部器具气圈、棉花垫、医用羊皮垫、海绵垫到如今的翻身床、程控按摩床等对压疮的防治均有很好的效果。对大小便失禁病人，应使用保护垫，及时处理污物，保持病床清洁、干燥。

（2）加强营养，促进食欲：根据病人的嗜好、口味，提供易消化、富有营养、富含维生素的食物，鼓励进食，可以少吃多餐。癌症晚期病人由于肿瘤组织迅速发展而出现代谢异常，存在不同程度的营养不良，严重者出现恶心、呕吐等症状，要及时对症处理。做好口腔护理，病人有恶心、呕吐时，应给予止吐，对于不能进食的病人可经静脉给予营养。处于弥留之际的病人不再有吃的欲望，此时不应强迫病人，而应通过静脉或其他方式补充营养，防止虚脱、感染及并发症。

（3）病情观察与护理：加强体液监测，掌握病人电解质指标及营养状况。严密监测生命体征及末梢循环情况，注意保暖。尽量安排病人住单间病房，以满足病人的基本生活、心理需要，为其提供一个方便、安静、舒适、家庭氛围浓厚的空间，减轻不良环境对病人情绪的影响。

3. 心理的护理

（1）帮助病人克服对死亡的恐惧

美国的一位临终关怀专家认为"人在临死前精神上的痛苦大于肉体上的痛苦"，因此，一定要在控制和减轻病人身体痛苦的同时，做好临终病人的心理关怀。临终护理人员应密切观察病人的心理变化，主动接近病人，与病人谈心，让病人倾诉内心的恐惧和忧虑；帮助病人家属共同面对现实，正确认识疾病，明白人终有一死，它是自然界中无法抗拒的客观规律。

帮助病人树立正确的生死观。让病人的自尊心得到满足，觉得自己仍然是家庭中重要的成员，是社会中有用的一分子，没有被家庭和社会遗弃，从而感到有尊严。死亡并不可怕，可怕的是恐惧本身。许多临终病人最需要关怀和呵护，他们是即将离去的人，他们也是人世间最孤独的人。护理人员应消除病人的孤独感，尊重病人的权利和人格。

（2）尊重临终病人的权利

护理人员应该以高度的责任心、深厚的同情心为病人服务，以亲切关怀的态度去安慰病人，帮助病人建立新的心理平衡从而安然地离开人世。虽然他们即将告别人世，但在生命结束以前仍享有与其他病人同等的权利，除了基本的生理需求外，同样需要友爱、同情、关心、温暖。

（3）关心支持病人

即使是临终病人，我们也要首先让病人树立战胜病魔的信心。护理人员应该适时地出现在病人身边，让病人觉得我们像对待亲人一样对待他们，并尽量在允许的范围内让家属陪伴，鼓励病人家属和朋友多来探望，使病人感到周围人的关心和爱护。护理人员多与病人交流，耐心倾听病人的想法并让病人了解自己的病情，注意维持病人适当的希望，给病人多方面的鼓励。

（4）对病人进行适当的死亡教育

死亡教育是有关死亡知识的社会化、大众化的过程，要能够正确对待死亡、加深对死亡观的认识、培养自控能力，著名的健康学教育专家黄敬亨教授认为，对老年人进行死亡教育的主要内容有以下几方面：一是克服怯懦思想；二是正确对待疾病；三是树立正确的生命观；四是做好充分的心理准备。加强死亡教育，使病人认识到死亡是生命的自然阶段，解脱其心理冲突，当死亡不可避免时能处之泰然。但是要做到平静地对待死亡，从心理上接受死亡、战胜死亡，并不是一件容易的事情。对老年人进行死亡教育在于将所有的问题讲清楚，帮助老年人缓解对死亡的焦虑、恐惧和各种负担，能坦然面对可能的死亡。总之，应根据老年人的年龄、性别、受教育程度、宗教信仰和社会背景，来开展因人而异的死亡教育，培养老年人成熟的心理品质。

（三）家属护理

身患绝症或濒临死亡的病人的家属处于即将失去亲人的悲哀中，他们在支持护理工作的同时也需要获得同情和安慰。我们应主动说明病人的心理状态及有关知识，帮助他们树立正确的生死观，避免因他们的不安而加重病人的情绪反应。

1. 家属的心理特征

临终病人家属的心理特征主要表现为悲伤。许多学者对此进行了深入研究，其中比较公认的是帕克期悲伤反应四阶段理论，即麻木阶段、渴望阶段、颓丧阶段和复原阶段。凯文纳夫将家属的心理压力发展过程分为 7 个阶段：震惊、不知所措、情绪反复无常、内疚罪恶感、失落与孤独、解脱和重组生活。参考这两种理论可将病人家属的悲痛心理表现分为两大类，一类是正常悲伤：悲伤程度和持续时间在正常范围内；一类是病态悲伤：在悲伤过程中，如果某些因素使正常悲伤过度延长，通常表现为过度悲伤、持续无望感及非理性的绝望、不寻常的愤怒、强烈的罪恶感（自我谴责）以及漫无目标的行为等。

2. 家属的心理支持

临终病人家属的心理行为反应与病人的临终历程密切相关。临终病人的病情变化、时间的长短对家属在照护时的心理反应影响很大。此时临终护理人员要注意做好病人家属的思想工作，告知其家属他们的情绪会直接影响病人的情绪，指导家属有效参与护理计划，鼓励家属陪同病人一起度过人生的最后时光。聆听家属的叙述，对家属的心理反应表示理解、同情并提供方便和帮助，使家属尽可能在自己亲人临终前充分尽义务，从而得到心理慰藉。同时要对家属进行适当的死亡教育，使其认识到死亡是客观规律，任何人都不能避免，进而接受亲人即将死亡的事实，鼓励家属共同参与，及时了解病人病情进展，使家属有接受最坏消息的心理准备。家属想到朝夕相处的亲人即将离开自己，内心十分痛苦，因此，护理人员应做好安慰和劝导工作。不仅是临终者本人，还有他的家人，都应该学习如何放下。帮助家属正确面对和接受病人临近死亡的现实，指导家属处理好此时与病人的感情关系。病人死亡后，以诚挚的态度劝慰家属，并安排家属向遗体告别，也是对家属莫大的安慰。

（四）具体症状的护理

临终病人在生命的最后阶段可能出现各种症状与不适，护理人员在不涉及医疗行为下，可配合医护人员，做适度针对症状的辅助护理；若无医护人员在场，不可擅自行为，具体护理要点如下：

【症状一】呼吸时喉咙出现嘈杂声。

【原因】呼吸道分泌物不易咳出，积在喉部。

【处理方式】①病情允许时可采取半卧位或将头部、颈部抬高；神志不清者，采取侧卧位或仰卧位，头偏向一侧，以利于呼吸道分泌物引流；②口渴时可用注射器滴入水；③张口呼吸者可用液状石蜡湿润口唇，或用棉棒蘸水润唇；④必要时给予吸痰，保持呼吸道通畅。

【症状二】食欲差，吞咽困难，味觉改变，干呕，进食困难，轻微脱水。

【原因】①肿瘤本身所致。②肠道阻塞。③药物的不良反应。④器官功能的衰退。

【处理方式】①尽量满足病人最后的饮食要求，注意食物的色香味，适量喂水，少食多餐，减轻恶心，增进食欲；②不勉强喂食或喂水；③必要时鼻饲或采用完全胃肠外营养，保证病人的营养供给；④药物尽量避免口服，可采取静脉注射。

【症状三】手脚冰冷，偶尔出现抽搐或癫痫发作。

【原因】血液循环变慢所致。

【处理方式】①可加盖毛毯或棉被保暖，维持舒适体位，勤翻身，勤按摩，预防压疮的发生；②可进行手脚按摩；③可用药物控制抽搐或癫痫病情。

【症状四】疼痛增加。

【原因】①肿瘤或器官衰竭所致。②其他症状的产生。③失眠。

【处理方式】①与医师讨论止痛剂量的调整；②轻柔按摩疼痛部位，采取有效的止痛方法；③注意调整卧位的支托。

【症状五】对人、时、地混淆不清。

【处理方式】①提醒他时间和地点，并协助认识周遭每一个人；②让他喜欢的亲人多陪伴他，如让其亲人或宠物围绕在他的身边。

【症状六】睡眠时间越来越长，不易叫醒。

【处理方式】①加强翻身及身体护理，保持床单的清洁干燥，预防压疮产生；②把握清醒时间，与病人交谈沟通，或计划活动让其参与。

【症状七】语言表达减少，声音模糊不易听懂，有时会出现激动、焦虑不安、混乱或迷糊情形。

【处理方式】①尽量倾听他想表达的意思；②注意安全。

【症状八】咯血，吐血，局部黏膜出血。

【原因】凝血功能不佳。

【处理方式】①局部加压止血；②使用药物止血。

【症状九】大小便失禁，尿液减少或尿色深黄。

【原因】①脱水。②神经肌肉失控。

【处理方式】①应及时擦洗干净，保持会阴部皮肤清洁干燥，注意臀部皮肤护理，使病人清洁舒适；②必要时可使用留置导尿管。

（五）保证病人选择医疗及后事的权利

了解及尊重临终病人的权利是护理人员应有的基本认知，当临终者的病况逐渐恶化，他们的权利不应该随之削弱。有的家属为避免打击临终的亲人，常会在背后讨论如何处置病人的病情或后事处置，不让病人本人知道，也不让病人参与这些与其自身有关的医疗或后事的讨论。不让病人参与讨论或决定的做法是伤害病人权利的行为，剥夺了病人作为人的尊严及权利。

临终病人有权利心存希望，即使希望的内容随病情一再地改变。临终病人有权利以自己的方式表达对死亡的感受。临终病人有权利参与决策，决定自己切身的医疗问题，避免忍受肉体被插管、急救的痛苦，或要求医疗不可中断，虽然医疗目标可能由积极治愈转变成消极安抚。临终病人有权利要求周围的人视他为活生生的人，尊重他的生命权利。临终病人有权利以自己的方式表达对疼痛的情绪感受。临终病人有权利要求知晓所有的问题，诚实而详尽的答案。临终病人有权利要求看护者具备同情心、细心及相关知识，并愿意尝试了解他的需求。临终病人有权利了解死亡的到来与过程。临终病人有权利要求宁静地死亡或不要孤独地死亡。临终病人有权利怀抱着安详与尊严过世，死后仍能维持身体的神圣庄严。

　　以上这些临终者的权利，都不应被忽视、被剥夺。不论家属、亲友、临终护理员或医护人员，都应该以对待常人的方式对待临终病人，直到生命最后一分钟。我们应该以尊重、慈悲的态度对待他，让他以自己的方式了解死亡的真相、面对死亡，从而让他活得有意义，死得有尊严。

（六）开诚布公地告知临终病人病情

1. 病人的知情需求

　　通过临床实践证明，绝大多数病人在临终阶段都想知道自己的病情。目前社会普遍的现象就是，亲友与医护人员绝口不提病人的病情，隐瞒到底。实际上大部分临终者都可以预知到自己即将去世，他们从别人对他注意力的改变、对待方式、讲话音量的变化、亲戚的泪水、家人紧绷的脸等，可以意识到自己将不久于人世。从医学伦理来说，医生有告知病人病情的义务，他正在接近死亡，告知时要尽可能安静、仁慈、和善。但是即使很多医生愿意对病人开诚布公，往往却会受到家属的制止。病人、亲友及医护人员都心知肚明，可是不愿意公布这个残酷的事实。结果是每个人都非常孤独焦虑，不能互相分享心事、吐露心声，临终病人也无法适时表达心愿或交代后事。因此，与家属沟通，与其让病人在猜疑和焦虑中度过余生，不如让他（她）们知道实情，在有限的生命中把想完成的事做好、想安排的事安排好，在人生的最后旅途没有遗憾，尊重临终的生命价值。

2. 告知的方式

　　根据病人的气质、性格的不同采取保护性或非保护性护理。在征得家属同意后将实情告知病人本人，不同的病人有不同的表现，有的病人表现为大哭一场，有的沉默无语，但之后他们通常能把自己认为该安排的事了却，最后都能安详、平静地离去。医护人员对家属也要给予必要的关怀和安慰，尽量满足家属的合理要求，协助家属处理好亡者的善后事务。临终关怀的实施者也应帮助病人和家属共同面对现实，正确认识疾病，了解死亡是人生命中的客观规律，通过与病人的交流，使病人做到心中有数，同时增强了病人对医护人员的信任感，使病人在有限的时间里提高生活质量。

3. 不当方法的不良影响

隐瞒和欺骗会对病人的生活造成不良的影响。对病人隐瞒病情，将会使他无法参与切身的医疗决定，病人如果对病情进展毫不知情，就难以要求他采取积极或消极的疗法，并且会使他内心更猜疑、更迷惘、更不安。让他知情可使他预先处理遗产、完成心愿、交代后事……有助于身心放下，安详离世。但当病人还没有做好心理准备时，就贸然地告诉他，可能会带给他震惊、打击、愤怒、忧愁、灰心，会适得其反。

4. 何时告知

什么时机与病人谈论病情最恰当？一般而言，当病人主动询问病情时，或病人用隐喻含蓄地表达要求交代遗愿或后事时，或病情有变化时，可引导病人表达更多的内心感受，协助家属引导与病人的交谈，静静聆听，以关怀接纳的态度，让病人感觉到被尊重、被了解，他就会将埋藏在心底的感觉或想法，倾诉出来。我们可能会惊讶地发现，问题的根本不是要告知病人病情如何，而是病人想要将孤独许久的情绪释放出来，而有人能聆听分担。

5. 何人告知

什么人是最恰当的告知病情者？此人必须是病人最信任、最亲善的人。一般病人家属常担心病人在知道自己罹患绝症，或病程已达末期时，无法承受打击，会失去求生意志而自杀。其实病人若自杀，并非因知道实情，而是有许多心绪无人倾听、了解、关心之故。例如恐惧、担心、孤独、焦虑、愤怒等心情，若有人关爱、陪伴，为其释疑，最后病人往往能平静地走完生命旅程。告知分为主动与被动，主动告知通常是医护人员尊重病人的权利而为之，被动告知则是因应病人询问，医师与家属不得不为之。除非受家属委托，否则除了医师外，一般关怀者，并不适合担任告知者。

6. 何地告知

告知病情的地点，应该选择具有隐秘性、病人感觉舒适安全且不易被外界干扰的环境。一般而言，可供病人思考远眺的地方是最理想的地点，如四下无人的花草园地，或单人病房。告知者还可在告知地点营造温馨气氛，使得与病人沟通时，病人能身心专注、畅所欲言。

7. 如何告知

告知病人病情时，应态度中肯、语气温和、神情自然，与病人保持大约一手臂的距离，在他身侧约 45 度位置，高度比他稍低，使他眼睛可轻微朝下，不致太疲累。然后逐渐引入正题，不要太突然，要给病人适应的时间。当病人静默时，不要急着找话讲，等他反应过来后，再接着说下一个话题。谈话过程中要注意步步为营，小心谨慎，不要刺激到病人。

8. 告知什么

告知的内容并非宣判死刑，而是依照病人的性格特点，视病人反应，随机应变地适当告知。病人知道后，或了却了心中的怀疑，或表达对死亡情境的害怕，或恐惧家人的遗弃，或担心给家人造成负担，或怕承受不了痛苦，或对治疗效果产生疑惑，等等。告知内容也不是将一堆实情一股脑全塞给病人，而是根据病人的需要和能接受的程度，仔细聆听病人的提问后，针对病人的问题及需要作答，有时是否告知病情，反而并不重要了。

（七）商讨死亡，预办后事

一般人对于死亡的态度，不是避讳谈论，就是天真看待，这都是因为缺乏对生死正确的认知所致。避讳谈论者，因恐惧死亡而拒绝正视死亡，害怕一谈到死亡就会招来不幸；天真看待者，因轻视死亡而拒绝认真看待死亡，认为每个人都会死，没什么大不了，这种想法看似洒脱，但到临终往往后悔。从唯物主义的观点来看，死亡就代表着亡者在世上的消失，这对于病人本人及家属而言都是难以接受的。这都是因为他们缺乏正确的生死观，此时应帮助他们树立正确的生死观，提高其生命质量。从正确理解生命的完整与本质入手，完善人生观，增强健康意识，教育临终病人善始善终，平静地走完人生的最后阶段。也可以借鉴宗教中对死亡的看法来开导病人及家属，认清生死是一体的两面：生死乃是一体的，如同昼夜，循环不已，死亡不是消灭，而是另一期生命的开始。死亡乃是反映生命整体意义的一面镜子，恰如服刑期满，获释出狱；又如自旧宅迁至新居；又像褪去破旧衣衫，更换新装，没有什么可怕的。只有坦诚和病人讨论死亡的问题并接纳死亡后，才能更好地明确其医疗进程的决定，及后事处理的安排。

三、临终关怀的技巧

（一）充分了解病人，创建舒适的沟通环境

在与晚期病人沟通之前，应先通过家属或医生对病人作初步了解，熟悉病人的基本资料。病人的基本情况包括：病情、家庭、医疗状况、个性、信仰、职业、兴趣、嗜好……探望病人时，必须要随时察言观色，视病人情况决定停留时间，不宜太久，因为病人可能不好意思或没有力气回绝。关怀者与病人是需要互信互动的，懂得什么能说、什么不能说、说到什么程度，而不是教条式的我问你答。身心脆弱的病人，尤其需要别人对他的尊重，有问题请教时应委婉客气。当看见病人面露疲倦、焦躁不安，或频视天花板、看手表，或闭目养神、不愿讲话，或其亲友来探视等，应当起身告辞，以免消耗病人太多体力。注意探病时，每次人数不宜太多，人多嘴杂反让病人疲于应付，消耗精神。一般而言，病房空间不大时，人多也容易带给病人压力。

（二）肯定病人的一生，充分尊重病人

一句良言的劝勉，往往可使一个濒临死亡的人燃起对生命的无限希望；一番嘉言的开导，往往使一个害怕死亡的人充满超脱生死的勇气。当与晚期病人沟通之时，要强调他曾做过的好事，使他觉得生命是欢乐的、有意义的，将注意力集中在他一生的成就上，而非失败与恶行。每个人的一生，都有或多或少值得赞赏的地方，护理员应尽量挖掘他的长处，如实地称赞他，使他发挥生命的潜力，肯定自我。掌握较高的倾听技巧，积极专注倾听老年人的诉说，尽量满足他们的需要。肯定、劝勉和开导，无非是帮助临终者认清死亡乃人生之必然。唯有了解生命的因果事实，方能超越对死亡的恐惧。也唯有了解生死解脱之道，令人生无所畏惧、无所挂碍，才能获得真正的快乐和幸福。

（三）真诚关怀，适时幽默

真诚的关怀就是不断地为病人提供明确、积极、温馨的照料，例如：帮忙洗头擦背、沐浴换衣、如厕净手、用餐睡觉；协助测量血压、做胃镜、陪护输液、照X光等，直至他生命的最后时刻。诚挚的关怀容易让临终老年人接受与认同，从而取得他们的信任。临终病人常因身心煎熬，而感到拘谨和不安，因此，探视时应尽量保持轻松自然，过于严肃容易引发紧张。适时的幽默，能带来欢乐气氛，解除他的心理防备。交谈时语气宜平和、神情宜悦色，距离宜接近，不要让他觉得你在嫌弃他。

（四）善于使用肢体语言

病重垂危的人，总是期待被人关怀，点头示意、眼神关爱、略带微笑都可以令他感到被肯定、被接纳。因而，护理员可以巧妙利用肢体语言来表达自己的关怀之情，例如只要握着他的手、轻拍他的肩、轻轻替他按摩、整理衣裤，甚至倒茶递水、扶持如厕、翻身摆位、互相拥抱，都可以带给他无比的安慰和舒适。但对方如果是异性，尤其年纪相近者，必须把握好肢体语言的分寸，避免表错情，增加双方的困扰。

（五）劝慰家属经常陪伴病人

临终病人最需要的是亲人的爱，亲情的滋润是一股无形的安定力量，这是与生俱来的天性。从许多实例可以发现，有的临终病人因为子女远在国外，不能及时返回探望，因此牵肠挂肚，等到亲人探视后，才安然地辞世。同时，临终病人的情绪容易起伏不定，尤其当身体遭受疼痛侵袭或无人探望时。因此，鼓励家属悉心照料、陪伴左右是很重要的。有时家属静静地陪伴在身旁，就是最好的安慰。陪伴临终病人必须要能承受沉重、悲伤、紧绷的气氛，不论卧床或散步，不管交谈或静默，陪伴在他身边会带给他内心的安定感。

四、临终关怀的典型

在实施临终关怀的过程中，可以根据病人的不同情况参照以下临终关怀的典型案例，对其进行劝慰。

（一）生理安慰

"××老太太，我知道你很难受，凡是吃五谷杂粮的人，没有不生病的。生病了，看医生，吃药打针，是正确的做法。医生是专业人员，只有密切配合医生的治疗，才能发挥治病疗效。卧床休息固然重要，活络筋骨也不可或缺，身体机能的好坏由全身细胞活力的强弱决定，要保持细胞旺盛的活力，最好的方法就是运动。因此，有时起身散步，去户外走动，对疾病的治疗也有助益。对于医疗进程，你自己有权利决定，对于病情近况，你自己也必须清楚。了解自己的病况，随时请教医生，把握治疗时机，我相信你很快就能恢复健康。若有亲友好心推荐偏方，应谨慎以对，与医生讨论是否可行，避免意外产生。请您多休息，同时配合医生治疗，我祝福您早日康复。"

（二）心理劝导

"××老太太，你是位了不起的人，了解自己的病情后，勇敢坚强地与病魔搏斗。你可以尝试转换个念头减轻痛苦。你的身体虽然越来越衰弱，但心灵力量是不灭的，想一想快乐的事情，把握当下，让你的生命充满喜悦。你要知道，孩子因你而成长，先生因你而幸福。他们将延续你的一生继续走下去，你并不孤独，前程是充满光明的。"

（三）安慰病人家属

有时候病人家属会疑惑："我应该怎样对我的孩子提及亲人的死亡呢？"对这些家人的劝导建议如下：虽然对待孩子必须敏感，但要说真话。不要让孩子认为死亡是奇怪或可怖的事。让孩子尽量参与临终者的生活，诚实地回答他可能提出的任何问题。孩子天真无邪，能够给临终者带来甜蜜、轻松。在死亡发生之后，记住要给孩子特别的关怀和感情。对于有些家庭难以接受他们亲爱的人离开，可以让他们换位思考想象自己是在临终者的位置上，"想象你站在一艘即将起航的油轮上。回头看岸上，发现你所有的亲友都在向你挥手；船已经离岸了，你除了离开之外，别无选择。你希望你亲爱的人如何向你说再见呢？"像这样简单的想象，对于每一个家人在克服说再见的悲痛上，会有很大的帮助。

（四）与临终病人商讨死亡事宜

"××老先生，我知道您现在很难受，相信您可能已经意识到自己将不久人世。俗话说'人生如戏'，戏有开幕，就有落幕。人生的悲欢离合，正如月亮的阴晴圆缺，一切都是自然法则。老先生，现在与您商讨后事，也许令人伤心难过，但您的子孙都希望尊重您的意愿，完成你的遗愿。凡事有备无患总是好的，何况交代过后，心无挂念，犹如放下心中大石，反而会轻松自在。所以趁您尚能说话表达时，预先交代一切，使子孙们有所遵循，这也是您应有的权利。无奈的生，已令人感到痛苦；若无常的死，再交由他人决定，岂不悲哀？请您坦然地面对死后的世界，冷静地思考生命的意义，更从容地跟世间道别，演好人生舞台最后一幕，让台下观众为您鼓掌喝彩。这一条路，人人都必定会走的，我们以尊重奉行之心，等待聆听您的一切交代，请将您的心愿遗嘱告诉我们。"

（五）每个人都需要被人关爱与满足心愿

每个人都需要被人关爱、被人呵护，也希望拥抱理想、满足愿望，××老先生也不例外，他是位退伍军人，一生未婚无子，只有一个义女。义女每逢假日便与她的先生孩子一起来探望，其他大部分时间，他都一个人孤独地与病魔奋战，癌症使得他食不下咽、身体衰弱、气若游丝、骨瘦如柴。只见他眼睛看着他的义女，露出温馨感激的表情："我一生戎马生涯，孑然一身，不知什么叫幸福，唯一深感欣慰的就是女儿事我至孝，我死而无憾！"话语未毕，两行老泪已夺眶而出，一旁的义女也频频拭泪，让人感受到空气中弥漫着生离死别的真情气氛。

"为什么您认为您会死？""我年纪已大了，而且得了胃癌，出血好几次，医生都说没得救了。""您放弃治疗了吗？""应该是吧！反正没指望了，就在家等候吧！"一脸无奈与感叹的表情，道出生命真实的苦难。"有没有什么心愿未了？""没有，只希望临终要走时，干女儿陪在身边。"这时他的义女含着泪珠，往前握住他的手说："爸，您放心，我一定会陪伴在您身边的。"此刻，我感受到世间最伟大的爱就是亲情。

之后不到一个礼拜的时间，他的义女每天陪伴在旁，直到他安详去世。这位老者无妻无子、孤零一生，在人生的最后拥有了义女尽孝的亲情之爱，他一生的心愿圆满了，他的经历让我们明白，每个人都真的需要被人关爱与满足心愿。

（六）坦诚告知病人病情，安然面对

60来岁的××先生被医生告知在世的日子已经不多。第二天，他太太到医院探视他时，两人谈着，哭了一整天。护理人员看到这对老夫妻边谈边哭泣了三天之久，她怀疑自己是不是应该介入劝慰。不过，又隔一天，两位老年人突然变得很放松而安详，彼此温馨地握着对方的手。

护理人员在通道上拦住他太太，问她到底发生了什么事，使得他们产生这么大的改变。她太太说，当他们获知××先生即将远离人间时，就回忆过去相处的岁月，想起许多往事。他们已经结婚近40年，一谈到他们再也不能一起守护彼此时，自然觉得悲伤。但是他们也了解这是无法改变的事情，只能坦诚面对死亡。因为××先生想好好地结束生命，正视死亡，于是他写了遗嘱。这是一件很痛苦的事，因为实在很难放下，但他还是做了。××先生又活了三个星期，夫妻两人安详宁静，给人一种平易近人和充满爱心的感觉。

从这个例子我们了解到及早告诉人们他们即将过世，这是很重要的；这样他们可以早做准备，同时，坦诚面对死亡的痛苦，也有很大的好处。

（七）家属应事先询问临终者后事

临终换穿寿衣，是一般人的常见错误认知，一则认为死后遗体僵硬难穿，二则以为死前穿上亡者才能得到。但此时病人仍有气息，因双眼合闭，不能言语，只能任凭家属净身更衣，更增加了临终前的痛苦。

第三节 信仰在临终关怀中的积极作用

一、因势利导，逝者安详

（一）分担忧愁，缓解情绪

许多临终关怀的经验表明，大部分病情渐走下坡的末期病人，只要意识清楚，就必然知道自己已濒临死亡，因为自己的身体会传达信息。此时，病人往往会有忧伤、感叹、罪恶感、麻木、焦虑、恐惧、痛苦、愤怒、挫折、失望、不舍、无助、自暴、沮丧等情绪产生。所以，护理员要与临终者共同承担忧愁，协助他把这些负面的情绪宣泄出来，分担他的失落与愁苦。

但临终病人处于生命中最脆弱阶段，常常会压抑自己的想法，所以善巧引导或有效沟通是很重要的，需要护理员发挥耐心和爱心，让他把心思完全透露出来，譬如：工作、家庭、希望、梦想、懊恼、挫折、悔恨、伤心……可以告诉他："我可以体会你的身体正遭受病痛的折磨，内心一定很愁苦，但压抑自己会增加痛苦，说出来会好过些。如果你愿意让我分享你的苦楚，或者你需要我的帮助，请告诉我，我将很愿意协助你。"当他开始述说内心话时，千万不要打断、否认或缩短他正在说的话。学习静静地倾听，宁静的气氛会让他感到已经被接受，可以带给他生命的尊严和人性的光辉。

（二）倾听心声，心心相契

当有人静静地聆听我们的心事，并表示关怀，我们很容易就把他当成知己，这是人性的自然心理。如果病人对你倾诉心声，应仔细聆听，勿转移话题，勿随意判断，这是给他的最佳礼物。所以，"倾听"有时就是与临终病人交谈的最好方式。许多病人家属到达医院时，早已惊慌失措，生怕见到家人濒临垂死边缘。由于不晓得该说些什么，他们多半转向医生护士求助："我们该说什么话？""我们该做什么事？"而医护人员的回答通常是："仔细倾听就对了。"听他缅怀过去，听他寄望将来，听他抱怨，听他哭泣，听他欢笑，或是讨论死亡。濒死病人会主动告诉你，他对自己病情的看法，甚至自己想如何离开人世。尤其当他说临终的一刻就要来临时，更应该仔细聆听。大多数医护人员，都学过倾听病人说话的技巧，这些技巧可以协助他们收集资料，也可以评估病人的身心状态。其实，倾听本身就是一种最大的安慰，也是与病人心心相契的最佳方法。

（三）探知心思，适时安慰

如果不能明白病人对医疗、死亡、后事的想法与做法，该如何协助他？你可以这样鼓励说："死亡是人生不可避免的事实，它是终点站，谁都不希望早日到达，这是生命的无奈，唯有面对与接受，化短暂为永恒，才是有智慧的人。生命止于死亡，我们必须不断提醒自己，不要等到最后才面对这个事实，提早为将来准备，可以使现在过得更踏实，也能在安详的气氛中跟世界道别。死亡也许令一般人觉得非常恐惧，那是因为他们没有找到人生的目标，不知何去何从。不知你对自己的临终与死后，有什么打算？我可以帮助你什么？"因此，利用信仰的归宿温馨地鼓励临终者尽可能表达对临终和死亡的想法，这种坦诚地披露心绪是非常重要的，可以让病人顺利转化心境，平静地面对死亡的降临。

二、支持希望，面对未来

（一）支持希望，探索自我

诗人汤玛士说："我们无法平静地死亡，不管准备得多好，都不会轻易地放弃生命。"这段话说明了一般人对生命所怀抱的希望。人类的生命建立在希望之上，临终病人常常会希望掌控自己的死亡方式，希望自己决定死亡的地点，希望死亡时亲人在旁，希望自己能多活一分钟，希望死亡不会带来太多伤痛，希望家人在自己死后能够保重……希望是支持临终病人与病魔及死神搏斗的无形力量，必须适时地了解与支持。希望与恐惧往往同时盘踞在临终病人的心里，直到生命终点。倘若我们忽视他的希望，留给他的就只剩下恐惧了。病人在获得希望后，通常下一步就是找寻救命的药方，万一真的无药可救，他会坦然地面对死神，这就是让病人自己摸索适合自己的道路，同时帮助他善用希望。

病人身体的变化决定着他们的情绪。当病人身上疼痛加剧时，对于活着的一分一秒都无法忍受；但身上的疼痛消失了，却又渴望能多活一分一秒。求生或求死，对临终病人而言，反反复复，挣扎变换。这不是病人反复无常，而是临终过程的自然现象。当人生即将终结时，病人仍然保有希望的权利，姑且不论希望能否实现，我们都应该永远保护他的希望，不可直接对他说："没希望了，你快死了。"而应该说："你的病情似乎愈来愈严重，恐怕时日无多了，（以下是按佛教用语做个示范，其他宗教可以参照）你若诚心念佛，求生净土，若寿命未尽，则能很快康复；若寿命将尽，佛必会满足你的愿望，在你命终之时，接引你往生西方极乐世界。所以此时念佛，是你生命的希望。"因此，不能认为病人选择进到安宁病房，就表示他已经接受死亡，了无牵挂，还可以利用信仰来激发病人新的希望。

（二）激发省思，面对未来

不生病与长寿乃世人所贪爱的。我们都希望能健康快乐，长命百岁，但人生自古谁无死，你如果接受生与死是人生的必然过程，找寻生死的解脱之道，那么，生命的本身才有尊严。如果活得不自在、不快乐，死亡又有何惋惜？如果死得有意义、有价值，死亡又有何遗憾？唯有正视死亡的事实，才能让生命更加充实。也唯有超越死亡的束缚，才能让生命得到永恒。

在人生最后阶段可以追思："人生剩余阶段的目标是什么？是否还要一成不变地继续以往的生活？或是追求积极的医疗措施？或是得过且过顺其自然？或是让别人为你做决定？"冷静地思考人的一生："我为什么而活？生命的真相是什么？人生的意义何在？人生的目标是什么？未降生之前我在哪里？死亡之后我又去往哪里？"如果深入自我内心深处，发现信仰的精神家园是充满温馨与安稳的，必然会深深感受到生命的诞生不是开始，而死亡也不是结束。

三、临终关怀中的宗教劝导

临终关怀的主要目的在于使病人认识死亡并接受事实，使病人在人生的最后阶段能够体验到人间的温情，以健全的身心走完人生的旅途。或许寻求解脱，超越死亡，并非一定要以延长寿命或苟延残喘为目标。同时也给予家属精神上的支持与鼓励，协助他们渡过生离死别的时刻。因此，利用信仰对临终病人的关怀，成为病人与家属双方最佳的心灵救护。

听觉是最后消失的感觉，因此，临终病人对于周遭事物的觉察可能比我们所了解的还要敏锐。许多有濒死经验的人，一提到濒死的体验，都能够详细描述周遭的事物。这清楚地显示，积极地对病人关怀劝勉是非常重要的。对于即将逝去的临终者，不是依依不舍地留他活下来，而是面对现实地祝福他离去。

（一）子女劝导父母

例如儿子劝导即将辞世的母亲，亲人生离死别，宜以深切、诚恳、柔和的语气说："妈妈，我在这里陪您，我爱您，就如同您爱我一样。我会永远珍惜我们母子相处的日子，更会怀念您对我恩深似海的付出与无微不至的照顾。您即将要过世了，死亡乃是每一个人无可避免的事。这世间是苦海，您的离去是一种解脱，我希望您能留下来陪我，没有您我会很难过，但我不要您再受更多的苦。能生为您的儿子，是我一生最大的荣耀，您对我的母爱，我会永怀心中。在您离去的路上，您并不孤独，因为有我和您信仰的神灵的陪伴。请您不要再牵挂烦琐家事，我会料理一切，请您安心，我也会好好为您活下去。"

（二）劝导病人

对于有宗教信仰的临终病人，可以从宗教上开导病人，使其得到超脱。以下是按佛教用语示范，其他宗教可以参照。"××老太太，每个罹患末期癌症的人，起初都很难相信这个残酷的事实，最后也都不得不接受。生命中的苦难是由无形的天命主宰着，我们无从抵抗，也无法避免。佛陀及声闻、缘觉弟子都舍掉肉身了，何况是我们凡夫俗子？所以肉身败坏了，我们应为灵性的归宿打算。许多人到了生命最后，才开始寻找灵性的解脱，希望透过静坐、冥想、祈祷、读经、念佛、持咒等修持，得到心灵的归宿，虽然已经日薄西山了，也是值得肯定与赞叹的。"

小琴是位佛教弟子，在她最后弥留时，同为佛教弟子的王医师，送她一幅"西方接引图"，并指着图告诉她说："有没有看到，在下面拜的人就是你，小琴。"这句话让她有了一份安定的感觉，医护人员经常到小琴床边，就见她静静地凝视着这幅图，嘴角泛着浅浅的微笑。她内心很平和，有时也会去宽慰隔壁床的病友。直到离世时，这幅西方接引图，始终悬挂在小琴的床边。

适时的关怀劝勉可以启发病人原有的信仰力量与信心，能更好地帮助其安详辞世。

（三）劝导家属

临终护理员对病人家属的劝导可以参考以下用语："看着深爱的亲人，生命一点一滴流失，我相信你们的内心一定非常的痛苦，失去亲人，是人生最大的痛苦，这是人伦亲情的自然流露。但死亡是生命的必然过程，就是有生必有死。我相信你们不希望他留下来承受更多的痛苦折磨，预先为亲人做死亡的准备，不是一种放弃，也不会加速死亡，反而可以帮助他在面临死亡时不再恐惧，安详离开人世。你们不要有任何的愧疚感、罪恶感，即使是父母子女这样亲的人，他的生死也不是你们能掌握的。接受这个事实，缓解悲伤情绪，准备他的临终及后事，让他安心离世，回归净土（佛教）或者天堂（基督教），死而无憾，才是对他最大的爱护。"

▶思考与练习

1. 什么是临终关怀？临终关怀的内容有哪些？

2. 我国临终关怀的现状和未来如何？

3. 临终关怀对实施环境有哪些要求？

4. 临终关怀的基本流程是什么？

5. 临终关怀的技巧有哪些？

6. 临终老年人的身体护理有哪些？

第十章

老年人护理安全

居家养老护理人员的工作环境是家庭。如何有针对性地减少安全隐患，防患于未然，就需要进行家庭的安全管理。作为居家养老护理人员，了解和掌握人身安全、自我保护、交通安全、家庭防火、防盗、用电安全、燃气安全等各方面必要的安全知识，是为客户进行服务的基本保证，也是基本的职业技能需求。

居家养老护理员首先要掌握的是安全急救电话，这是必须要谙熟在心的：

（1）当发生火情时，应立即拨打"119"。

（2）当有违法事件发生时，应立即拨打"110"。

（3）当有交通事故时，应立即拨打"122"。

（4）当有危重病人时，应立即拨打"120"。

如发生紧急事件，均应拨打紧急呼救电话，请求急救服务。拨通电话后，一定要把姓名、电话号码、大致情况、具体地点和附近的明显标志等说清楚。待接听者说可以挂电话时，再挂断电话。

第一节　老年护理作业安全

人口老龄化是 21 世纪面临的重要问题，老年人的安全护理逐渐成为护理工作的主要问题之一，提高老年人的安全护理，提高老年人生活质量，让老年人生活得安心、舒心、温馨是目前社会上普遍关注的焦点。

护理人员要根据老年人的安全需求，利用老年人喜欢的方式，做好安全防范工作，加强老年人的自我防护意识。同时，重点对老年人居家安全、外出安全、用药安全、饮食安全、跌倒防护等内容进行关爱指导，矫正老年人生活中容易导致安全问题的不良习惯。护理人员还要细心照顾，严格控制高危环节，预防各种不安全事件的发生，以确保老年人的安全。

一、老年人饮食安全

（一）老年人食物结构的安全

1. 不安全因素

老年人的老化常伴随着神经反射活动衰退，导致吞咽肌群互不协调，引起吞咽障碍。消化功能降低，咀嚼困难，唾液分泌减少，使老年人在进食过程中极容易发生呛咳或噎食现象。

2. 安全护理措施

（1）少吃干硬、黏滞食品，食物烹调应为软糊状。

（2）不宜一次进食过多的水果。老年人消化能力较差，过饱容易造成肠蠕动慢、胃黏膜萎缩、胃酸过量等，因此不宜一次进食大量的水果，可采用"少吃多餐"的吃法。

（二）老年人的饮水安全

1. 不安全因素

有些行动不便的老年人，为避免麻烦有意减少饮水量，尤其是夜间更因害怕影响睡眠而不敢喝水。饮水不足，易导致血液浓缩，使血液黏稠度升高、循环阻力增加，可诱发心脑血管疾病的发生。

2. 安全护理措施

（1）应强调老年人适时、适量地饮水。清晨及午睡后饮 1 杯温开水是十分有益的。

（2）饮水量可根据老年人的生活习惯、就寝时间及夜尿情况考虑，一般每天饮水总量为 2000 毫升左右，分多次饮用。

（3）夜间不宜禁水，可在临睡前预备一杯水，夜间起床排尿后适量饮水 100~150 毫升，一般不会增加夜尿次数，且对防止凌晨血液过分黏稠大有裨益。

（三）老年人进食方法的安全

1. 不安全因素

反射迟钝、吞咽动作欠灵活、进食方法或姿势不当，都有可能使食物噎在咽喉部或吸入气管而引起窒息。

2. 安全护理措施

（1）进食时细嚼慢咽，不可大口吞咽，吃饭时少说话，进食时要多喝几口水，防止噎食及呛咳。

（2）少食多餐，合口味也不要吃得太饱。

（3）卧位喂食时，将老年人头部稍抬高，面向侧面，使其手能自由活动，用毯子或枕头支撑背部使其舒适。进食后为其调整至右侧卧位，使食物易从胃向十二指肠通过。

（4）为面瘫老年人喂食时，使其头偏向健侧，可减少食物外流或在口腔内残留。

（四）老年人饮食卫生的安全

1. 不安全因素

老年人的承受力有限，但往往又喜欢煎、炒、炸等香脆食物以及进补食品。老年人视力差，也可能会引起误食非食品。饮食不当易造成急性肠胃炎、细菌性痢疾、病毒感染引起的胃肠型感冒等。这种情况往往会在短时间内引起脱水，所以要加以重视。

2. 安全护理措施

（1）要注重饮食卫生，喂食时多补充水，平时注意多饮水。

（2）老年人的食物应以清淡、易消化、富有营养为主。

（3）老年人食品和非食品、药品一定要分开放置，并保持相对固定的位置。

二、老年人日常起居安全

（一）晚上起夜的安全

1. 不安全因素

由于老年人泌尿系统功能的减退，晚上会有起来如厕的习惯，当灯光较暗加之夜间不够清醒，往往会引起老年人摔倒跌伤。

2. 安全护理措施

（1）房间应有微弱的光线，以方便老年人夜间行动。

（2）卫生间地面应平整、清洁、干燥、防滑、无积水，采用坐式便器，并使用扶手。

（3）清除走廊、卫生间、楼梯及拐角等处障碍物，并保持一定亮度。

（4）要创造方便老年人的无障碍设施，并备轮椅或其他助行器等辅助老年人行动的设备。

（二）坠床的防护

1. 不安全因素

由于疾病原因而出现意识不清或者意识障碍的老年人，常因躁动，在自主或不自主的活动中发生坠床。意识清醒的老年人因自身平衡功能减退，在危险的境地中不能敏捷地回避而发生坠床。

2. 安全护理措施

（1）老年人的床铺不宜太软，软床不易翻身和移动体位，应避免老年人移动身体时因失去重心而造成坠床，必要时应加床挡。

（2）对于意识不清或反应迟钝的老年人，也要使用床挡。

（3）对躁动的老年人，必要时应实施躯体约束，目的在于保护老年人的安全。约束带应适合老年人体型，注重准确固定到位，对必须进行约束的老年人，在其手活动可及的范围内不能放置任何物品。

（三）对活动不便的老年人的安全防护

1. 不安全因素

活动不便的老年人平时也会发生绊倒、滑倒等现象，甚至受到突然噪声刺激受惊也会出现惊倒现象，这在老年人护理中也是要予以重视的。

2. 安全护理措施

（1）老年人的服饰不可过大或瘦小，应便于穿脱，否则裤腿肥大，走路易绊倒；鞋以平底布鞋为好，因其轻便，利于行走，可减少意外。

（2）要保证老年人居室光线充足但又要柔和。

（3）要考虑居室布局是否符合老年人的需求，尽量消除噪声和恶性刺激，使老年人身心保持最佳状态。

（四）对慢性病老年人的安全防护

1. 不安全因素

老年人多数患有慢性病，其中有近半老年人患有两种以上的慢性病，高血压患病率位居榜首。老年人患病后会伴有一种或多种日常生活自理能力下降，如行动不稳、动作不协调等，易发生跌倒等危险。因此，老年人慢性病引发的跌倒问题应引起高度重视。

2. 安全护理措施

（1）老年人在活动时，做出由卧位→坐位→站位→行走等体位改变时，应嘱咐其动作要缓慢，每一动作后可暂停片刻，防止眩晕和不稳定。

（2）醒后不宜立即起床，先在床上活动一下手脚，以使血压稍升高些。

（3）夜尿次数多的老年人，应把便器置于床边伸手可及之处。

（4）睡前服过安眠药者，醒后应短时睁眼静卧，对四周环境或灯光适应后，再改变体位。总之，老年人应避免过快地变动体位和长时间站立。

（五）老年人跌倒的救护

（1）对于脑血管破裂出血的老年人，不宜立即扶起，以免加重出血症状。

（2）对于脑供血不足引起的晕厥，应使其平卧，以利于改善脑供血不足。

（3）如发生骨折和脱臼，不当的搀扶会加剧损伤，尤其是脊椎骨折的病人，若伤及脊髓神经，可引起截瘫。要先观察跌倒者的表情、神态，如神志清醒，可询问摔倒的原因，然后给予帮助。

（4）碰到昏迷的病人，应立即拨打急救电话。

（5）碰到呕吐者，应将其头部转向一边，以防呕吐物反流入呼吸道引起窒息。搬动时，动作宜缓慢、平衡，最好让其保持平正卧。

（六）防老年人触电的措施

（1）老年人的房间内禁止使用电热毯、电炉、电热杯。

（2）老年人的房间内禁止使用燃具、取暖器和带有明火的蚊香。

（3）禁止老年人卧床吸烟等行为。

三、老年人外出活动安全

老年人生理功能较差，反应迟钝，行动困难，外出活动易发生意外。所以陪伴老年人外出应做好安全防范，这是老年人看护工作的重点内容之一。

（1）上下楼梯的安全。上下楼梯时，要遵守上下行的方向，不然会撞到别人或被别人撞到。护理员应轻轻扶着老年人一级台阶一级台阶地走，而不是一步迈两个台阶或更多，那样很容易把脚扭伤。

（2）乘坐电梯的安全。扶着老年人认准起步台阶，踏上去后要站稳并扶住扶手。不要用手去摸或倚靠在固定不动的护板上，以免被滚动的扶梯拉倒。

（3）陪伴老年人乘电梯时，要换扶老年人，防止其因挤压、夹住、惯性等原因受到伤害。老年人不熟悉交通规则，甚至存在不良的交通习惯，陪伴外出时一定要走人行道，过马路要走人行横道，遵守红灯停、绿灯行的交通规则。

（4）下雨的时候，路上非常滑，要小心慢行防止滑倒。走坡道时，更要特别小心。打雨伞时，不要让雨伞挡住了视线。

（5）不准在车道上等车或招呼出租车，必须在站台或指定地点依次等车。等车停稳后，应让车上的人先下来再上车。

（6）在月台上等地铁时，应站在黄色安全线以内等待。

（7）在车站等车时，一定要排队，看见汽车即将进站时，千万不要随人流拥挤，如果人多拥挤，就等别人上完后再上，或者等下一班车，以免老年人摔倒。

（8）在公共汽车上，要扶好老年人，以免急刹车时发生危险。

（9）患有认知症的老年人大都有定向力障碍，表现为时间、地点、人物定向障碍，不知道自己在哪儿，还常常表现为毫无目的地四处乱走，缺乏自我保护意识，时常外出之后去向不明或迷路。因此，陪伴老年人外出时，哪怕是很短暂的时间也不要让老年人离开视线范围。

第二节　老年护理环境安全

一、家庭防火

（一）防火的基本原则

（1）禁止将未熄灭的烟头等带有火种的物品扔到楼内的垃圾通道内。

（2）安装和使用电器设备时，必须符合有关技术规范，按说明书要求进行，并采取必要的防火措施。

（3）禁止埋压、圈占、损毁消防设施、设备和器材，禁止将消防器材、设施、设备挪作他用。

（4）不得在公共通道、楼道、楼梯、安全出口处等堆物、堆料或搭建棚物。

（5）禁止在阳台上堆放易燃、易爆物品。

（二）防火工作的重点

（1）经常检查电线有无磨损、漏电，电插座有无损坏。如有隐患应立即请专业人员处理。

（2）核实家用电器用电量是否超负荷。如超过用量负荷立即报告有关部门予以解决。

（3）家中不放易燃、易爆物品，如汽油、高纯度酒精等，用火后离开时应仔细检查火种是否熄灭。

（三）燃气使用中的防火

家用燃气以其使用方便、燃烧干净、热效率高、节省时间等优良特性，越来越受到人们的喜爱和青睐。但是，由于家用燃气具有易燃、易爆、毒害等性质，如果不能正确使用，就会给家庭和社会带来不幸灾难。因此，必须保障家用燃气生产、输配、储运和使用的防火安全。

1. 及时排除漏气

人进入厨房后，如果闻到很重的燃气味，说明发生了漏气。此时要及早打开门窗，加强室内外空气的对流，降低室内燃气的浓度。然后，迅速查明漏气点，在处理时，室内禁止明火，也不要动电器开关。因为开关打出的微小火花就足以使混合气体着火或爆炸。另外，处理燃气泄漏事故的关键是要保持镇静。

2. 钢瓶爆裂的预防

在燃气用户中，钢瓶爆裂的事故并不多见，但一旦发生，往往后果不堪设想。因此，用户应该重视防止这类事故发生。钢瓶绝对不能超量灌装。钢瓶质量要严格符合要求，并远离高温源。

3. 切断气源，扑救火灾

一旦漏气失火，必须尽快进行扑救，及时将火扑灭。扑救火灾要讲究方法，不然还可能使事故扩大。失火的根源是漏气，因此切断气源是扑救火灾的关键。对于管道供应的燃气，应及时关闭进户总阀门。

角阀漏气着火时，由于高压气喷出燃烧，往往带有啸叫声。有人担心钢瓶马上要爆炸，不敢去关角阀，其实这是不必要的。只要钢瓶起立放置，燃烧的火焰不直接烧到瓶体上，升温就不会太快，再加上往外喷气泄压，瓶内压力就不会急剧升高到爆破压力，钢瓶也就不会发生爆炸。

燃气火灾的发展通常很快，一定要抓紧时间处理。在关闭气源并采取紧急措施的同时，应立即向当地消防部门报警，并通知维修服务站（或供应站），派人协助处理事故。

（四）电器使用的防火

家用电器种类繁多，如电热炉、电烤箱、热水器、电饭锅、电视机、录像机、电冰箱、洗衣机、空调机、电脑等，使用不当也会触发火灾。

1. 电热炉具

（1）起火原因

电源未及时切断，电热丝持续加热使炉具可燃部分或所接触物品升温起火。在使用电热炉具时，由于没有专人守护而造成火灾是家庭用电引起火灾的主要原因。

电热炉具长期使用时，绝缘器件长期受高温老化，绝缘强度降低，易发生短路从而导致火灾。

接头、插头、插座受潮或接触不良致使通电后局部发热，升温过高而起火。

（2）防火措施

电热炉具在使用过程中应有人看护，防止电热炉具余热接触可燃物引起火灾。

电炉、电热壶在使用时，其下方的台面必须为不燃材料制作，附近不得存放可燃物质。

注意电热炉具的功率和导线型号的匹配，防止由于导线过负荷而发热熔化引起火灾，接、插部分保持接触良好、干燥。

2. 空调器

（1）起火原因

空调器油浸电容器质量太差或超负荷使用都会导致电容器击穿，工作温度迅速上升，使空调器的分隔板和衬垫受高温火花引燃。

风扇停转会使电热部分热量积聚引燃电热管附近的可燃物而起火。

由于空调器中的电热部分电热惯性很大，过于频繁地操作易引起压缩机负荷增加、电流剧增，导致电动机被烧毁。

（2）防火措施

勿使可燃窗帘靠近窗式空调器，以免窗帘受热起火。

电热型空调器关机时牢记切断电热部分电源。需要冷却的，应坚持冷却两分钟。勿在短时间内连续停、开空调器。停电时勿忘将开关置于"停"的位置。

空调器电源线路的安装和连接应符合额定电流的要求。并应设单独的过载保护装置。

（五）发现起火的处理

1. 被火包围后应采取的正确态度

楼房发生火灾时，住在楼上的人们的生命安全常常受到严重威胁，尤其是当火灾发生在底层、疏散有困难时更是如此。当大火封路，实在无法脱离险境时，只要保持沉着冷静，采取正确措施，并充满信心地与之搏斗，总是会有生路的。有的人遇到大火却惊慌失措，或钻入床底，或躲进顶棚，结果不是被烧着就是因窒息致死。

2. 迅速呼救

发现着火要大声呼喊，或敲打面盆、铝锅等能发出响声的东西，呼唤更多的人参与灭火。

3. 迅速拨打电话"119"向消防部门报警

拨打"119"时要注意以下细节：

（1）沉着镇静，听见拨号音后，再拨 119 号码。

（2）电话接通后，应清楚地讲明着火的地址（包括路名、街道、巷名、门牌号）。

（3）尽可能讲清是什么物质着火及火灾的范围。

（4）冷静地回答"119"总机台通信人员的提问。

（5）电话挂断后，应派人在路口迎接消防车。

（六）扑救初起火灾的措施

1. 在消防车到达现场前，应设法扑救

（1）不要盲目地打开门窗，以免空气对流，造成火势扩大蔓延。

（2）扑灭火苗可就地取材，如用灭火器灭火或使用沙土、毛毯、棉被等简便物品覆盖火焰灭火。

（3）及时组织人员用脸盆、水桶等传水灭火，或利用楼层的墙式消火栓出水灭火。

（4）油锅起火，不能用水浇油锅中的火，应马上熄掉炉火，迅速用锅盖覆盖灭火。

（5）燃气灶具着火，要设法关闭阀门或用衣物、棉被等浸水后捂盖灭火，并迅速关闭总阀门。

（6）及时将着火处附近的可燃物搬移到安全的地方。

（7）家用电器着火时，要先切断电源，然后灭火。万一遇上电视机、计算机起火，除了切断电源外，还要注意用毛毯、棉被灭火，此时人要站在侧面，防止显像管爆裂伤人。

2. 灭火器的使用

不同灭火器的灭火对象也不相同。用错灭火器，不仅不能灭火，还有可能助燃，在使用灭火器时，要注意以下几点。

（1）手提式机械泡沫灭火器

泡沫灭火器适用于扑灭油类及一般固体物质的初起火灾。

使用方法：先拉出保险销，用力摇晃几下，将喷嘴对准火源，再压下把手，即可灭火。

使用时应注意：

第一，不要与水同时喷射在一起，以免影响灭火效果。

第二，泡沫灭火器不能扑救电器火灾。

（2）手提式二氧化碳灭火器

二氧化碳灭火器适用于扑灭精密仪器、电子设备以及600伏以下的电器初起火灾。

手提式二氧化碳灭火器有手轮式和鸭嘴式两种。

手轮式：一只手握住喷筒把手，另一只手撕掉铅封。将手轮按逆时针方向旋转，打开开关，二氧化碳气体即会喷出。

鸭嘴式：一只手握住喷筒把手，另一只手拔去保险销，将鸭嘴压下，即可灭火。

使用时应注意：

第一，灭火时，人员应站在上风处。

第二，持喷筒的手应握在胶质喷管处，防止被冻伤。

第三，室内使用后，应加强通风。

（3）手提式干粉灭火器

干粉灭火器适用于扑灭油类、可燃气体、电器设备等初起火灾。

使用方法：先拔去保险销，一只手握住喷管，对准火源，另一只手将鸭嘴压下，即可扑灭火源。

（4）小型家用灭火器

家用灭火器适用于扑灭厨房、客厅、居室内的初起小火，有喷射型及投掷型两种。

喷射型：按下灭火器顶端弹簧按钮，将喷嘴对准着火处，喷射灭火。

投掷型：只需将其投掷于火中，容器破碎，干粉即泄出灭火。

（七）火灾发生时应遵循的"三要""三救""三不"原则

1. 火灾发生时应遵循的"三要"原则

（1）要熟悉自己住所的环境。

（2）要遇事保持沉着冷静。

（3）要警惕烟毒的侵害。

平日里要多注意观察，对住所的楼梯、通道、大门、紧急疏散出口等了如指掌，对有没有平台、天窗、临时避难层（间）胸中有数，要了解门锁结构，知道如何开关窗，在紧急情况下，可以用椅子或其他坚硬的物品砸碎窗户上的玻璃。面对大火，一定要保持沉着和冷静，采取果断措施，保护自身和别人的安全，将财产损失降到最低程度。在开门前要先摸摸门，如果门发热或烟雾已从门缝中渗透进来，就不能开门。即使门不热，也只能小心地打开一点点并迅速通过，随后立即将门重新关上。火灾中最大的危险是有毒烟雾，应用湿毛巾捂住鼻子和嘴，尽快撤离火场。如果火势过大过猛，出口通道已经被浓烟堵住，又没有其他线路可走，可用湿棉被做掩护，贴近地面，匍匐通过浓烟密布的走廊或房间。

2. 火灾发生时应遵循的"三救"原则

（1）选择逃生通道"自救"。

（2）结绳下滑"自救"。

（3）向外界"求救"。

发生火灾时，利用烟气不浓或大火尚未烧着的楼梯、疏散通道、敞开式楼梯逃生是最理想的选择。在遇到过道或楼梯已经被大火或有毒烟雾封锁后，应及时利用绳子（或把窗帘、床单撕扯成较粗的长条结成的长带子），将其牢牢系在自来水管或暖气管等能负载体重的物体上，另一端从窗口下垂至地面或较低楼层的阳台上，然后沿绳子下滑，逃离火场。倘若被大火封锁在楼内，要迅速关闭通向火区的门窗，并向门窗浇水，以减缓火势的蔓延；并及时通过窗户向下面呼喊、招手、打亮手电筒、抛掷物品等，发出求救信号，等待消防人员到来。

3. 火灾发生时应遵循的"三不"原则

（1）不乘坐普通电梯。

（2）不要轻易跳楼。

（3）不要贪恋财物。

发生火灾后，常会导致停电，乘坐普通电梯，无疑将自己困在"囚笼"内；跳楼求生的风险极大，不可轻取，即使不得不跳楼求生，也要先向楼下抛掷棉被或床垫，以减少受伤的可能性，然后双手抓住窗沿，身体下垂，双脚落地跳下。遇到火灾，必须迅速疏散逃生，千万不可为贪恋财物、寻找物品而耽误逃生时间。

（八）火灾逃生"七十二字口诀"

火灾逃生"七十二字口诀"是广东省消防总队编写的火灾逃生自救口诀，短短七十二个字囊括火灾自救的各个要点，简单易记，切实可行，应该牢记：

熟悉环境，出口易找；发现火情，报警要早；

保持镇定，有序外逃；简易防护，匍匐弯腰；

慎入电梯，改走楼道；缓降逃生，不等不靠；

火已及身，切勿惊跑；被困室内，固守为妙；

速离险地，不贪不闹。

二、家庭盗窃等意外的预防

近年来，随着城乡居民生活水平的提高，家庭的各种防盗设施在不断地改进，但是家庭财产被盗的案件仍时有发生。家庭盗窃与抢劫有时是联系在一起的，如果被盗过程中被人发现，盗窃分子就有可能铤而走险，施行抢劫、强奸、伤人，乃至杀人等犯罪行为。

居家护理人员在客户家工作，有保护客户家安全的责任。独自在家时要做好安全防范。

（一）家庭防盗的预防措施

（1）自觉配合小区的管理。自觉爱护小区内的各种防盗设施，出入公共防盗门要随手关门，不要将公共防盗门的钥匙借给朋友和随便为不认识的人开启防盗门。

（2）睡觉、出门关严门窗。关好窗户、反锁防盗门，注意将厨房、厕所、阳台窗户关好，四楼以下夏季切忌开着窗户睡觉，将贵重物品及衣物移离窗口，防止盗贼从窗口"钩钓"盗窃，平常在睡觉、出门之前最好检查一下门窗是否关严。

（3）防护窗不一定安全。现在大部分低楼层住户的窗户都安装了室外防护栏，虽然能延长罪犯作案时间，却有很多隐患：一是容易被犯罪分子利用，成为进高楼层住户作案时的攀登物；二是容易引起麻痹大意，忘记关窗，给罪犯留下可乘之机；三是一旦发生火灾，阻碍室内人员逃生。

（4）家居的各个门、窗要经常检查，门、窗损坏要及时更换，门锁损坏或钥匙遗失要及时更换。门框门体除美观外，还要注意是否坚固，门缝是否密封，固定锁体锁扣部位的门体、门框是否牢固。

（5）易发入室盗窃的住宅。一是新搬迁的商品住宅，邻里间不熟悉，安全防范组织不健全；二是独居独院的住宅，邻里间相互照应能力差；三是楼房顶屋或低层以及楼下安装了外凸式防护栏的住宅；四是长时间无人居住的住宅。

（6）发现有贼先报警。如果发现贼正在作案，一定要记住莫逞英雄，先报警。发现异常情况时，住户进去容易发生对峙，犯罪分子一是选择逃脱，二是在紧逼的情况下会与住户发生搏斗，容易引起严重后果。

（7）如果事后发现被盗，一是要及时报警，保护好现场，不要急于入室核对损失的财物；二是要阻止旁观人触摸、接近现场，以免现场被破坏，等待警方前来调查。

（二）对入室盗窃、抢劫的应急处理

居住在楼房单元里的居民所处的环境相对封闭，遇到歹徒入室抢劫时常处于孤立无援的境地，如果应对不当，就可能使歹徒得逞，甚至使自己受到伤害。如果镇定自若地与歹徒巧妙周旋，则有可能自救。

（1）不要惊慌失措，要冷静思考对策。如果歹徒持凶器抢劫，应避免与歹徒发生冲突。

（2）告诉歹徒自己的家人正在外出买东西，很快就会回来，或以其他方法警告歹徒，使其心慌，不敢久留。

（3）观察歹徒的行为举止，如遇到蒙面歹徒，要记下歹徒的身高、衣着、口音、举止等特征，为公安机关破案提供线索。

（4）有些入户抢劫案件是受害人的熟人或是熟悉被害人家庭的人及其同伙所为，案发后受害人应尽量回忆案发前遇到的可疑人、可疑事，比较歹徒和自己周围熟人的口音、举止、体貌特征等是否相像，但是在案件发生时千万不能当面指认歹徒，以免歹徒因怕被抓捕而行凶灭口。

（三）夜间遭遇入室盗窃，应沉着应对

（1）切忌立即起身查看甚至开灯。可以咳嗽几声，故意大声说"谁呀"之类的话，或用手机悄悄拨打"110"报警，千万不可一时冲动，造成不必要的人身伤害。

（2）遭遇入室抢劫，受害人应放弃财物，以确保人身安全。

在拨打"110"时千万不要慌张，先将姓名、事由、地点讲清楚，描述所处地址的环境特征，越详细越好。拨打"110"可在投币、磁卡电话上无偿使用，也可用手机拨打。给外地拨打"110"要先拨当地的区域号码。

拨打"110"报警求助电话要注意以下几个方面：

（1）简明扼要陈述情况。要讲明所报警情发生的地点、时间、目前状况等。如果案件已发生，要说清歹徒的人数、特征、携带的凶器、乘坐的交通工具；如果是求助，要讲清楚求助的原因。

（2）如实反映事件的实际情况，不夸大，不歪曲。

（3）尽量克服焦躁情绪，吐字清楚。

（4）说清自己的名字和联系电话，以便与公安机关保持联系。"110"答复出警后，要在事发现场等候，详细介绍情况，积极协助警方开展调查工作。

（四）有陌生人敲门不可马上开门

有的歹徒谎称自己是推销员、修理工或是家户的朋友等，从而闯入室内实施不法行为。若遇到陌生人敲门该怎么办？

（1）有陌生人敲门时，应查明其身份、来意再决定是否开门，防止歹徒破门而入。

（2）当一个人在家时，可以大声呼叫其他人的姓名，问他是否认识敲门的陌生人，以将门外的歹徒吓跑。

（3）老年人或儿童独自在家时，应关好房门，不回应陌生人敲门。

（4）在楼道或门口遇到陌生人时，要保持警觉，不要与陌生人同时进楼或在其面前打开家门，防止歹徒突然闯入。

（5）万一有歹徒闯入室内，在还没有关门的时候，可立即跑到门外，大声向邻居呼救求助。

（五）接到陌生人的电话应警惕

用电话诈骗或作为入室抢劫前的试探，是犯罪分子常用的手段。如谎称家人出了车祸，自己是家人的朋友，让在家的人把钱交给他；或通过扯闲话试探家里是否只有老年人和孩子。接到这样的电话该怎么办呢？

可以把电话挂断，不与陌生人交谈。可以用手机立即与家人联系，弄清事情的真相。如果陌生人反复打来电话纠缠不休，不可轻易告诉对方自家的情况，应立即报警。

（六）被盗现场的保护

发现家中被盗，首先打"110"报警；其次，不要收拾、清理家中的物品，不要在室内随意走动，并注意不接触门把手和锁具，以免破坏有价值的指纹、脚印等线索；最后对盗贼遗留下来的痕迹、物品，应用绳索圈围警戒重点保护，禁止一切无关人员入内。这些事情做好后，等待警方来勘查现场。这些保护措施对于案件侦破，追回财产损失都是大有帮助的。

第三节　养老护理员人身安全

一、社交安全与自我保护

养老护理员要自尊、自强、自立，要有较强的自我保护意识。

（一）首先要树立自我保护的心理防范意识

对不良行为要提高警惕，要不畏强暴，敢于同坏人坏事做斗争。面对坏人的拉拢和引诱，应该及时加以识破并采取预防措施；学会报警；假如不幸被坏人欺负或诱骗，应尽量使自己冷静，想清楚眼前所发生的事情，正确处理。

应对伤害征兆，具体的防范措施是：

（1）当发现对方有险恶用心时，首先要沉着冷静，因为这类人本质上是心虚的，不要被对方的恐吓、暴力所吓倒。

（2）必要时可高声喊叫以求外援。

（3）平时要注意拒绝对方的拉拢和诱惑，若对方仍纠缠，可以利用人多的场合，说明你的立场和态度，若意识到对方可能采取暴力手段，应立即向所在家政公司或社会派出所等单位报告以求得保护。

（二）穿衣打扮要大方得体

提高自身修养和法律意识，在穿着打扮方面要大方得体，毕竟家政工作是一项体力花费较大的工作，没有必要穿得很漂亮。着装切忌露脐或露胸，面妆切忌太浓，指甲切忌涂色，身体切忌刺青。过分暴露或者显示性感，往往会招致不必要的麻烦。

（三）认老乡要慎重

不轻易被老乡熟人所迷惑，谨防"杀熟"事件的发生。

养老护理员来到城市工作，城市的陌生和孤独使他们迫切需要找到一些知音，老乡是第一选择。在外务工人员通常有一个共同的特点，家乡观念特别强烈，听到家乡话、见到家乡人就感到特别亲切，但在现实生活中老乡骗老乡、老乡卖老乡的案例屡见不鲜。因此，在服务地如果遇到同乡人，除非知根知底，如仅是同一个县、一个市或一个省，则必须慎重。

（四）不要轻信他人

不与不相识的人乱交朋友，与人相处应牢记凡事均应三思而后行。

目前，全国各个城市中都拥有大量的流动人口，他们以不同的身份、不同的生活方式聚集在城市中，毋庸置疑，他们中的大多数人都是老实本分人。但是，一些犯罪分子也混迹其中。在现实社会生活中人的好与坏是最难辨别的。因此，养老护理员在服务的过程中不要与不相干的人乱交朋友。即使与在工作中接触的人交往时，也应非常谨慎。

（五）不被金钱或承诺所诱惑

社会中往往有一些人利用一般人的弱点，如急于致富或获得好工作而进行骗钱、骗物、骗色。

养老护理员外出务工都希望得到较高的劳动报酬，犯罪分子通常会利用人们对金钱的渴求达到犯罪的目的。在各地方自发的劳务市场里经常混杂着这样的坏人，他们以帮助介绍工作为名，用高额工资、体面工作为诱饵进行诈骗活动，骗取受害人的钱、财、物、色，甚至威胁到受害人的生命。许多人贩子从各地的非法劳务市场以雇工为名将年轻妇女骗到外地卖给他人为妻或逼良为娼。这样的案件多有报道，为何还有人不断上当呢？其根本原因有两条：一是有些务工人员怕办手续麻烦或为了省钱而不去劳动中介机构求职；二是务工人员对寻求工作有不切合实际的奢望，给了犯罪分子可乘之机。

（六）外出要请假或告知

养老护理员有事外出一定要向客户请假，并告诉他们自己的去向和返回时间，以备不测。养老护理员不应在外留宿，外出办事天黑之前应及时返回到客户家或所在公司，不要在外流连忘返。外出参加同乡聚会、购物或游玩时要保管好自己的钱物以免丢失。要把握回家的时间，一般情况下不要天黑以后再回家，以免发生意外。逛公园不宜去太偏僻的地方，以免发生意外。外出如果遇到意外情况，不能按时返回应通知客户，以免他们担心。外出如遇到坏人，应沉着冷静，首先想方设法摆脱坏人的纠缠，可寻求路人帮助或立即报警，要敢于同坏人坏事做斗争，但要讲究方法和策略，前提是必须保护自身的生命安全。

二、工作安全与自我保护

养老护理员进入客户家庭开展工作期间，客户可能担心养老护理员会给自己的家人和家庭财产带来危害，其实养老护理员也有同样的顾虑。有报道称，家政服务员在从事家政服务工作的时候受到客户的责骂甚至殴打、异性客户的性骚扰等，有些客户甚至会编织巧妙的骗局来骗家政服务员的钱。

因此，养老护理员首先要以自律自爱自重的态度、人格赢得客户的信任。同时养老护理员在从事家政服务工作时，一定要注意保护自己的人身和财产安全。

（1）在与客户产生矛盾的时候，即使错在对方，也不要与对方针锋相对，不然如果客户脾气不好，再加上在自己的"地盘"，很可能会对养老护理员动手，到时候吃亏的还是养老护理员自己。

（2）养老护理员最好不要轻易选择独居的异性客户，如果要选择，最好是知根知底的。

（3）在工作的时候，养老护理员尽量避免与异性客户同居一室。

遇到下列情况，应及时向所属家政公司反映并作适当处理：

（1）客户违约。

（2）客户虐待。

（3）客户无居住条件。

（4）同性客户经常不在家住。

（5）客户言行下流。

（6）客户无故拖欠工资或克扣工资。

三、交通安全

（一）交通行为规范

（1）讲究交通公德，遵守交通法规，严守交通信号，听从交通民警指挥。

（2）外出、横过马路时，须走人行横道、过街天桥或地下通道，要严格遵守信号行走，在没有划设人行横道的地方，横过马路时，要注意左右来往车辆，不要斜穿猛跑。

（3）不要在道路上聚集、打闹、追车、扒车、强行搭车、抛物出车或进行其他有碍交通安全的活动。

（4）不得损毁和随意拆移交通设施，不得钻跨、倚坐交通护栏及隔离墩等。

（二）乘车文明行为

（1）自觉遵守乘车管理规定，举止文明，相互礼让。

（2）在规定地点候车，按顺序上车，不强行上下车。

（3）乘车及时购票，主动出示车月票，并接受检查。

（4）不携带危险品和有碍乘客安全的物品、动物乘车。

（5）保持站内、车内环境卫生，不喧哗，不吸烟，不随地吐痰，不乱扔废弃物。

（6）爱护车站、车内设施，不蹬踏座椅，不乱写乱画，不损坏公物。

（7）照顾老、弱、病、残、孕乘客，主动为其让座。雨天乘车时应脱掉雨衣。

四、抵御暴力

（一）遇到拦路抢劫要沉着自卫

抢劫是以非法占有为目的、以暴力或者胁迫手段迫使受害人当场交出财物或抢走受害人财物的一种恶性犯罪。拦路抢劫多发生在比较偏僻的地方，案发时间常在深夜或凌晨，因为在这种地方和时间内，行人、车辆稀少，便于歹徒作案。遇到歹徒抢劫该怎么办呢？

（1）不要惊慌，要保持镇静。面对拦路抢劫歹徒，不宜盲目乱跑，因为歹徒的目的是抢劫钱财，急于逃走可能会遭到歹徒的伤害。

（2）如果感觉自己对付不了歹徒，可将随身携带的钱财或物品先交给歹徒，以保证自己的生命安全，同时记住歹徒的相貌、衣着、身高、口音和逃离方向、交通工具及车牌号等，寻找机会及时报警。

（3）寻找机会求救，一旦看准时机便向有人、有灯光的地方奔跑。

（4）如果歹徒人数较少，在有群众路过时，可趁歹徒不备突然跑开并高声呼救，在群众的协助下将歹徒吓跑或扭送公安机关。

（二）走在街上防飞车抢劫

街头飞车抢劫财物，多发生在僻静的街道、小巷及便于逃脱的岔路口、广场等地方。歹徒抢劫的目标多选单身女性，趁人不备时抢夺其提包或挂在胸前的手机、项链等。

防备飞车抢劫，可采用以下办法：

（1）带包在街头行走时，尽量远离机动车道；走在便道上时，应将包挎在自身靠近便道内侧一方。

（2）买东西、打电话时要注意身边是否有可疑的陌生人，特别是骑摩托车和自行车的人。

（3）一旦发现有骑摩托车的可疑人尾随，可迅速站到大树、汽车等障碍物后面，或就近避入临街商店内。

（4）停自行车时一定要将车锁好。骑车时如果车筐内放有提包，应把包带绕在车把上。

（5）一旦被抢，切勿慌乱，要努力记清歹徒的体貌特征、所驾摩托车的颜色、牌号及逃跑方向，及时拨打"110"报警。

（三）公交车上防偷盗

公交车上是经常发生偷盗案件的场所，小偷通常利用乘客上下车和车内拥挤时进行偷盗。团伙作案也时有发生，偷盗时小偷互相掩护、传递赃物，甚至以暴力伤害揭露他们作案的乘客和被盗者。乘坐公交车时的防偷盗措施如下：

（1）上下车时别拥挤，要排好队有序上下车。

（2）在上车前准备好零钱。现金、手机要放到衣服的里兜，把外套的纽扣或拉锁扣好、拉好，不要给小偷留下可乘之机。

（3）上下车时不要将包背在身后，要把包置于身前，以防小偷割包、掏包。

（4）上车后要警惕故意挤撞的可疑人，对一直紧贴身旁的人尤其要小心，防止小偷利用汽车起步、停车、拐弯、急刹车的时候顺势行窃。

（5）如果发现手机被盗，可以马上向其他乘客借手机拨打自己的手机号码，如果小偷没来得及关机即可循铃声抓住小偷。

（四）开车外出防盗抢

（1）开车门前要注意周围有没有可疑的人，上车后应首先按下门锁，以防歹徒强行开门而入进行抢劫。

（2）停车后，车门及后备厢要锁好。车内不要放贵重物品，以防歹徒发现贵重物品后砸碎车窗玻璃进行盗抢。

（3）临时停车时，如有人来问事情，要警惕是否有其他人从副驾驶处或后面开着的车窗处偷抢车内的物品。

（4）驾车时如出现爆胎或其他故障，要先看好自己的物品再去查找原因，防止歹徒趁机盗抢。

（5）在商场购物后，如发现自己的车旁有可疑人守候或走动，先不要急于上车，可请商场保安陪同自己到车旁，再驾车驶离。

（五）乘火车时防盗窃

火车站的候车室人多杂乱，是偷盗案件经常发生的场所。由于旅客乘火车时时常携带很多行李，有时需要在候车室等候较长时间，所以要小心看护自己的行李。

（1）在候车室候车时，不要与上前搭讪的陌生人谈话，更不要把自己的个人及家庭信息透露给陌生人。

（2）不要接受和食用陌生人给的食品和饮料，以防中毒。

（3）夜间不要在候车室打瞌睡，谨防扒手趁机调包、偷盗。

（4）上车后，要把行李放在自己的视线范围之内，不要放在自己不易看到的地方。

（六）提款机取款时防骗抢

银行的自动提款机（ATM 机）为储户取款提供了方便，但由于 ATM 机多设在银行服务大厅外，很少有银行工作人员和保安在旁监护，也为一些歹徒骗抢储户的钱财提供了机会。

（1）歹徒通常在银行下班后作案，因此在银行下班后使用 ATM 机时，应格外警惕，可先观察周围的情况，如果发现有人尾随、偷窥，应尽快离开。

（2）如必须在夜间使用 ATM 机取款，应找人陪伴，提取现金后最好乘车离开。

（3）操作 ATM 机时要注意周围的情况，在输入密码时要用身体阻挡键盘，确保密码不被他人看到。

（4）若操作中受到干扰，储户在完成所有操作后，要仔细核对取回的银行卡和交易清单，确认没有人调包方可离开。如果遇到骗抢，应及时拨打"110"报警。

（5）如果不熟悉 ATM 机的操作，在银行营业时，可以请银行工作人员或保安提供帮助。

（七）谨防性骚扰和性侵害

在夏天、夜晚、公共场所和僻静处，女性容易遭受性骚扰和性侵害。

（1）尽量避免夜间单独外出，不要在僻静的地方单独行走或逗留。

（2）与不熟悉的异性谈话时，不要随便说出自己的真实情况，也不要炫耀或显露自己的财富或贵重物品。

（3）外出时对陌生人应有所提防，可婉言谢绝陌生人提出的请喝饮料、吃饭等提议。

（4）参加社交活动与男性单独交往时，要理性地、有节制地控制自己，尤其不要过量饮酒。

（5）一旦发现有异性对自己不怀好意，甚至有越轨行为，一定要严厉拒绝、制止对方的企图，必要时拨打"110"报警。

（6）女性的体力虽然弱于男性，但面对暴力袭击，要敢于防身自卫，必要时可打击歹徒的要害部位，即使不能制服对方，也可为自己逃离险境制造机会，还可设法在歹徒身上留下印记或痕迹，在公安机关破案时，作为追查、辨认歹徒的证据。

（八）摆脱跟踪者

女性外出，特别是夜间单独外出时，如果发现有陌生人跟踪，要立即警觉起来，以免行至僻静处遭遇性侵或抢劫。

（1）当发现有人一直不远不近地跟在自己后面时，首先不要害怕。如果离家近，可以给家里打电话，让家人来接应。如果附近有朋友，也可请朋友接应。

（2）改变原行走路线，可横穿马路甩掉跟踪的人，或就近登上公交车、出租车离开。

（3）向着繁华热闹的街道、商场走，或是走到附近的学校、机关、派出所、治安岗亭等处寻求帮助，直到摆脱跟踪的人。

（4）如果发现有骑摩托的人尾随，要马上远离车道，冷眼观望尾随者的去向，尽快避到安全的地方。

（5）如果开车外出时发现有其他车尾随，可先停下车，关好车窗，等尾随的车走远后再开车离开。

（6）单独乘坐电梯时，如果有可疑的陌生人跟进来，可立即退出电梯，等下一趟人多时再乘坐。

（九）公共场所应对恐怖袭击

恐怖袭击多发生在公共场所，如商场或集贸市场、体育场馆或娱乐场所、地铁、宾馆等处。

（1）遇到爆炸事件要就近隐蔽或者卧倒，最好躲在简易遮挡物后面，注意保护头部和胸部。

（2）保持镇静，服从工作人员或专门人员的指挥，注意安全疏散指示和标志；迅速选择最近的安全出口有序撤离现场，避免因拥挤、踩踏造成伤亡。

（3）如在地铁列车上，可迅速按下列车报警按钮，使司机在监视器上获取报警信号。不要不顾危险拉门、砸窗、跳车等。

（4）如现场光线昏暗，不要用打火机点火照明，以免再次引起爆炸或燃烧。

（5）尽快拨打"110"报警，将现场观察到的可疑人、可疑物向警方报告，协助警方调查。

（6）在环境安全许可的情况下，实施自救和互救。

（十）遇到枪击时的自我保护措施

（1）立即低头蹲下或趴下，不要站立，尽快躲避到掩蔽物后面。

（2）判明枪击方向，利用隐蔽物体向与枪击方向相反的方向快速撤离；在情况不明时要注意隐蔽，不要四处乱跑。

（3）尽快拨打"110"报警，将现场观察到的可疑人、可疑物向警方报告，协助警方调查。

（4）在环境安全许可的情况下，实施自救和互救。

（十一）遇到劫持要沉着应对

劫持是恐怖分子常用的恐怖袭击手段之一。万一在乘坐汽车、轮船或飞机时遭到恐怖分子劫持，该如何应对呢？

（1）保持冷静，不要反抗，相信政府会积极、妥善地解决问题。

（2）不与恐怖分子对视或对话，可以趴在地上，动作要缓慢。

（3）尽可能保留和隐藏自己的通信工具，及时把手机调为静音，可寻找适当的时机用短信通知亲友向警方求救。短信内容应包括：自己所在的位置、所知道的人质人数和恐怖分子人数等。

（4）注意观察恐怖分子的活动和恐怖组织的头目，努力记住相关情况，以便事后向警方提供证言。

（5）在警方发起突击的瞬间，要尽量趴在地上，并在警方的掩护下脱离现场。

▶**思考与练习**

1. 老年护理工作中应注意的安全要点有哪些？

2. 老年护理工作的环境安全要点有哪些？

3. 养老护理员应注意的人身安全要点有哪些？

4. 家庭防火的注意事项有哪些？

第十一章

相关法律知识

国无法不治，民无法不立。法律是社会行为的规范和准则，是社会稳定、经济发展的保证。遵纪守法是公民道德建设的重要组成部分，也是每个公民应尽的义务。根据人力资源和社会保障部制定的《养老护理员国家职业标准》要求，结合老年护理工作实践，养老护理员应了解以下基本的法律法规知识：

1.《宪法》中关于"公民基本权利义务"的相关知识。

2.《劳动法》和《劳动合同法》的相关知识。

3.《老年人权益保障法》的相关知识。

以上要求掌握的三个方面的法律相关知识，我们将在此章中分成三节内容，分别进行详细介绍。

第一节　公民基本权利义务的相关知识

一、公民

公民是指具有一国国籍的自然人。我国现行《宪法》规定："凡具有中华人民共和国国籍的人都是中华人民共和国公民。"

二、公民、国民与人民

一般来说，"公民"与"国民"的含义相同。

公民和人民是两个不同的概念。它们的区别在于：

（1）性质不同。公民是与外国人（包括无国籍人）相对应的法律概念，人民则是与敌人相对应的政治概念。

（2）范围不同。公民的范围比人民的范围更加广泛，公民中除包括人民外，还包括人民的敌人。

（3）权利义务不同。公民中的人民，享有宪法和法律规定的一切公民权利并履行全部义务，公民中的敌人则不能享有全部公民权利，也不能履行公民的某些义务。

三、公民权与人权

人权是指作为一个人应该享有的权利；公民权则是人权的法律表现形式，是宪法和法律所规定的本国公民所享有的权利。因此，一国宪法所列举的公民基本权利，是该国国内法对人权的具体规定和保护。

四、公民基本权利和基本义务

权利是指国家通过宪法和法律规定的公民从事某种行为的可能性；义务是指国家通过宪法和法律规定的公民从事某种行为的必要性。权利和义务的根本区别在于：权利可以放弃，义务必须履行。

1. 公民的基本权利

公民的基本权利也称宪法权利或者基本人权，是指由宪法规定的公民享有的主要的、必不可少的权利。

我国宪法规定的公民基本权利有：

（1）政治方面的权利，包括平等权、选举权与被选举权等。

（2）人身自由和信仰自由，包括人身自由、人格尊严不受侵犯、住宅不受侵犯、通信自由和通信秘密受法律保护、宗教信仰自由等。

（3）社会经济、教育和文化方面的权利，包括劳动的权利和义务、劳动者休息的权利、获得物质帮助的权利、受教育的权利和义务、进行科学研究、文学艺术创作和其他文化活动的自由等。

（4）特定人的权利，包括保障妇女的权利，保障退休人员的权利，保护婚姻、家庭、母亲、儿童和老年人，关怀青少年和儿童成长，保护华侨的正当权利等。

2. 公民的基本义务

公民的基本义务也称宪法义务，是指由宪法规定的公民必须遵守和应尽的根本责任。公民的基本义务是公民对国家具有首要意义的义务，它构成普通法律所规定的义务的基础。

我国宪法规定的公民基本义务主要有：

（1）维护国家统一和各民族团结。

（2）必须遵守宪法和法律、保护国家秘密、爱护公共财产、遵守劳动纪律、遵守公共秩序、尊重社会公德。

（3）保护祖国安全、荣誉和利益。

（4）保卫祖国，依法服兵役和参加民兵组织。

（5）依照法律纳税。

（6）其他方面的义务。

公民的基本权利与基本义务一起共同反映并决定着公民在国家中的政治与法律地位，构成普通法律规定的公民权利义务的基础和原则。

第二节　劳动法和劳动合同法的相关知识

现行的有关劳动法律、法规有《劳动法》《劳动合同法》《劳动合同法实施条例》及《劳动争议调解仲裁法》。

一、劳动法与劳动合同法的关系

《劳动法》是劳动保障立法体系中的基准法，是《劳动合同法》的立法根据，是《劳动合同法》的母法。《劳动法》第一条开宗明义，"为了保护劳动者的合法权益，调整劳动关系，建立和维护适应社会主义市场经济的劳动制度，促进经济发展和社会进步，根据宪法制定本法"，明确把劳动者权益放在第一位。而《劳动合同法》的立法宗旨是："为了完善劳动合同制度，明确劳动合同双方当事人的权利和义务，保护劳动者的合法权益，构建和发展和谐稳定的劳动关系，制定本法。"劳动法是整个法律体系中一个重要的、独立的法律部门。劳动合同法作为法律部门中的单行法律是调整劳动合同关系的法律规范的总称。

二、劳动者的主要权利和义务

劳动者享有平等就业和选择职业的权利，取得劳动报酬的权利，休息、休假的权利，获得劳动、安全、卫生保护的权利，接受职业培训技能的权利，享受社会保险和福利的权利，提请劳动争议处理的权利以及法律规定的其他劳动权利。

劳动者的义务包括应履行劳动合同，提高职业技能，执行劳动安全卫生规程，遵守劳动纪律和职业道德等。

三、国家促进劳动就业的方针政策与有关规定

（1）国家通过促进经济和社会发展，创造就业条件，扩大就业机会。

（2）国家鼓励企业、事业组织、社会团体在法律、行政法规规定的范围内兴办产业或者拓展经营，增加就业。

（3）国家支持劳动者自愿组织起来就业和从事个体经营实现就业。

（4）地方各级人民政府应当采取措施，发展多种类型的职业介绍机构，提供就业服务。

（5）劳动者就业，不因民族、种族、性别、宗教信仰不同而受歧视。

（6）妇女享有与男子平等的就业权利。在录用职工时，除国家规定的不适合妇女的工种或者岗位外，不得以性别为由拒绝录用妇女或者提高对妇女的录用标准。

（7）残疾人、少数民族人员、退役军人的就业，法律、法规有特别规定的，从其规定。

四、劳动合同的含义

劳动合同是指劳动者与用人单位之间为确立劳动关系，明确双方权利和义务的协议。劳动合同是确立劳动关系和法律关系的形式。

劳动合同的内容包括：

（1）用人单位的名称、住所和法定代表人或者主要负责人。

（2）劳动者的姓名、住址和居民身份证或者其他有效身份证件号码。

（3）劳动合同期限。

（4）工作内容和工作地点。

（5）工作时间和休息休假。

（6）劳动条件、劳动保护和职业危害防护。

（7）劳动报酬。

（8）社会保险。

（9）劳动纪律。

（10）劳动合同的变更、解除、终止条件。

（11）约定的试用期、培训、保守秘密、补充保险和福利待遇。

（12）违反劳动合同的责任等。

五、劳动合同的分类

劳动合同分为固定期限劳动合同、无固定期限劳动合同和以完成一定工作任务为期限的专项劳动合同。

1. 固定期限劳动合同

指用人单位与劳动者约定合同终止时间的劳动合同。用人单位与劳动者协商一致，可以订立固定期限劳动合同。

2. 无固定期限劳动合同

指用人单位与劳动者约定无确定终止时间的劳动合同。用人单位与劳动者协商一致，可以订立无固定期限劳动合同。

有下列情形之一，劳动者提出或者同意续订、订立劳动合同的，除劳动者提出订立固定期限劳动合同外，应当订立无固定期限劳动合同：劳动者在该用人单位连续工作满十年的；用人单位初次实行劳动合同制度或者国有企业改制重新订立劳动合同时，劳动者在该用人单位连续工作满十年且距法定退休年龄不足十年的；连续订立两次固定期限劳动合同，且劳动者没有本法第三十九条和第四十条第一项、第二项规定的情形，续订劳动合同的。

用人单位自用工之日起满一年不与劳动者订立书面劳动合同的，视为用人单位与劳动者已订立无固定期限劳动合同。

3. 专项劳动合同

以完成一定工作任务为期限的劳动合同，是指用人单位与劳动者约定以某项工作的完成为合同期限的劳动合同。用人单位与劳动者协商一致，可以订立以完成一定工作任务为期限的劳动合同。

六、劳动合同的订立

（1）用人单位自用工之日起即与劳动者建立劳动关系。建立劳动关系，应当订立书面劳动合同。已建立劳动关系，未同时订立书面劳动合同的，应当自用工之日起一个月内订立书面劳动合同。

（2）订立劳动合同，应当遵循合法、公平、平等自愿、协商一致、诚实信用的原则。依法订立的劳动合同具有约束力，用人单位与劳动者应当履行劳动合同约定的义务。用人单位应当建立职工名册备查。

（3）用人单位招用劳动者时，应当如实告知劳动者工作内容、工作条件、工作地点、职业危害、安全生产状况、劳动报酬，以及劳动者要求了解的其他情况；用人单位有权了解劳动者与劳动合同直接相关的基本情况，劳动者应当如实说明。

（4）用人单位招用劳动者，不得扣押劳动者的居民身份证和其他证件，不得要求劳动者提供担保或者以其他名义向劳动者收取财物。

（5）劳动合同由用人单位与劳动者协商一致，并经用人单位与劳动者在劳动合同文本上签字或者盖章生效。

（6）劳动合同文本由用人单位和劳动者各执一份。

七、关于劳动试用期与试用期报酬的规定

（1）劳动合同期限三个月以上不满一年的，试用期不得超过一个月；劳动合同期限一年以上不满三年的，试用期不得超过两个月；三年以上固定期限和无固定期限的劳动合同，试用期不得超过六个月。

（2）同一用人单位与同一劳动者只能约定一次试用期。

（3）以完成一定工作任务为期限的劳动合同或者劳动合同期限不满三个月的，不得约定试用期。

（4）试用期包含在劳动合同期限内。劳动合同仅约定试用期的，试用期不成立，该期限为劳动合同期限。

（5）劳动者在试用期的工资不得低于本单位相同岗位最低档工资或者劳动合同约定工资的百分之八十，并不得低于用人单位所在地的最低工资标准。

（6）在试用期中，除劳动者有本法第三十九条和第四十条第一项、第二项

规定的情形外，用人单位不得解除劳动合同。用人单位在试用期解除劳动合同的，应当向劳动者说明理由。

八、关于劳动服务期的规定

（1）用人单位为劳动者提供专项培训费用，对其进行专业技术培训的，可以与该劳动者订立协议，约定服务期。

（2）劳动者违反服务期约定的，应当按照约定向用人单位支付违约金。违约金的数额不得超过用人单位提供的培训费用。用人单位要求劳动者支付的违约金不得超过服务期尚未履行部分所应分摊的培训费用。

（3）用人单位与劳动者约定服务期的，不影响按照正常的工资调整机制提高劳动者在服务期期间的劳动报酬。

九、劳动合同的履行和变更

（1）用人单位与劳动者应当按照劳动合同的约定，全面履行各自的义务。

（2）用人单位应当按照劳动合同约定和国家规定，向劳动者及时足额支付劳动报酬。

（3）用人单位拖欠或者未足额支付劳动报酬的，劳动者可以依法向当地人民法院申请支付令，人民法院应当依法发出支付令。

（4）用人单位应当严格执行劳动定额标准，不得强迫或者变相强迫劳动者加班。用人单位安排加班的，应当按照国家有关规定向劳动者支付加班费。

（5）劳动者拒绝用人单位管理人员违章指挥、强令冒险作业的，不视为违反劳动合同。

（6）劳动者对危害生命安全和身体健康的劳动条件，有权对用人单位提出批评、检举和控告。

（7）用人单位变更名称、法定代表人、主要负责人或者投资人等事项，不影响劳动合同的履行。

（8）用人单位发生合并或者分立等情况，原劳动合同继续有效，劳动合同由承继其权利和义务的用人单位继续履行。

（9）用人单位与劳动者协商一致，可以变更劳动合同约定的内容。变更劳动合同，应当采用书面形式。

（10）变更后的劳动合同文本由用人单位和劳动者各执一份。

十、劳动者可以主动解除和终止劳动合同的规定

（1）用人单位与劳动者协商一致，可以解除劳动合同。

（2）劳动者提前三十日以书面形式通知用人单位，可以解除劳动合同。劳动者在试用期内提前三日通知用人单位，可以解除劳动合同。

（3）用人单位有下列情形之一的，劳动者可以解除劳动合同：

①未按照劳动合同约定提供劳动保护或者劳动条件的。

②未及时足额支付劳动报酬的。

③未依法为劳动者缴纳社会保险费的。

④用人单位的规章制度违反法律、法规的规定，损害劳动者权益的。

⑤因本法第二十六条第一款规定的情形致使劳动合同无效的。

⑥法律、行政法规规定劳动者可以解除劳动合同的其他情形。

用人单位以暴力、威胁或者非法限制人身自由的手段强迫劳动者劳动的，或者用人单位违章指挥、强令冒险作业危及劳动者人身安全的，劳动者可以立即解除劳动合同，不需事先告知用人单位。

十一、用人单位可以主动解除和终止劳动合同的规定

劳动者有下列情形之一的，用人单位可以解除劳动合同：

（1）在试用期间被证明不符合录用条件的。

（2）严重违反用人单位的规章制度的。

（3）严重失职，营私舞弊，给用人单位造成重大损害的。

（4）劳动者同时与其他用人单位建立劳动关系，对完成本单位的工作任务造成严重影响，或者经用人单位提出，拒不改正的。

（5）因本法第二十六条第一款第一项规定的情形致使劳动合同无效的。

（6）被依法追究刑事责任的。

（7）有下列情形之一的，用人单位提前三十日以书面形式通知劳动者本人或者额外支付劳动者一个月工资后，可以解除劳动合同：

①劳动者患病或者非因工负伤，在规定的医疗期满后不能从事原工作，也不能从事由用人单位另行安排的工作的。

②劳动者不能胜任工作，经过培训或者调整工作岗位，仍不能胜任工作的。

③劳动合同订立时所依据的客观情况发生重大变化，致使劳动合同无法履行，经用人单位与劳动者协商，未能就变更劳动合同内容达成协议的。

（8）有下列情形之一，需要裁减人员二十人以上或者裁减不足二十人但占企业职工总数百分之十以上的，用人单位应提前三十日向工会或者全体职工说明情况，听取工会或者职工的意见后，裁减人员方案经向劳动行政部门报告，可以裁减人员：

①依照企业破产法规定进行重整的。

②生产经营发生严重困难的。

③企业转产、重大技术革新或者经营方式调整，经变更劳动合同后，仍需裁减人员的。

④其他因劳动合同订立时所依据的客观经济情况发生重大变化，致使劳动合同无法履行的。

十二、劳务派遣

劳务派遣单位是《劳动合同法》所称用人单位，应当履行用人单位对劳动者的义务。劳务派遣单位与被派遣劳动者订立的劳动合同，除应当载明规定的事项外，还应当载明被派遣劳动者的用工单位以及派遣期限、工作岗位等情况。

（1）劳务派遣单位应当与被派遣劳动者订立两年以上的固定期限劳动合同，按月支付劳动报酬；被派遣劳动者在无工作期间，劳务派遣单位应当按照所在地人民政府规定的最低工资标准，向其按月支付报酬。

（2）劳务派遣单位派遣劳动者应当与接受以劳务派遣形式用工的单位（以下称用工单位）订立劳务派遣协议。劳务派遣协议应当约定派遣岗位和人员数量、派遣期限、劳动报酬和社会保险费的数额与支付方式以及违反协议的责任。

（3）用工单位应当根据工作岗位的实际需要与劳务派遣单位确定派遣期限，不得将连续用工期限分割订立数个短期劳务派遣协议。

（4）劳务派遣单位应当将劳务派遣协议的内容告知被派遣劳动者。

（5）劳务派遣单位不得克扣用工单位按照劳务派遣协议支付给被派遣劳动者的劳动报酬。

（6）劳务派遣单位和用工单位不得向被派遣劳动者收取费用。

（7）劳务派遣单位跨地区派遣劳动者的，被派遣劳动者享有的劳动报酬和劳动条件，按照用工单位所在地的标准执行。

十三、用工单位应当履行下列义务

（1）执行国家劳动标准，提供相应的劳动条件和劳动保护。

（2）告知被派遣劳动者的工作要求和劳动报酬。

（3）支付加班费、绩效奖金，提供与工作岗位相关的福利待遇。

（4）对在岗被派遣劳动者进行工作岗位所必需的培训。

（5）连续用工的，实行正常的工资调整机制。

（6）用工单位不得将被派遣劳动者再派遣到其他用人单位。

（7）被派遣劳动者享有与用工单位的劳动者同工同酬的权利。用工单位无同类岗位劳动者的，参照用工单位所在地相同或者相近岗位劳动者的劳动报酬确定。

（8）被派遣劳动者有权在劳务派遣单位或者用工单位依法参加或者组织工会，维护自身的合法权益。

（9）用人单位不得设立劳务派遣单位向本单位或者所属单位派遣劳动者。

十四、非全日制用工的规定

非全日制用工，是指以小时计酬为主，劳动者在同一用人单位一般平均每日工作时间不超过 4 小时，每周工作时间累计不超过 24 小时的用工形式。

（1）非全日制用工双方当事人可以订立口头协议。

（2）从事非全日制用工的劳动者可以与一个或者一个以上用人单位订立劳动合同；但是，后订立的劳动合同不得影响先订立的劳动合同的履行。

（3）非全日制用工双方当事人不得约定试用期。

（4）非全日制用工双方当事人任何一方都可以随时通知对方终止用工。终止用工，用人单位不向劳动者支付经济补偿。

（5）非全日制用工小时计酬标准不得低于用人单位所在地人民政府规定的最低小时工资标准。

（6）非全日制用工劳动报酬结算支付周期最长不得超过 15 日。

十五、关于保守商业秘密与竞业限制的规定

（1）用人单位与劳动者可以在劳动合同中约定保守用人单位的商业秘密和与知识产权相关的保密事项。

（2）对负有保密义务的劳动者，用人单位可以在劳动合同或者保密协议中与劳动者约定竞业限制条款，并约定在解除或者终止劳动合同后，在竞业限制期限内按月给予劳动者经济补偿。劳动者违反竞业限制约定的，应当按照约定向用人单位支付违约金。

（3）竞业限制的人员限于用人单位的高级管理人员、高级技术人员和其他负有保密义务的人员。竞业限制的范围、地域、期限由用人单位与劳动者约定，竞业限制的约定不得违反法律、法规的规定。

（4）在解除或者终止劳动合同后，前款规定的人员到与本单位生产或者经营同类产品、从事同类业务的有竞争关系的其他用人单位，或者自己开业生产或者经营同类产品、从事同类业务的竞业限制期限，不得超过两年。

十六、工作时间、休息休假的规定

（1）国家实行劳动者每日工作时间不超过 8 小时、平均每周工作时间不超过 44 小时的工时制度。

（2）对实行计件工作的劳动者，用人单位应当根据法定工时制度合理确定其劳动定额和计件报酬标准。

（3）用人单位应当保证劳动者每周至少休息 1 日。

（4）企业因生产特点的原因，经劳动行政部门批准，可以实行其他工作和休息办法。

（5）用人单位在下列节日期间应当依法安排劳动者休假：

①元旦。

②春节。

③国际劳动节。

④国庆节。

⑤法律、法规规定的其他休假日。

（6）用人单位由于生产经营需要，经与工会和劳动者协商后可以延长工作

时间，一般每日不得超过 1 小时；因特殊原因需要延长工作时间的，在保障劳动者身体健康的条件下延长工作时间每日不得超过 3 小时，每月不得超过 36 小时。

（7）可延长工作时间的情形：

①发生自然灾害、事故或者因其他原因，威胁劳动者生命健康和财产安全，需要紧急处理的。

②生产设备、交通运输线路、公共设施发生故障，影响生产和公众利益，必须及时抢修的。

③法律、行政法规规定的其他情形。

十七、关于工资的有关规定

（1）工资分配应当遵循按劳分配原则，实行同工同酬。

（2）工资水平在经济发展的基础上逐步提高。国家对工资总量实行宏观调控。

（3）用人单位根据本单位的生产经营特点和经济效益，依法自主确定本单位的工资分配方式和工资水平。

（4）国家实行最低工资保障制度。最低工资的具体标准由省、自治区、直辖市人民政府规定，报国务院备案。

（5）确定和调整最低工资标准应当综合参考下列因素：

①劳动者本人及平均赡养人口的最低生活费用。

②社会平均工资水平。

③劳动生产率。

④就业状况。

⑤地区之间经济发展水平的差异。

（6）工资应当以货币形式按月支付给劳动者本人。不得克扣或者无故拖欠劳动者的工资。

（7）劳动者在法定休假日和婚丧假期间以及依法参加社会活动期间，用人单位应当依法支付工资。

十八、职业培训

国家通过各种途径，采取各种措施，发展职业培训事业，开发劳动者的职业技能，提高劳动者素质，增强劳动者的就业能力和工作能力。

（1）各级人民政府应当把发展职业培训纳入社会经济发展的规划，鼓励和支持有条件的企业、事业组织、社会团体和个人进行各种形式的职业培训。

（2）用人单位应当建立职业培训制度，按照国家规定提取和使用职业培训经费，根据本单位实际，有计划地对劳动者进行职业培训。

（3）从事技术工种的劳动者，上岗前必须经过培训。

（4）国家确定职业分类，对规定的职业制定职业技能标准，实行职业资格证书制度，由经过政府批准的考核鉴定机构负责对劳动者实施职业技能考核鉴定。

十九、社会保险和福利

国家发展社会保险，建立社会保险制度，设立社会保险基金，使劳动者在年老、患病、工伤、失业、生育等情况下获得帮助和补偿。社会保险基金按照保险类型确定资金来源，逐步实行社会统筹。

（1）用人单位和劳动者必须依法参加社会保险，缴纳社会保险费。

（2）劳动者在下列情形下，依法享受社会保险待遇：

①退休。

②患病。

③因工伤残或者患职业病。

④失业。

⑤生育。

（3）劳动者死亡后，其遗属依法享受遗属津贴。

（4）劳动者享受社会保险待遇的条件和标准由法律、法规规定。

（5）劳动者享受的社会保险金必须按时足额支付。

（6）国家鼓励用人单位根据本单位实际情况为劳动者建立补充保险。国家提倡劳动者个人进行储蓄性保险。

（7）国家发展社会福利事业，兴建公共福利设施，为劳动者休息、休养和疗养提供条件。

（8）用人单位应当创造条件，改善集体福利，提高劳动者的福利待遇。

二十、劳动争议

用人单位与劳动者发生劳动争议，当事人可以依法申请调解、仲裁、提起诉讼，也可以协商解决。解决劳动争议，应当根据合法、公正、及时处理的原则，依法维护劳动争议当事人的合法权益。

（1）劳动争议发生后，当事人可以向本单位劳动争议调解委员会申请调解；调解不成，当事人一方要求仲裁的，可以向劳动争议仲裁委员会申请仲裁。当事人一方也可以直接向劳动争议仲裁委员会申请仲裁。对仲裁裁决不服的，可以向人民法院提出诉讼。

（2）提出仲裁要求的一方应当自劳动争议发生之日起60日内向劳动争议仲裁委员会提出书面申请。仲裁裁决一般应在收到仲裁申请的60日内作出。对仲裁裁决无异议的，当事人必须履行。

（3）劳动争议当事人对仲裁裁决不服的，可以自收到仲裁裁决书之日起15日内向人民法院提起诉讼。一方当事人在法定期限内不起诉又不履行仲裁裁决的，另一方当事人可以申请强制执行。

（4）因签订集体合同发生争议，当事人协商解决不成的，当地人民政府劳动行政部门可以组织有关各方协调处理。

（5）因履行集体合同发生争议，当事人协商解决不成的，可以向劳动争议仲裁委员会申请仲裁；对仲裁裁决不服的，可以自收到仲裁裁决书之日起15日内向人民法院提出诉讼。

二十一、用人单位的法律责任

（1）用人单位直接涉及劳动者切身利益的规章制度违反法律、法规规定的，由劳动行政部门责令改正，给予警告；给劳动者造成损害的，应当承担赔偿责任。

（2）用人单位提供的劳动合同文本未载明本法规定的劳动合同必备条款或者用人单位未将劳动合同文本交付劳动者的，由劳动行政部门责令改正；给劳动者造成损害的，应当承担赔偿责任。

（3）用人单位自用工之日起超过一个月不满一年未与劳动者订立书面劳动合同的，应当向劳动者每月支付两倍的工资。用人单位违反本法规定不与劳动者订立无固定期限劳动合同的，自应当订立无固定期限劳动合同之日起向劳动者每月支付二倍的工资。

（4）用人单位违反本法规定与劳动者约定试用期的，由劳动行政部门责令改正；违法约定的试用期已经履行的，由用人单位以劳动者试用期满月工资为标准，按已经履行的超过法定试用期的期间向劳动者支付赔偿金。

（5）用人单位违反本法规定，扣押劳动者居民身份证等证件的，由劳动行政部门责令限期退还劳动者本人，并依照有关法律规定给予处罚。用人单位违反本法规定，以担保或者其他名义向劳动者收取财物的，由劳动行政部门责令限期退还劳动者本人，并按每人 500 元以上 2000 元以下的标准处以罚款；给劳动者造成损害的，应当承担赔偿责任。劳动者依法解除或者终止劳动合同，用人单位扣押劳动者档案或者其他物品的，依照前款规定处罚。

（6）用人单位有下列情形之一的，由劳动行政部门责令限期支付劳动报酬、加班费或者经济补偿；劳动报酬低于当地最低工资标准的，应当支付其差额部分；逾期不支付的，责令用人单位按应付金额 50%～100% 的标准向劳动者加付赔偿金。

①未按照劳动合同的约定或者国家规定及时足额支付劳动者劳动报酬的。

②低于当地最低工资标准支付劳动者工资的。

③安排加班不支付加班费的。

④解除或者终止劳动合同，未依照本法规定向劳动者支付经济补偿的。

（7）劳动合同依照本法第二十六条规定被确认无效，给对方造成损害的，有过错的一方应当承担赔偿责任。

（8）用人单位违反本法规定解除或者终止劳动合同的，应当依照本法第四十七条规定的经济补偿标准的两倍向劳动者支付赔偿金。

（9）用人单位有下列情形之一的，依法给予行政处罚；构成犯罪的，依法追究刑事责任；给劳动者造成损害的，应当承担赔偿责任。

①以暴力、威胁或者非法限制人身自由的手段强迫劳动的。

②违章指挥或者强令冒险作业危及劳动者人身安全的。

③侮辱、体罚、殴打、非法搜查或者拘禁劳动者的。

④劳动条件恶劣、环境污染严重，给劳动者身心健康造成严重损害的。

（10）用人单位违反本法规定未向劳动者出具解除或者终止劳动合同的书面证明，由劳动行政部门责令改正；给劳动者造成损害的，应当承担赔偿责任。

（11）用人单位招用与其他用人单位尚未解除或者终止劳动合同的劳动者，给其他用人单位造成损失的，应当承担连带赔偿责任。

（12）劳务派遣单位违反本法规定的，由劳动行政部门和其他有关主管部门责令改正；情节严重的，以每人 1000 元以上 5000 元以下的标准处以罚款，并由工商行政管理部门吊销营业执照；给被派遣劳动者造成损害的，劳务派遣单位与用工单位承担连带赔偿责任。

（13）对不具备合法经营资格的用人单位的违法犯罪行为，依法追究法律责任；劳动者已经付出劳动的，该单位或者其出资人应当依照本法有关规定向劳动者支付劳动报酬、经济补偿、赔偿金；给劳动者造成损害的，应当承担赔偿责任。

（14）个人承包经营违反本法规定招用劳动者，给劳动者造成损害的，发包的组织与个人承包经营者承担连带赔偿责任。

（15）劳动行政部门和其他有关主管部门及其工作人员玩忽职守、不履行法定职责，或者违法行使职权，给劳动者或者用人单位造成损害的，应当承担赔偿责任；对直接负责的主管人员和其他直接责任人员，依法给予行政处分；构成犯罪的，依法追究刑事责任。

二十二、劳动者的法律责任

劳动者违反本法规定解除劳动合同，或者违反劳动合同中约定的保密义务或者竞业限制，给用人单位造成损失的，应当承担赔偿责任。

二十三、劳动争议的处理

劳动争议是指劳动法律关系当事人关于劳动权利、义务的争执。

（1）劳动争议的处理机构有劳动争议调解委员会、劳动争议仲裁委员会以及人民法院。

（2）依现行劳动法律规定，我国处理劳动争议适用下列形式：和解、调解、仲裁、诉讼等。

第三节　老年人权益保障法的相关知识

《老年人权益保障法》自 1996 年 10 月 1 日起施行。

一、老年人的定义

老年人权益保障法所称老年人是指 60 周岁以上的公民。

二、老年人享有的基本权益

（1）老年人有从国家和社会获得物质帮助的权利，有享受社会发展成果的权利。赡养人不履行赡养义务，老年人有要求赡养人付给赡养费的权利。

（2）禁止歧视、侮辱、虐待或者遗弃老年人。

（3）老年人应当遵纪守法，履行法律规定的义务。

三、弘扬中华民族敬老养老美德的有关规定

（1）各级人民政府应当将老年事业纳入国民经济和社会发展计划，逐步增加对老年事业的投入，并鼓励社会各方面投入，使老年事业与经济、社会协调发展。

（2）国务院和省、自治区、直辖市人民政府采取组织措施，协调有关部门做好老年人权益保障工作，具体机构由国务院和省、自治区、直辖市人民政府规定。

（3）保障老年人合法权益是全社会的共同责任。

（4）国家机关、社会团体、企业事业组织应当按照各自职责，做好老年人权益保障工作。

（5）居民委员会、村民委员会和依法设立的老年人组织应当反映老年人的要求，维护老年人合法权益，为老年人服务。

（6）全社会应当广泛开展敬老、养老宣传教育活动，树立尊重、关心、帮

助老年人的社会风尚。

（7）青少年组织、学校和幼儿园应当对青少年和儿童进行敬老、养老的道德教育和维护老年人合法权益的法制教育。

（8）提倡义务为老年人服务。

（9）各级人民政府对维护老年人合法权益和敬老、养老成绩显著的组织、家庭或者个人给予表扬或者奖励。

四、侵害老年人权益的法律责任

老年人合法权益受到侵害的，被侵害人或者其代理人有权要求有关部门处理，或者依法向人民法院提起诉讼。人民法院和有关部门，对侵犯老年人合法权益的申诉、控告和检举，应当依法及时受理，不得推诿、拖延。

（1）不履行保护老年人合法权益职责的部门或者组织，其上级主管部门应当给予批评教育，责令改正。

（2）国家工作人员违法失职，致使老年人合法权益受到损害的，由其所在组织或者上级机关责令改正，或者给予行政处分；构成犯罪的，依法追究刑事责任。

（3）老年人与家庭成员因赡养、扶养或者住房、财产发生纠纷，可以要求家庭成员所在组织或者居民委员会、村民委员会调解，也可以直接向人民法院提起诉讼。调解纠纷时，对有过错的家庭成员，应当给予批评教育，责令改正。人民法院对老年人追索赡养费或者扶养费的申请，可以依法裁定先予执行。

（4）以暴力或者其他方法公然侮辱老年人、捏造事实诽谤老年人或者虐待老年人，情节较轻的，依照治安管理处罚法的有关规定处罚；构成犯罪的，依法追究刑事责任。

（5）暴力干涉老年人婚姻自由或者对老年人负有赡养义务、扶养义务而拒绝赡养、扶养，情节严重构成犯罪的，依法追究刑事责任。

（6）家庭成员有盗窃、诈骗、抢夺、勒索、故意毁坏老年人财物，情节较轻的，依照治安管理处罚条例的有关规定处罚；构成犯罪的，依法追究刑事责任。

▶**思考与练习**

1. 养老护理员应了解的公民基本权利和义务有哪些?

2. 养老护理员应了解的《劳动法》及《劳动合同法》相关知识有哪些?

3. 养老护理员应了解的《老年人权益保障法》相关知识有哪些?

全国现代家政服务岗位培训专用教材

　　在全总职工素质建设工程领导小组办公室和全总保障工作部、中国家庭服务业协会指导下，中国工人出版社联合北京华夏中青家政连锁总部、西部高级职业培训学院及有关专家，根据国家相关职业、岗位标准及现代家政服务培训需求，共同组织编写了全国现代家政服务岗位培训专用教材，也是人力资源和社会保障部教育培训中心相应岗位专项能力考试指定教材。本套教材体系完善、条理清晰实操性强，文字通俗，贴合实际。在技能实操培训方面，结合现代家政服务工作实例，使操作步骤和方法更具有科学性、标准化和现实性。

图书咨询及团购业务请联系　李老师：wxsu3459　于老师：010-62005996

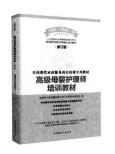 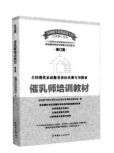 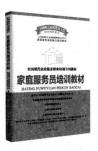 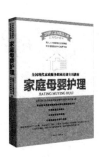

《高级母婴护理师培训教材》（修订版）　《催乳师培训教材》（修订版）　《家庭服务员培训教材》　《家庭母婴护理》

定价：35.00元　　　定价：30.00元　　　定价：30.00元　　　定价：35.00元

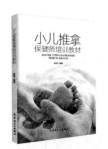 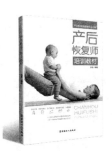 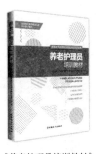 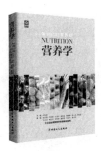

《小儿推拿保健师培训教材》　《产后恢复师培训教材》　《养老护理员培训教材》　《营养学》

定价：30.00元　　　定价：30.00元　　　定价：59.00元　　　定价：45.00元